"十四五"国家重点出版物出版规划项目

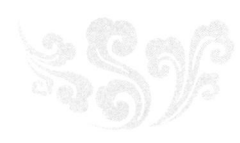

精选海外珍稀中医方书十种校释

张志斌 郑金生/**总主编**

杨氏家藏方

[宋]杨倓/**著**

张志斌 郑金生/**校释**

上海科学技术出版社

图书在版编目（CIP）数据

杨氏家藏方 /（宋）杨倓著；张志斌，郑金生校释. 上海：上海科学技术出版社，2025. 7. -- (精选海外珍稀中医方书十种校释 / 张志斌，郑金生总主编).
ISBN 978-7-5478-7149-2

Ⅰ. R289.344.2

中国国家版本馆CIP数据核字第2025Q20B61号

杨氏家藏方

[宋] 杨　倓　著　张志斌　郑金生　校释

上海世纪出版（集团）有限公司
上海科学技术出版社　出版、发行
（上海市闵行区号景路159弄A座9F-10F）
邮政编码 201101　　www.sstp.cn
徐州绪权印刷有限公司印刷
开本 787×1092　1/16　印张 21.25
字数 238 千字
2025 年 7 月第 1 版　2025 年 7 月第 1 次印刷
ISBN 978-7-5478-7149-2/R·3263
定价：188.00 元

本书如有缺页、错装或坏损等严重质量问题，请向印刷厂联系调换

内容提要

《杨氏家藏方》由南宋杨倓所著，成书于南宋淳熙五年（1178）。该书是南宋两代官宦杨氏家族的家藏方，常见于元明医书引用。自清代后，该书逐渐在国内散失。至今，国内外仅日本尚存此书的南宋刻本、元刊抄补本与若干种日本抄本。

本次校点以日本回归的南宋刻本复制本为底本，另据宫内厅藏元刊抄补本为校本，以《医方大成》《普济方》等后世引用本为参校本进行点校。

本书共20卷，前19卷均以病为纲，以统诸方。前14卷为内、外、耳、鼻、咽喉、口齿科疾病，卷十五与卷十六是妇人2卷，卷十七至卷十九是小儿方3卷，卷二十为杂方及汤方。本书作为一部方剂书，特色非常突出。书中不旁引更早的经典著作，每一卷都是直接从病与方开始。本书的方剂书写格式规范，主治明确，药物剂量及炮制法清晰，方后制药法详明，服药法也简明准确。

本书可供中医临床工作者、中医文献研究者以及中医爱好者参考阅读。

丛书前言

《精选海外珍稀中医方书十种校释》收集海外回归的珍稀中医方书十种，作为十册单行本。

一、丛书中医方书的一般文献状况

中医在古代世界医林中一度走在前列，故其书籍曾不断流传海外，尤其对周边汉字文化圈的国家产生了巨大影响。在古医籍流传过程中，某些书种或版本在国内业已失传，却还留存海外。海外中医古籍回归之事始于清代末年，日本所藏中医古籍首次成批回归故国。清末及随后的数十年间，列强入侵，军阀混战，给中国人民带来深重的灾难，回归工作也陷入停顿。直至20世纪90年代初，改革开放为抢救回归海外遗存中医古籍创造了条件。大批量的海外中医珍善本古籍回归项目，正式启动于1996年，此后的20年中，在政府与各级领导的关怀支持下，不断获得各项基金资助。在课题组长郑金生教授的带领下，课题组的文献学学者自日本、欧美等多个国家共回归中医古籍600余种。曾于2017年由中华书局出版了大型影印丛书，共收子书427种，厘为403册。影响很大，也很好。但是，此套丛书篇幅过大，一般只适合图书馆或相关单位集体收藏，而不适于中医药工作者及爱好者个人收藏、阅读与使用。

这些回归的中医古籍中，最为精彩的部分就是医方书，其中又以宋代医方书最为光彩夺目。医方书是对中医临床最具有参考指导意义的一个部分，也最适合中医学生及临床医生阅读参考。出于这样的考虑，由上海科学技术出版社提出创意，经两位主编反复商讨，几经改动，最后确定在海外回归的中医方书中选择了十种医方书，整理校释，形成本套丛书。其中九种为宋金方书，一种为明代方书。

宋代方书中有国内失传黎民寿《黎居士简易方论》、刘信甫《活人事证方》《活人事证方后集》、郭坦《十便良方》等。这些方书中的许多名方曾被后世引用，但书却亡佚。如《十便良方》是南宋著名的方书。作者郭坦，病废二十年。他以折肱之亲历，编成此书。可惜的是该书40卷，现仅有两种残本存世，一藏中国（10卷），一藏日本（31卷）。今本套丛书将复制回归的日本藏本予以影印，与国内藏本互补，除去重复，可得37卷，距凑成完璧仅差3卷。南宋著名医家许叔微的《类证普济本事方》也有前后两集。其《后集》国内虽也存个别清刊及和刻本，但均质次卷残。本套丛书收入了该书的日藏南宋刊本全帙，使读者能一睹许叔微《本事方》全貌。此外，宋版《杨氏家藏方》（杨倓）、据宋版抄录的《叶氏录验方》（叶大廉）等多种珍稀宋代方书均收入了本套丛书。明代方书《医学指南捷径六书》现存7个或各有残缺或各有脱误的版本，则更是散在国内外六个不同的图书馆，历经辛难才收集完善。

二、丛书所收方书的共同特点

1. 方剂的来源广泛　丛书中既有引用宋及宋以前的著名医方书所载方子，还有更多来自家传或自制、名医所传，以及民间走方郎中或僧道人等，甚或是民间百姓所用之专治某病的验方。正因为宋代方书存有大量方剂来自各种此前未见记录的各方人士的经验，既实用，又稀见，其方就显得弥足珍贵。如《类证普济本事方》中的"宁志膏""七珍散"均属自制方，前方方后注云："予族弟妇，缘兵火失心，制此方与之，服二十粒愈。亲识多传去，服之皆验。"后方方后注云："予制此方，温平不热，每有伤寒、疟疾、中暑，得差之后，用此以调脾胃，日三四服，十日外，饮食倍常。"其"惊气圆"则属家传者，方后注云："此予家秘方也。戊申年，军中一人犯法，褫衣将受刃，得释，神失如痴。予与一粒，服讫而寐，及觉，病已失矣。"

又如《叶氏录验方》所记录的有名方，大多注明方剂来源，来自有姓名或职务者近百人，每人或仅一二方。地点涉及江东、江南、绍兴、衢州、明州、池州、建州、舒州、南阳、四明、沙河等地。来自同僚官员者，大多以职务相称，如魏丞相、颜侍郎、秦侍郎、徐侍郎、李侍郎、江谏议、任少卿、赵少卿、范知府、叶知县、沈给事、仇防御、牛主簿、边学谕等；来自为医者，大多以"医"相称，如许尧臣、医官王康、医官杜壬、王医师、柴医、于医、小石医、河塘余医、高医等；来自释道人士者，如衢州医僧慧满、孙道士、江南龙瑞长老、江道人、罗汉长老、黄衣道士、紫微山道士吕玄光等；来自民间医生者，叶氏称之为"郎中"，如绍兴王郎中、刘郎中、池州王郎中、舒州列郎中、郎中于革、于郎中、高郎中、蔡郎中、明州黄郎中、柴郎中、包郎中、张郎中等。

《黎居士简易方论》中也记载有：李参政银白散、姜侍郎乌龙丹、刘侍郎治耳顺方、郭都处萋连圆、方魏将使青娥圆、高太尉感应圆、张武经大明圆、石大夫思食大人参圆、外公蔡医传秘方冲和散、王医师方固荣散、外舅蔡医传秘方九宝饮子、钱大师黄连汤、蔡医传方丁公明治耳聋等署有传人职务姓名称谓的方剂。

2. 重视丸散等成方的使用 但是，这显然并非一般所理解的成药——一药治多病，宋代方书非常考究用"圆""散""丹"的用法，除了常用的米饮、温酒、薄醋、淡盐水、枣汤等之外，常会根据不同的病种及病情，对服用法提出特殊的要求。正是服用方法的不同，可为多病多用，多证多用。

如《黎居士简易方论》中治疗风证的大通圆，方后服药法说：

辛中不语，口眼㖞斜，左瘫右痪，煨葱酒下。伤风头疼，夹脑风，生葱茶下。四肢、头面虚肿，炒豆淋酒下。风热肿痛，生姜薄苛汁同调酒，送下。胸膈痰实，眩晕昏闷，腊茶清下。浑身瘾疹，蜜汤下。下脏风攻，耳内蝉鸣，煨猪腰子细嚼，温酒送下。腰疼腿痛，乳香酒下。风毒攻眼，冷泪昏暗，菊花茶下。干湿脚气，木瓜酒下。妇人血气攻刺，当归酒下。血风疼痛，醋汤下。

又如《叶氏录验方》中的"积药麝香圆"，方后附了28种不同加减治疗不同的病症：

男子劳疾，猪胆酒下；女人膈血，桂心酒下；翻胃，随食下；冷痃癖气，姜汤下；腰膝疼，醋汤下；咳嗽，皂角汤下；下元冷秘，汉椒汤下；血块，京三棱酒下；女人四季宣转，醋汤下；死胎在腹，桂末一钱，水银少许，热酒调下；小儿惊风，干蝎汤下；十般水肿，大麦同甘遂汤下；寒疟，大蒜汤下；风气痔疾，炒黑豆淋汁下；霍乱，井花水下；寸白虫，芜荑汤下；蛊毒，糯米同羊乳酒下；肌肤燥痒，荆芥汤下；中风口眼㖞斜，羊骨煎酒下；脾中冷积，干姜汤下；四季宣导，冷茶清下；顽麻风，童子小便和酒下；阳毒伤寒，麻黄煎汤下；阴毒伤寒，暖酒下；心痛，木瓜酒下；打扑，蟹酒下；大便不通，冷茶下；久痢，甘草汤下；女人血气，艾醋汤下；产后诸疾，热酒下；一切疮肿，黄耆汤下；小儿疳气，黄连汤下；小肠气，炒茴香汤下；血气潮热，当归酒下。

《魏氏家藏方》的"加减大橘皮煎圆"，其方后服药法则根据所出现的不同见证，采用不同的服药法：

饮食减少，用丁香、附子煎汤下；胸膈不快，丁香、茯苓、干姜、白术、甘草煎汤下；大便作泻，豆蔻、附子煎汤下；心气不足，睡卧不寐，茯苓、附子煎汤下；受寒邪，姜、附煎汤下；小便多，茴香、盐、附煎汤下；虚冷腹疼，茱萸、附子煎汤下；大便泻血，缩砂、附子煎汤下；口吐涎沫，津液稠黏，痰饮恶心，川乌、附子、南星煎汤下。

3. 讲究方剂中药物的炮制　如《叶氏录验方》所载的方剂，都十分讲究所用药物的炮制方法。虽然，在书前并无关药物炮制的总论，但在正文中，几乎在每一味药后面都会不厌其烦地加上炮制方法。比如，具有补益作用的"双芝圆"，药后的炮制方法，以及药丸的制作方法，均非常讲究。

熟地黄壹两半，酒浸壹宿，再蒸伍柒次，火焙　麦门冬去心，汤浸壹宿[1]，焙干　鹿茸肆两，切作片子，酥炙黄　鹿角胶半斤，切成块，慢火用麦麸炒成珠子　覆盆子去枝杖，净者秤贰两，火焙干　肉苁蓉酒浸，贰两半，细切，火焙干　五味子去枝梗，净者秤贰两半，火焙干　天麻贰两半，细切，火焙干　黄芪陆两，蜜涂炙黄色，单碾细，取粉肆两，入众药　山茱萸贰两半，细切，火焙干　干山药贰两半，细切，火焙干　秦艽去芦头，壹两半，细切，火焙干　人参去芦头，贰两半，细切，火焙干　槟榔贰两，湿纸裹，慢火内煨熟，去纸，细切　沉香壹两，细剉，末，入众药末　麝香半两，别研细，入众药

右件同一处为细末，后入麝香拌匀，醇酒一半，白蜜一半，煮面糊为圆如梧桐子大，文武火焙干，候冷，于磁器内收贮，不得犯铁器。每服伍拾圆，加至陆拾、柒拾圆，空心温米饮下。

书中的药物经常通过不同的炮制方法，使功效得到更加合理的应用或毒性得到更为有效的控制。如赚气圆，主治小儿腹胀如鼓，气急满闷。方用萝卜子、木香组成。其中，萝卜子用巴豆一分拍破，同炒黑色，去巴豆不用，只用萝卜子，以增强萝卜子消积除胀之力，又不至于像直接使用巴豆那样下泄作用猛烈。

如《类证普济本事方》在卷前专设《治药制度总例》一篇，记载了多种常用药物的炮制方法。如：

菟丝子：酒浸，曝，焙干，用纸条子同碾，即便为末。

半夏：沸汤浸，至温洗去滑，换汤洗七遍，薄切，焙。

乳香：挂窗孔中风干，研，或用人指甲研，或以乳钵坐水盆中研。

天雄、附子：灰火炮裂，去皮、脐用。

4. 方剂都比较简单实用　虽然这些方书也有炮制讲究的大方、复方，但更有大量简单易行的小方、单方。如郭坦的《十便良方》在每一病类之下，还有一种特有的分类，即分作三种：单方、简要方、群方。郭氏最为重视的是单方，其次为简要方，最后才是群方。其书明确

---

[1] 去心汤浸壹宿：原作"汤浸去心壹宿"，据本书其他方剂麦门冬炮制法乙正。

规定："自一件至两件谓之'单方',居前;自三件至五件谓之'简要方',居中;自六件至十件或十一二件谓之'群方',居后。"也就是说,这三种方根据药物数加以区分,越是简单的方,越是放在最前面,以便采纳运用。

这些方书中常常会附出治疗验案来验证方子的效应。如《类证普济本事方》中记载了拒风丹,由川芎、防风、天麻、甘草、细辛、荜茇六味药组成,"治一切风"。方后许氏记录了两个医案,他回忆了丧母之痛,并与一位宗人得治进行对照,以说明此方的作用与效应。

世言气中者,虽不见于方书,然暴喜伤阳,暴怒伤阴,忧愁不意,气多厥逆,往往多得此疾。便觉涎潮昏塞,牙关紧急。若概作中风候,用药非止不相当,多致杀人。元祐庚午母氏亲遭此祸,至今饮恨。母氏平时食素,气血羸弱,因先子捐馆忧恼,忽一日气厥,牙噤涎潮。有一里医便作中风,以大通圆三粒下之。大下数行,一夕而去。予常痛恨,每见此症,急化苏合香圆四五粒,灌之便醒,然后随其虚实寒热而调治之,无不愈者。《经》云:无故而喑,脉不至,不治自已。谓气暴逆也,气复则已。审如是,虽不服药亦可。范子默记崇宁中,凡两中风,始则口眼㖞斜,次则涎潮闭塞,左右共灸十二穴,得气通。十二穴者,谓听会、颊车、地仓、百会、肩髃、曲池、风市、足三里、绝骨、发际、大椎、风池也。依而用之,无不立效。

元符中,一宗人得疾,逾年不差。谒医于王思和绎。思和具脉状,云:病因惊恐,肝藏为邪,邪来乘阳明之经,即胃是也。邪盛不畏胜我者,又来乘肺,肺缘久病气弱全无德,受肝凌侮。其病时复头眩,瘛疭搐掣,心胞伏涎。久之,则害脾气。要当平肝气使归经,则脾不受克。脾为中州土,主四肢一体之事,脾气正则土生金,金旺则肺安矣。今疾欲作时,觉气上冲者,是肝侮肺,肺不受侮,故有此上冲。肝胜则复受金克,故搐搦也。以热药治之,则风愈甚;以冷药治之,则气已虚。肺属金,金为清化,便觉藏府不调,今用中和温药,抑肝补脾,渐可安愈。今心忪,非心忪也,胃之大络,名曰建里,络胸鬲及两乳间,虚而有痰则动。更须时发一阵热者,是其候也。服下三方,一月而愈。

5. 具有重要的文献价值,记载了稀有的宋代文献资料,更为宝贵的是还存有现今已佚的医书　本套丛书所收方书的文献价值,首先在这些方书本身具有不可替代的特点,它们一经问世,便受到重视。例如明代官编的大型方书《普济方》,就十分重视引用《十便良方》。《普济方》中明确标注"出《十便良方》"的方子,达386处之多。如果现代未能将这些方书流传下来,将是一个极大的遗憾。

当然,它们的文献价值还不仅仅限于方书本身,非常值得注意的是,这些医书的资料来源。例如《十便良方》郭氏在卷前的"新编古今方论总目"中,列举了该书引用的66种书名。虽然,这些引书并不意味着是作者亲见之书,有的书可能转引他书而来(如《外台秘要》《证类本草》等)。但也有该书所载的宋代医书不见于古今书目所载。例如《琴心居士方》、江阳《卫生方》、胡氏《总效方》、《郭氏家藏方》等。其中《郭氏家藏方》有可能是作者自家的藏方。因此,该书对考察宋代医药文献也具有一定价值。

《黎居士简易方论》也记载了多种已佚医书的佚文。如:临安府推官章谥《养生必用方》(或称《养生方》《必用方》)、霍喆夫(定斋)《类证治百病方》(或称《治百病方》)、南宋张松《究原方》、余纲《选奇方》(《前集》10卷,《后集》10卷。今残存《后集》4卷,《前集》早佚)、《资寿方》等都是现今已不能见到原书的医方书。

三、金末赵大中《风科集验名方》的相关说明

《风科集验名方》是国内失传的精品中医方书,为专科疾病的专门著作。今唯有元刊本存于日本静嘉堂。书中存方1979首,版本精良,内容丰富。此书因是私家收藏,至今还从未允许影印出版过,故见到此书者亦甚少。经日本友人帮助,我们递交专门申请,始得准予校点出版的机会。该书资料极为丰富,很受学界重视。

1. 此书版本稀见,流传极为不易　《风科集验名方》现唯有元刊本存于日本静嘉堂。自1306年该书首刻之后,未再见有翻刻本,故此

书传世极少，现在更是孤本仅存。此书传世可谓是一波三折。最早由金国北京太医赵大中奉敕编修。但因遇上"金乱"，也就是金国遭到蒙古、南宋联合进攻之时（1234年），赵大中怀着书稿，逃遁于吴山。当时儒医赵子中传习赵大中之书，却未能让该书得以运用与传播。

1236年，道士赵素在荆湖间（今湖南、湖北等地）得到了该书，并把它带到了蒙元所辖的恒山（在今河北曲阳西北）。赵素，字才卿，号心庵，河中（今山西永济一带）人。家世业儒，而通于岐黄之学。赵氏为全真教道士，云游天下30多年，通晓各地不同民族的医药知识。丙午年（1246），蒙古特赐皇极道院给赵素，并赐号"虚白处士"。赵素不仅有很高的儒学素养，也精通医学，因此在蒙元初期道教兴盛之时，他很受朝廷的恩宠。虽然此如，他也未能将此顺利付梓。赵素晚年之时，将他的两本书授予从小追随他学医的湖广官医提举刘君卿。其中有医书《风科集验名方》。身为湖广官医提举的刘君卿，很想刊刻其师所传的两本书。为此，他在元贞丙申年（1296）到左斗元所住的沙羡（今湖北武昌一带）寓舍，向他出示了赵素的《风科集验名方》，请左氏帮助校雠。左氏慧眼识珠，在他的努力下，终于使此书刊刻行世。

2. 此书汇聚了金元数位著名医家的经验精华　《风科集验名方》的原作者是金末北京赵大中，他是一位医学造诣颇高、深得皇家信任的太医。此书的质量很高，曾被覃怀儒医赵子中作为教科书传习。传到元代博学多才的赵素手中，他经常运用其中的知识治疗各种风疾，并将耳闻目见、得效取验的治风医方，补入《风科集验名方》，分作十集。今该书所载的"赵虚白论"，即赵素补缀的个人论说。赵素晚年将《风科集验名方》交给学生湖广官医提举刘君卿。刘氏医术高明，也得益于他研习试用此书。刘氏为了完成老师出版此书的愿望，将此书交到左斗元手里。左氏精通医学文献，长于医书校雠与编纂。他花了两年的功夫，取《素问》《灵枢》《难经》《中藏经》《诸病源候论》《千金方》《外台秘要》《太平圣惠方》《和剂局方》《三因方》《医说》等书，以及南北经验名方，并《说文》等字书，逐一参订。正伪补脱，削复改错，增补阙疑。他使原本单纯的医方书，一变而为理论、医方俱富。此外，他又把"古今圣贤名医治风药品、治理制度、动风食忌"三个主题的资料编辑成书，列于书前。左氏于大德二年戊戌（1298）完成了该书。

3. 此书同时还具有重要的文献意义　该书最后集成于元大德间，是时因长期南北隔绝，金元与南宋医学交流尚不普遍。但该书除引用宋以前诸名著之外，还首次大量记载了金元、南宋的主要著作。金元医家主要收录了刘守真《宣明论》《病机保命集》、张元素《儒门事亲》等，南宋医家则有陈无择、陈自明、王硕肤、许叔微、郭稽中以及医书《究原方》等。此外还集录了刘元宾《神巧万全方》、杨氏《拯济方论》、《本草图经》、《医林方选》，以及寇宗奭、庞安常等名家的有关论说。有些引用的人名少为人知，如水月子、药隐老人等。书中还有少数赵素（虚白）补入的条文，每多治疗经验之谈。

该书为专科疾病的专门著作，对了解我国古代对风科疾病的认识和治疗经验具有重要的意义。此外，由于该书引用了众多元以前医书资料，因此，对研究宋金元医学发展，乃至辑佚古医书，具有较高的文献价值。

四、明代徐春甫《医学指南捷径六书》的相关说明

为什么要在具有九种宋金方书的丛书中加入一种明代方书？这是考虑到此书的价值及集成完本之不易。

1. 此书有较高的学术价值　《医学指南捷径六书》（简称《捷径六书》）的作者徐春甫，乃明代著名医家。他在京师担任太医院吏目，是我国最早的医学学术团体组织者与发起人，他编纂了对后世很有影响的《古今医统大全》《捷径六书》等医书，在学术上有很深的造诣。不仅如此，徐春甫还是一个胸襟宽阔、格局很大的人。作为方书来看，其《捷径六书》最有价值的两种是《二十四方》与《评秘济世三十六方》（简称《三十六方》）。

《二十四方》是徐春甫授徒所用。据其弟子江腾蛟跋中说："医方之浩繁，而用之者苦无要……如涉海无津。于是徐老师出所集《二十四方》以示小子，受而细阅之，何其简易，详而且明，诚为医家之纲领也。"所谓"二十四方"并不是24首方剂，而是指24类治法的代表方。所以该子书在初刻本中又有"医家关键二十四方治法捷径"之名。这24类方法名目为：宣剂、通剂、补剂、泻剂、轻剂、重剂、滑剂、涩剂、燥剂、湿剂、调剂、和剂、解剂、利剂、寒剂、温剂、暑剂、火剂、平剂、夺剂、安剂、缓剂、淡剂、清剂。每类之下，又出一个或数个药方，详述每方的功效、主治、方组、服法、加减。各方内容齐备，提纲挈领，以少胜多，非常适合临床使用。为了方便记忆与使用，徐氏又专门编撰了"二十四剂药方歌括"，再用歌括的形式归纳上述的内容，以便初学者能很快入门。

《三十六方》是徐春甫个人用方最为珍秘的一部分内容。在封建社会中，秘方往往是取效、致富的捷径。徐氏讲述了两个靠秘方发财的例子。如黄连紫金膏：

京师吴柳泉者，制黄连紫金膏一药，点热眼极有效。海内寓京师者，无不求赎，日获数金，辄成富室。盖方药贵精不贵多，从可知矣。

但徐"每厚赂求之"则并非为了发财，而是"用梓以公天下"。他认为"医不必禁秘，但能体仁。精制一方，名出便可。救贫于世世，胜如积金以遗子孙，而亦不必以多方为贵"。此外，徐氏的观点是用药贵简而有效："药味简而取效愈速，药品多则气味不纯，鲜有效验。"

《三十六方》收方36首，另有补遗经验方4首，合计40方。据保元堂本、金鉴本的眉批，40方可分为如下几类：徐氏自家效方（眉批作"保元堂方"，计有10首）、诸家名方（计有18首）、秘传方（计有5首）、经验方（计有5首）、未明来源方（计有2首）。各方均详细介绍方剂组成、制备及服用法，并加以评论。最后是一张药店仿单，上书"新安徐氏保元堂"某某方，后列主治、服法用量等。与一般药店的药目相比，这部分内容最有特色的是评论。这些仿单说明，《三十六方》乃徐氏自家药店出售药品的处方。

《二十四方》和《三十六方》是徐氏成名及得利的重要内容，是徐氏育人与为医的看家本领，本是非常私密的，徐春甫却将之公之于世，因此倍显难能可贵。

2. 此书版本杂出，散在各地，收集相对完善的全本非常不易 现今国内外所存的《捷径六书》版本总共有以下几种：① 日本大阪府立图书馆藏本《医学指南捷径六书》（以下简称"指南本"），共4册，6卷，每卷为一种子书，按"阴阳风雨晦明"为序，计有：《内经正脉》《雷公四要纲领发微》《病机药性歌赋》《诸证要方歌括》《二十四方》《评秘济生三十六方》，凡六种。《（大阪府立图书馆藏）石崎文库目录》著录该书为"明万历二四年跋刊本"。该本印刷质量不高，漫漶缺脱处甚多。为寻求对校本，笔者访察了至今所能见到的我国国内各种明刻残本及抄本，订正补充了指南本之不足，同时也调查清楚了该书的版本源流与传承关系。② 北京中医药大学藏本2册，残存卷三至卷六（共4卷）。经核对，该本与日本大阪所藏乃同一版木所印。卷六之末有"万历丁酉岁季秋月书林刘双松氏重梓"记载，因此可以断定指南本乃书林刘双松重刻于万历二十五年丁酉（1597）。该本字画清晰美观，当为刘双松重刻本的初刊本。该本可以弥补指南本后4卷漫漶缺脱之处。③ 中国医学科学院藏清抄本，残存卷五、卷六。其末亦有"万历丁酉岁季秋月书林刘双松氏重梓"，故来源同上。④ 江西中医学院（今江西中医药大学）藏清抄本，残存卷一、卷二。书名《医学指南捷径六书》，故亦属指南本系统。⑤ 安徽省图书馆（721）藏有两种名称不同的明刻本残本。其一，安徽省图书馆藏的明刻《医学入门捷径六书》，2册。该本仅存子书2种（每种订为1册），蠹残较多。上册之首有"万历丙戌（1586）"徐春甫的"《医学捷径六书·二十四方》序"，序后有"祁门徐氏保元堂刊"牌记（以下简称"保元堂本"），可见该本乃是徐春甫的家刻本。下册卷首残，从内容来看，乃是子书《评秘济生三十六方》。其二：安徽省图书馆藏的《医学未然金鉴》（以下简称"金鉴本"），1册。该书内容就是《医学捷径六书》中的《二十四方》与《评秘济世三十六方》两种子书。各子书之首无卷次序号，但依次标以"晦集""明集"。该本版式与保元堂相同，刻工亦同，而"未然金鉴"四字及校定人署名等明显系剜补。⑥长春中医药大学图书馆藏《古今医学捷要六书》（又称《医学捷要六书》，此后简称"捷要本"）6 卷，该本的版式、纸张等均属明刻本。经仔细比对，其全书基本特点同于刘双松本，如卷次、卷名、各卷首责任者署名均相同，可见是以彼本为底本。此本字体娟秀，字迹清晰，只是错字、脱字较多。6 个版本大约可区分为保元堂本、金鉴本、指南本、捷要本四个版本系统。

收集此书现存而散在于国内外的 6 个图书馆的全部 7 个版本，虽然花费的精力与财力甚大，但能将明代名医徐春甫的代表作之一整理出一个相对精善的本子以飨读者，以免别的学者耗时费力重走我们艰难的访书之路。对此，我们甚感欣慰。

五、关于本套丛书的编写及校释的相关说明

本套丛书各部子书，均包括以下内容，书名、作者、校释者、校点说明、前言、各书原序言、目录、正文等。其中校点说明，除第一条简要说明各子书版本之外，其他各条均为全套丛书统一规范。前言则详细介绍各子底本的版本及流存情况，作者及成书情况、本子书的内容与特色，以及相关本子书的校释说明。

本次校点所用各书，若有不同版本存世，则经过比较，选择最佳版本作为底本。其他版本则作为校本。若属存世孤本，没有其他版本可资对校，凡遇疑误之处，多处采用他校的方法。如追踪其书所引原书，或比较同期其他方书同名同组方，或比较后世所引其书之引文，等等，尽量给出脚注，为读者提供参考。

另外，若原书的目录与正文有差异，如方名不同，一般根据正文修改目录。若正文方名有明显错误，则据目录修改正文。如目录中有标题，而正文没有的内容，将目录标题删除。凡修改处，一律加脚注予以说明。

张志斌 郑金生
2024 年 2 月

前　言

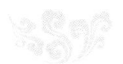

《杨氏家藏方》，南宋杨倓编纂，凡20卷。成书于南宋淳熙五年（1178），刻于当涂。该书是南宋两代官宦杨氏家族的家藏方，经杨存中、杨倓父子实际使用有效。此书问世后，常见于元明医书引用，如元代方书《医方大成》，明代《普济方》。但自清代以后，该书逐渐在国内散失，现唯日本存此书的南宋刻本、元刊抄补本与若干种日本抄本。今将存于日本的南宋刻本及元刊抄补本复制回归，予以校勘，并加以适当的注释。其中，南宋刻本是这次海外散佚古医籍回归课题首次发现并回归的。此前，国内现存书目上没有记载。人民卫生出版社曾于1988年出过此书校点本。但限于当时的文献条件，找不到好的底本与校本，导致当时的校点本讹误脱阙较多，留下了很多缺憾。而且，限于校点本的任务，只做校勘与标点，对于一些疑难字词亦无注释。故很有必要选择优良的底本与校本，重新进行校释。

一、作者与成书

作者杨倓（约1120—1185），字子靖，原籍代州崞县（今山西原平）人。其父杨存中为南宋初名将，封恭国公，《宋史》有《杨存中传》。传中提及存中子倓，签书枢密院事、昭庆军节度使。然杨倓的生平资料很少，其自序中，亦不曾谈及自己的经历。日本多纪元胤《医籍考》有杨倓仕履考[1]，感叹"按子靖仕履，《宋史》欠详"。多纪氏在卷四

---

[1] 丹波元胤：《医籍考》，郭秀梅、冈田研吉整理，学苑出版社，2007：365.

十八介绍《杨氏（倓）家藏方》，也努力做了一些考证。据其考证，钱塘六和塔石刻四十二章经第三十八段，为杨倓所书，署名前有"左朝请郎、尚书都官员外郎、兼玉牒所检讨官、兼权户部员外郎"等职。

关于此书的成书初衷，杨倓在其书自序中，首先谈到了方剂在治病救人中的重要作用。他认为："医之为艺，探天地清浊之源，察阴阳消息之机，顺四时之宜，藉百药之功，以治人之疾者也。粤自神农著金石草木之书，黄帝、岐伯撰《内经素问》，其学盛行而不废。名世之士，若扁鹊、和、缓，艺成而名立，盖班班可考。然皆心得其微，取诸左右，砭艾汤熨，变化不测，实未尝为方以诏后之人也。惟伊尹论汤液，汉长沙太守张仲景引而申之，始有可传之方，盖已末矣。夫疾病之变无穷，而吾之为方有限，欲以有限之方，通无穷之变，其不附会臆度，缪以毫厘者，鲜矣……由是言之，后之医以方为书者，凡有一得之效，举不可废也。"

杨氏家藏方甚多，乃杨存中与杨倓曾用或耳目所闻所睹尝验之方。杨倓守当涂时，公务不繁，每日一得闲暇，便取出家藏方进行整理，并分类编次。凡是用药相似而用途效果有不同者，均予以备列。一共得方1 111首。杨倓指出："盖今之为医者，皆有尝试之方，深藏箧中，不轻以语人，侥幸一旦之售，以神其术。"但他不屑这么做。尽管杨氏所藏之方，均为许多良医深藏不露的方剂，他考虑的是"使人家有是书，集天下良医之所长，以待仓猝之用"，遂于淳熙五年（1178）编成，名曰为《杨氏家藏方》，刻于当涂。

二、《杨氏家藏方》现存本

本书现存最早的版本为南宋淳熙十二年（1185）闽中宪司刻本。现为日本宫内厅书陵部藏。凡21册，书号403-37。版框高约21.3厘米，宽15.7厘米[1]。每半叶11行，行20字。白口，上黑鱼尾。鱼尾下载

---

[1] 此据胶片所标尺寸测定。然《经籍访古志》所载该本尺寸为高七寸，幅五寸强，折算成厘米均较胶片标尺为大，分别合23.1厘米、16.5厘米。

"杨氏方"及卷次、页码。左右双边。首为淳熙五年（1178）杨倓"杨氏家藏方序"。次为目录、正文。每卷之首仅载书名"杨氏家藏方第×卷"，不署责任人。末载淳熙乙巳（1185）延玺跋。据此跋可知，闽中宪司当时一并出版《洪（遵）氏集验方》《杨（倓）氏家藏》《胡（元质）氏经效方》三书，而此跋非为《杨氏家藏方》一书而作，乃为三书共言。

另据宫内厅书陵部《和汉图书分类目录》（1951）1 486页著录《杨氏家藏方》两部，其一为"南宋淳熙一二版，'金泽文库'印"，其二为"元版"，两种均为20卷，目录1卷。此元版亦复制回归，其藏书号为403-6，书前有"帝室图书之章"印记，无"金泽文库"印。藏馆定作"元版"。检视原书，其序末有"阮仲猷刊于种德堂"牌记。此本完整，无书后释延玺跋，卷九至卷十四为手书补抄，部分页面有虫蚀，然刻工甚佳，有宋刻之风。据此可知元版并非据闽刻本翻刻，或据杨倓当涂原刻翻刻。

该书著录于《直斋书录解题》《宋史·艺文志》等书，亦见于《经籍访古志》《图书寮汉籍善本书目》等书目著录。据载，金泽文库本旧藏日本枫山文库（即红叶山文库）。该文库由德川幕府始建于庆长七年（1602），明治十七年（1884）归入太政官文库（即后之内阁文库）。明治二十四年（1891）被选移藏宫内省。该本即本书所用的底本。序目首尾及若干册首钤有"金泽文库"藏书印。该文库创立于镰仓中期，为北条氏在金泽称名寺内所建文教设施，是日本历史上重要汉籍收藏机构，遗址在今横滨市内[1]。其藏书后多归枫山文库。此外，日本尚有元代刊本、日本活字印本及抄本等。据《中国中医古籍总目》记载，目前中国已无该书古本存世，均为日本刊本、抄本及复制本。

三、《杨氏家藏方》的内容与特色

该书20卷，前19卷均以病为纲，以统诸方。前14卷为内、外、耳、鼻、咽喉、口齿科疾病，诸病次第为中风、癫痫、头面风、伤寒、

---

[1] 林申清：《日本藏书印鉴》，北京图书馆出版社，2000：136.

中暑、疟疾、积热、风湿、脚气、秘涩、一切气、积聚、心腹痛、脾胃、泄泻、痢疾、泄痢、痰饮、咳嗽、补益、癫冷、虚劳、心气、消渴、水气蛊胀、小肠疝气、眼目、咽喉、口齿、疮肿、肠风痔漏、伤折。卷十五与卷十六是妇人2卷，其上36方，治疗妇科经带杂病，其下54方，治疗胎前病、产后病及下奶、奶痈等。卷十七至卷十九是小儿方三卷，包括惊风、诸疳、呕吐、泄泻、诸热、斑疹、阴肿等。卷二十为杂方及汤方76首。其中，杂方所治病证的确很杂，包括乌髭、生发、面脂面药、出靥子、耳聋、鼻塞、鼻衄、吐血、骨鲠、盗汗、腋气、解毒、下虫、尿血、脱肛、嵌甲、蛇蝎伤、辟谷等。"汤方"则只是言之大概，其中有韵姜饼子、麝香圆、酥酿圆、解渴百杯圆、梅肉圆、橄榄圆六个方子并非汤方，而是丸剂。前三方以嚼食方式服用，后三方则含化咽汁。

本书作为一部方剂书，特色也非常突出。首先，本书中不旁引更早的经典著作，几乎没有专门的理论阐述，每一卷都是直接从病与方开始，故本书不大而方剂容量很大。所载方剂中，大方与成药方所占比例甚高。诸方主治及药物炮制法、服用方法论述详明，所有药物剂量、方后炮制及服药法涉及的数字都用大写，以防抄录及刻版时产生错谬（此为多数南宋方书共同特点之一）。由于此书的方剂书写格式规范，主治明确，便于医家即时选用；药物剂量及炮制法清晰，便于药家配方；方后制药法详明，便于医家甚至病家仿制；最后服药法也简明准确，便于病家掌握使用。这种方式，即使现在来看，也没有什么需要改进之处。故此书深得后世方剂著作者的赏识引用。元代孙允贤之《医方大成》引用此书方剂达56个，明代敕编官方医书《普济方》注明"出《杨氏家藏方》"者竟有501个方剂（这已达《杨氏家藏方》收录方剂的半数），不排除还有其他引用而未予注明的方子。此书所载方子，大多很有临床参考价值。如卷十四"接骨膏"：

接骨膏　治手脚骨折。

右取嫩细柳条，量所用长短，截数拾条，以线穿成帘，裹于损折处，缠壹遭就线头系定。又用好皮纸壹长条，量柳帘高下裁剪，即于纸上摊熔黄蜡，匀掺肉桂末在蜡上，厚半米许，即于帘子上缠药纸叁肆重，上用帛子、软物缠缚扎定。其痛渐止，骨渐相接，即获平复。

像这样带了肉桂末的柳帘固定，治疗恢复效果应该超过单纯使用柳枝。

四、关于本次校释的说明

本次校释以日本回归的南宋刻本复制本（简称"宋刻本"）为底本，另据宫内厅藏元刊抄补本为校本，以《医方大成》《普济方》等后世引用本为参校本，进行校勘，并对疑难字词进行必要的注释。

关于校释相关的工作要点会在"校释说明"中予以说明。此处主要谈谈，此书在1988年有过校点本（简称"1988年校点本"）出版，我们为什么要重新做一次，原因有以下两点。

第一，受当时的条件所限，我们的海外回归课题尚未开展，国内现存没有此书的古书优良版本。当时的校点者选择不了好的底本，因此，讹误脱阙的文字过多，留下了很多的缺憾。

比如，第十四卷脱阙了"神铃散""四黄散"二方，及"蜣螂膏"方后注的后半部分。核对元本，的确如此。但是，南宋刻本没有脱阙，以上三方都是完整的（图1~图4）。这只能说是之前所据的底本不好。

另外，同样的原因，导致当时的校点者也找不到好的校本。比如，第二十卷姜曲汤，主治脱阙了后面的大部分，最后一个药的剂量也脱了，并加注说明"校本同"（图5）。而实际上，我们所用的底本与校本这个部分都没有脱阙。只是宋刻本最后一个药的剂量字迹漫漶，正好用元刊抄补本做校对（图6、图7）。所以说，当时选择的校本也不好。

底本与校本的质量不行，直接导致校点本的质量也一般。

第二，此书中有许多宋代常用而现在已经成为生僻用语的药名、病名或炮制等术语，现在的中医药从业人员也未必见到过。

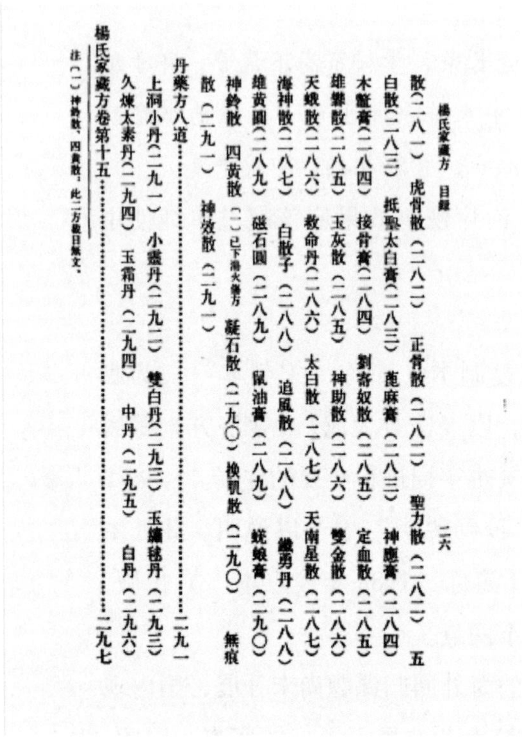

楊氏家藏方　目錄　二六

散（二八一）　虎骨散（二八二）　正骨散（二八二）　聖力散（二八二）　五
白散（二八三）　抵聖太白膏（二八三）　蓖麻膏（二八三）　神應膏（二八四）
木鱉膏（二八四）　接骨膏（二八四）　劉寄奴散（二八五）　定血散（二八五）
雄䗪散（二八五）　玉灰散（二八五）　神助散（二八六）　雙金散（二八六）
天蛾散（二八六）　救命丹（二八六）　太白散（二八七）　天南星散（二八七）
海神散（二八七）　白散子（二八八）　追風散（二八八）　鐵勇丹（二八八）
雄黃圓（二八九）　磁石圓（二八九）　鼠油膏（二八九）　蜣蜋膏（二九〇）
神鈴散　四黃散〔一〕已下湯火傷方　凝石散（二九〇）　換肌散（二九〇）　無痕
散（二九一）　神效散（二九一）
丹藥方八道……二九一
上洞小丹（二九一）　小靈丹（二九二）　雙白丹（二九三）　玉孃毬丹（二九三）
久煉太素丹（二九四）　玉霜丹（二九四）　中丹（二九五）　白丹（二九六）
楊氏家藏方卷第十五……二九七

注〔一〕神鈴散、四黃散，此二方據目無文。

图 1　第十四卷目录（1988 年校点本）

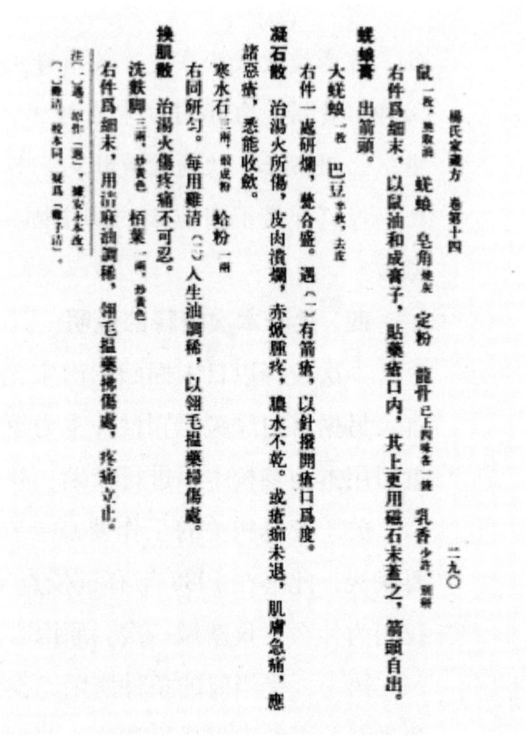

楊氏家藏方　卷第十四　二九〇

鼠一枚，熬取油　蜣蜋　皂角燒灰　定粉　龍骨已上四味各一錢　乳香少許，別研
右件爲細末，以鼠油和成膏子，貼藥瘡口內，其上更用磁石末蓋之，箭頭自出。
蜣蜋膏　出箭頭。
大蜣蜋一枚　巴豆半枚，去皮
右件一處研爛，甆合盛。遇〔一〕有箭瘡，以針撥開瘡口爲度。
凝石散　治湯火所傷，皮肉潰爛，赤焮腫疼，膿水不乾。或瘡痂未退，肌膚急痛，應諸惡瘡，悉能收斂。
寒水石三兩，煅成粉　蛤粉一兩
右同研勻。每用雞清〔二〕入生油調稀，以翎毛掃藥掃傷處。
換肌散　治湯火傷疼痛不可忍。
洗麩脚三兩，炒黃色　栢葉一兩，炒黃色
右件爲細末，用清麻油調稀，翎毛掃藥拂傷處，疼痛立止。

注〔一〕遇：原作「過」，據安永本改。
〔二〕雞清：校本同，疑爲「雞子清」。

图 2　蜣螂膏（1988 年校点本）

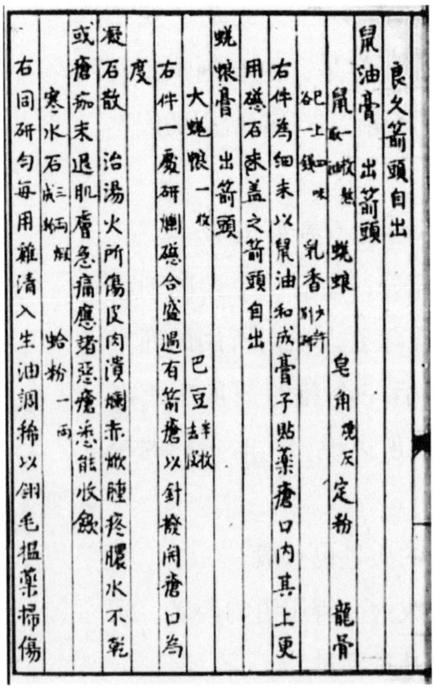

良久箭頭自出
鼠油膏　出箭頭
鼠一枚熬油　蜣蜋　皂角燒灰　定粉　龍骨
已上四味各一錢　乳香少許研
右件爲細末以鼠油和成膏子貼藥瘡口內其上更
用磁石末蓋之箭頭自出
蜣蜋膏　出箭頭
大蜣蜋一枚　巴豆半枚去皮
右件一處研爛甆合盛遇有箭瘡以針撥開瘡口爲
度
凝石散　治湯火所傷皮肉潰爛赤焮腫疼膿水不乾
或瘡痂未退肌膚急痛應諸惡瘡悉能收斂
寒水石三兩煅成粉　蛤粉一兩
右同研勻每用雞清入生油調稀以翎毛掃藥掃傷

图 3　蜣螂膏（元刊抄补本）

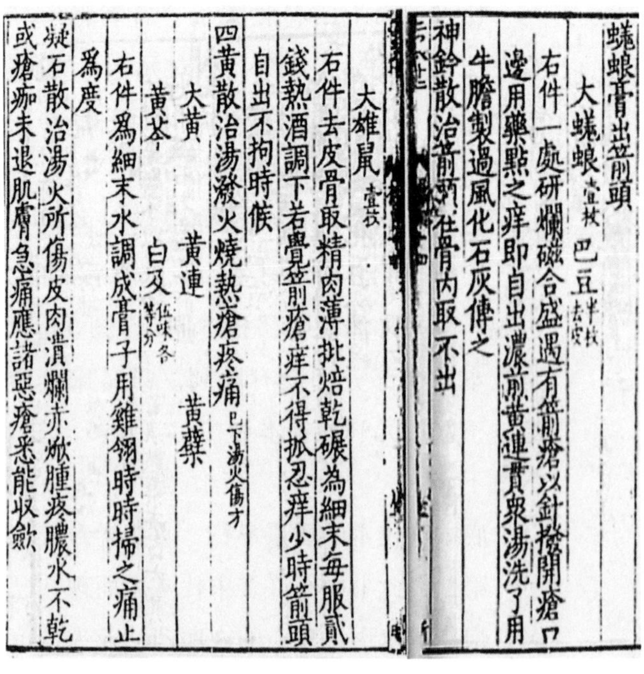

蜣蜋膏出箭頭
大蜣蜋壹枚　巴豆半枚去皮
右件一處研爛磁合盛遇有箭瘡以針撥開瘡口
邊用藥點之痒即自出濃煎黃連貫眾湯洗了用
牛膽製過風化石灰傅之
神鈴散治箭頭在骨內取不出
大雄鼠壹枚
右件去皮骨取精肉薄批焙乾碾為細末每服貳
錢熱酒調下若覺箭瘡痒不得抓忍痒少時箭頭
自出不拘時候
四黃散治湯潑火燒熱瘡疼痛已下湯火傷方
大黃　黃連　黃蘗
黃芩　白及伍味各等分
右件爲細末水調成膏子用雞翎時時掃之痛止
爲度
凝石散治湯火所傷皮肉潰爛赤焮腫疼膿水不乾
或瘡痂未退肌膚急痛應諸惡瘡悉能收斂

图 4　蜣螂膏、神铃散、四黄散（宋刻本）

图 5　姜曲汤（1988 年校点本）

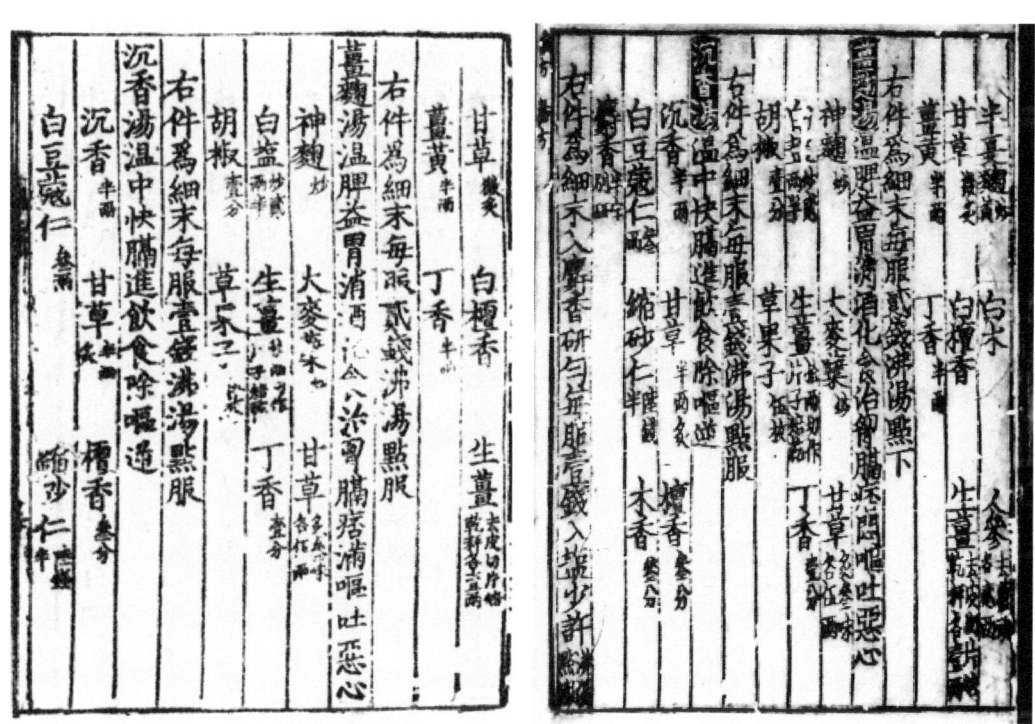

图 6　姜曲汤（宋刻本）　　　　图 7　姜曲汤（元刊抄补本）

如"乌金散"的主药是"乌金子","神仙夺命丹"的方子组成中有"酒蜡";"开明饼子"的主治为"治夜眼","夺命丹"主治症中提到"单双肉蛾";"固本丹"炮制中提到"鬼焰","卷帘散"中炉甘石的炮制提到"歇口煅";还有,"禹余粮圆"的炮制中两次提到用"一秤炭火","轻黄散"方子组成中提到用"轻粉五筒子",等等。现在恐怕很少有人可以理解"乌金子""酒蜡""夜眼""单双肉蛾""歇口煅"等这些词是什么或指什么？而"一秤""五筒子"又到底是多少量（各词的注释请看正文脚注，在此不再重复）？之前的校点本只做校勘与标点，没有任何注释。当然，作为一个校点本的任务的确也不包括注释。但是，没有注释，读者就无法精准掌握此书的精髓，对阅读和使用此书造成障碍。

鉴于以上两点，很有必要在已经有条件的情况下，重新进行校勘注释。

张志斌

2025 年 1 月

校释说明

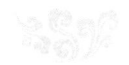

一、《杨氏家藏方》20卷，宋代杨倓编次。本次校释以南宋淳熙十二年（1185）闽中宪司刻本（简称"宋刻本"）为底本，以元刊抄补本为校本，并用引用过该书的《医方大成》和《普济方》作为参校。

二、本书采用横排、简体，现代标点。简体字以2013年版《通用规范汉字表》为准，该字表中如无此字，则按原书。原书竖排时显示文字位置的"右""左"等字样一律保持原字，不作改动。原底本中的双行小字，今统一改为单行小字。凡原书之眉批，括以鱼尾号【】插在正文中相应的位置上。

三、底本原有目录，如部分目录与正文标题不相符，一般按正文修改目录，并出注说明。在必要的情况下，也可能按目录补充修改目录。如有特殊情况需要特别说明，在"前言"中详述。

四、对原著内容不删节、不改编，尽量保持原书面貌。因此，原书可能存在某些封建迷信内容，以及某些不合时宜，或来源于当今受保护动物的药物（如虎骨、犀角等），仍予以保留，请读者注意甄别，勿盲目袭用。若底本引用前人之文，虽有化裁，但文理通顺，意义无大变者，不改不注。若引文改变原意，除非能认定是本书流传中所致文字讹误，否则均仍存其旧，酌加校记。

五、底本与校本文字有出入时，底本有误，他本及他书不误者，改字并出校记；对异文是非难断，且有一定参考价值时，出校记，不改文；若无甚参考意义，可不出校记。底本不误，校本误，不改亦不出校记。

六、原书的古今字、通假字,一般不加改动,以存原貌。底本的异体字、俗写字,或笔画有差错残缺,或明显笔误,酌情改作正体字,一般不出注,或于首见处出注。某些古籍中常见的极易混淆的形似字,如已己巳、太大、芩苓、沙砂等,径改不注。而在某些人名、书名、方药、病证名中,间有采用异体字者,则需酌情核定。

七、该书误名、不规范名中,以药名最为多见。本次校点,以改正误名为主,首见出注,如防丰(风)[1]、石羔(膏)、黄蓍(耆)、白芨(及)、白藓(鲜)、黄莲(连)、牡砺(蛎)、紫苑(菀)、连乔(翘)、梹郎(槟榔)等。或有当今以从俗多用,或属通假字、古今字,或古代药物别名等的药名,则不多作统一,如芒消—芒硝、栝楼—瓜蒌等,悉按原书等。

八、除药名之外,书中的其他用字,修改情况如下:其一,数量词。原书的药物剂量有采用中文数字"壹、贰、叁……"者,此属宋代人为防范剂量错误而特地使用的文字,今不予修改。他处采用一般中文数字"一、二、三……"也不予修改,均保持原样。其二,部分术语。如表示丸剂可能有"圆""元""丸"三种情况,如以一种为主,其他都很少,则按绝大多数予以统一;若不同情况均有,难以取舍,则各按原书。又如"藏府"与"脏腑"也同样处理。

九、凡属难字、异读字,以及少量冷僻的字词、稀见药名、人名书名简称、疑难术语、药物来源等,酌情加以注释。原稿漫漶不清、脱漏之文字,若能通过各种校勘方法得以解决,则加注说明。若难以考出,用方框"□"表示,首次出注,后同不另加注。

十、凡底本中的序、跋、后记等全部保留。体例保留原来的顺序,一般为序文在前,目录随后。若个别特殊情况,亦不予变动。

十一、原书某些大块文字的篇节,不便阅读理解,今酌情予以分段。

---

[1]注:括号中为正字。

杨氏家藏方序

夫医之为艺，探天地清浊之源，察阴阳消息之机，顺四时之宜，藉百药之功，以治人之疾者也。粤自神农著金石草木之书，黄帝、岐伯撰《内经素问》，其学盛行而不废。名世之士，若扁鹊、和、缓，艺成而名立，盖班班可考。然皆心得其微，取诸左右，砭艾汤熨，变化不测，实未尝为方以诏后之人也。惟伊尹论汤液，汉长沙太守张仲景引而申之，始有可传之方，盖已末矣。夫疾病之变无穷，而吾之为方有限，欲以有限之方，通无穷之变，其不附会臆度，缪以毫厘者，鲜矣！是以有经络形证之辨，有增减参伍之法，神而明之，祈乎其人。呜呼！岂以后人若扁鹊、和、缓者，不可觊一得于千百年之间。而人之有疾，盖死生于呼吸之际，不得已而有是也欤！由是言之，后之医以方为书者，凡有一得之效，举不可废也。余家藏方甚多，皆先和武恭王及余经用，与耳目所闻尝验者也。竭来当涂，郡事多暇，日发箧出之，以类编次。凡用药相似而责效不同者，皆备列之，得一千一百一十有一道。盖今之为医者，皆有尝试之方，深藏箧中，不轻以语人，侥幸一旦之售，以神其术。今余之所得，多良医之深藏而不语人者也。方将使人家有是书，集天下良医之所长，以待仓猝之用，不亦慈父孝子之心乎！于是锓木郡斋，以广其传云。

淳熙五年三月乙未朔代郡杨倓序

《杨氏家藏方》目录

卷 第 一[1]

诸风上 1
中风方肆拾壹道大风疾附 1
　　神仙秘宝丹 1
　　起废丹[2]一名赤虎子丹 1
　　草灵宝丹及治打扑伤损 2
　　雄仙丹及治小儿惊搐 3
　　大阿胶圆 3
　　龙珠丹 4
　　祛风保安丹 4
　　神化丹 5
　　大通圆及治风毒攻眼昏暗 5
　　青龙丹 6
　　防风雄黄圆 6
　　铁弹圆 6
　　朱附圆 6
　　五珍丹 7

[1]卷第一：原作"第一卷"，据正文改。后十九卷均如此改，不另注。
[2]起废丹：此标题后小字正文无，后同，不另注。

循络圆 ……………………………… 7

万金圆 ……………………………… 7

麝香乌龙圆 ………………………… 8

虎骨圆 ……………………………… 8

保命龙虎圆 ………………………… 8

除风圆 ……………………………… 8

沉香天麻煎圆 ……………………… 9

赤金圆 ……………………………… 9

麝香散 ……………………………… 9

夺命散 及治小儿惊风 ……………… 10

太白散 ……………………………… 10

五虎汤 ……………………………… 10

神柏散 ……………………………… 11

附香散 ……………………………… 11

天仙膏 一宗[1] 二方 ……………… 11

天麻圆 ……………………………… 11

天南星膏 …………………………… 11

牵正散 ……………………………… 11

虎骨酒 ……………………………… 11

窦侍御仙酒 ………………………… 12

附子酒 ……………………………… 12

灸中风口眼㖞斜 …………………… 12

换肌散 已下大风疾方 ……………… 12

五仙浴汤 …………………………… 12

苦参大圆 …………………………… 13

乌金圆 ……………………………… 13

活血散 ……………………………… 13

---

[1] 一宗：指同一类方子。

卷 第 二

诸风下 …… 14

癫痫方壹拾伍道 …… 14

大金箔圆 …… 14

龙齿丹 …… 14

桃奴圆 及治小儿惊痫 …… 14

羌活大圆 及治小儿急慢惊风 …… 15

五痫圆 …… 15

碧玉丹 …… 15

寿星圆 …… 16

虎睛圆 …… 16

五胆圆 …… 16

啄木散 …… 16

四圣散 …… 16

黄石散 …… 17

朱粉散 …… 17

惺神散 …… 17

法煮蓖麻子 …… 17

头面风方肆拾肆道 …… 17

清凉丹 及治伤寒热盛狂言 …… 17

百嚼圆 …… 18

黑龙圆 …… 18

大防风圆 …… 18

黑神丹 …… 18

龙麝蛷螂圆 …… 19

八风丹 …… 19

十珍圆 …… 19

天麻除风圆 19

乌犀天麻圆 20

化风圆 20

荆芥圆 20

芎辛煎 20

香芎圆 20

槐角煎 21

天麻圆 21

三才圆 21

愈风圆 21

白附子圆 21

甘菊圆 21

拒风圆 22

立效圆 22

羌活饮子 22

麦门冬散 22

通关散 及治赤目肿痒 23

雄黄散 23

清香散 23

更生散 23

独活散 24

防风散 24

细辛散 24

荆黄散 24

乌香散 24

必胜散 24

全蝎散 24

荜拨散 25

荆芥散 25

赤龙散 ………………………………………… 25

越桃散 ………………………………………… 25

蓖麻子膏 ……………………………………… 25

紫葳散 ………………………………………… 25

一字散 ………………………………………… 25

自然铜散 ……………………………………… 26

透顶散 ………………………………………… 26

卷 第 三

伤寒方壹拾壹道 ………………………………… 27

 交泰丹及治霍乱吐利 ……………………… 27

 太一丹 ………………………………………… 27

 众仙圆 ………………………………………… 27

 十味和解散 …………………………………… 28

 八解散 ………………………………………… 28

 神术散 ………………………………………… 28

 祛毒散 ………………………………………… 28

 回生散 ………………………………………… 28

 祛寒汤 ………………………………………… 29

 殊圣散 ………………………………………… 29

 龙胆汤 ………………………………………… 29

中暑方壹拾叁道 ………………………………… 29

 降气丹 ………………………………………… 29

 涤烦圆 ………………………………………… 29

 缩脾饮子 ……………………………………… 30

 水沉散 ………………………………………… 30

 五圣汤 ………………………………………… 30

 青金散 ………………………………………… 30

- 广顺散 ·· 30
- 泼火散 及治血痢妇人热崩 ··························· 30
- 茅根散 ·· 31
- 冷香饮子 ··· 31
- 香连饮子 ··· 31
- 防己汤 ·· 31
- 清暑散 ·· 31

疟疾方壹拾肆道

- 辟邪丹 ·· 31
- 祛疟饼子 ··· 32
- 圣饼子 ·· 32
- 猪胆膏 ·· 32
- 七宝散 ·· 32
- 草果饮子 ··· 33
- 鳖甲白术散 ·· 33
- 生熟饮子 ··· 33
- 鬼哭散 ·· 33
- 常山剉散 ··· 33
- 十枣散 ·· 33
- 瓜蒂散 ·· 34
- 断疟法 ·· 34
- 又法 ··· 34

积热方壹拾陆道

- 团参太一丹 ·· 34
- 麝香上清圆 ·· 34
- 天门冬圆 ··· 35
- 鸡苏圆 ·· 35
- 火府圆 ·· 35
- 乌犀圆 ·· 35

等凉圆	35
芎黄圆	36
藕汁膏	36
竹茹散	36
羚犀汤	36
清气散	36
除热饮子	36
生犀散	37
清神汤	37
地骨皮散	37

卷 第 四

风湿方捌道 … 38
 神力圆 … 38
 牛膝圆 … 38
 石斛圆 … 38
 中行圆 … 39
 天雄散 … 39
 渗湿汤 … 39
 躅痹汤 … 39
 天麻除湿汤 … 39

脚气方叁拾陆道 … 40
 健步圆 … 40
 轻脚圆 … 40
 乳香宣经圆 … 40
 舒筋圆 … 41
 附子木瓜圆 … 41
 威灵仙圆 … 41

百倍圆 ………………………………… 41

蠲痛乳香圆 …………………………… 42

五斤圆 ………………………………… 42

木香没药圆 …………………………… 42

槟榔圆 ………………………………… 42

芎仙圆 ………………………………… 43

定痛圆 ………………………………… 43

草圣圆 ………………………………… 43

葫芦巴圆 ……………………………… 43

赤虎圆 ………………………………… 43

木瓜圆 ………………………………… 43

趁痛散 ………………………………… 44

吴茱萸汤 ……………………………… 44

芎䓖散 ………………………………… 44

除湿圆 ………………………………… 44

铁脚圆 ………………………………… 44

万灵圆 ………………………………… 44

牵牛圆 ………………………………… 45

芸薹散 ………………………………… 45

卷柏散 ………………………………… 45

补骨脂散 ……………………………… 45

生犀葡萄酒 …………………………… 45

熏脚气法 ……………………………… 45

防风浴汤 ……………………………… 45

石楠汤 ………………………………… 46

七宝散 ………………………………… 46

天仙散 ………………………………… 46

双萸散 ………………………………… 46

鹭鹚藤散 ……………………………… 46

熨痛膏 ··· 47

秘涩方壹拾道 小便秘涩附 ································ 47

滋肠五仁圆 ··· 47

麻仁圆 ··· 47

透关散 ··· 47

润肠汤 ··· 47

通秘散 ··· 48

霹雳煎 ··· 48

车前散 已下小便秘涩方 ··· 48

忘忧散 ··· 48

圣饼子 ··· 48

矾石散 ··· 48

卷 第 五

一切气方贰拾伍道 ·· 49

荜澄茄大圆 ··· 49

丁香平气圆 ··· 49

阿魏理中圆 ··· 49

大橘皮圆 ·· 50

通气圆 ··· 50

麝香宽中圆 ··· 50

导气圆 ··· 50

木香顺气圆 ··· 50

推气圆 ··· 51

丁香五辛圆 ··· 51

丁沉圆 ··· 51

消胀圆 ··· 51

黑圆子 及治大小便不通 ··· 51

流气饮子及治脚气肿痛 ·············· 51

木香煮散 ·············· 52

沉香散 ·············· 52

十膈汤 ·············· 53

三香正气散 ·············· 53

顺气散 ·············· 53

丁香养气汤 ·············· 54

分气汤 ·············· 54

不换金散 ·············· 54

白豆蔻散 ·············· 54

五辛宽膈汤 ·············· 54

双枣汤 ·············· 55

积聚方壹拾贰道 ·············· 55

丁红圆 ·············· 55

软犀圆 ·············· 55

五积圆 ·············· 56

削坚圆 ·············· 56

小沉香圆 ·············· 56

异方红圆子 ·············· 56

木香槟榔煎 ·············· 57

酒积圆 ·············· 57

消积三棱煎 ·············· 57

消食圆及治久痢 ·············· 57

乌金饼子 ·············· 58

金宝神丹及治妇人血崩 ·············· 58

心腹痛方贰拾贰道 ·············· 58

赐方五香汤 ·············· 58

却痛散 ·············· 58

良姜散 ·············· 59

一捻金散 ·································· 59

盐煎散 ···································· 59

胜金散 ···································· 59

立安散 ···································· 59

鸡舌香散 ·································· 59

独效散 ···································· 59

姜黄散 ···································· 60

克效散 ···································· 60

沉香大圆 ·································· 60

拈痛圆及治伤寒阴证手足逆冷 ············ 60

石菖蒲圆 ·································· 60

五香如圣圆 ································ 60

神捷圆 ···································· 61

除痛圆 ···································· 61

愈痛圆 ···································· 61

透红圆 ···································· 61

麝香圆 ···································· 62

蠲毒圆 ···································· 62

灵脂圆及治小肠气 ························ 62

卷 第 六

脾胃方陆拾壹道 ····························· 63

大养脾圆 ·································· 63

大建脾圆 ·································· 63

补脾圆 ···································· 63

沉香养脾圆 ································ 64

人参冲和圆 ································ 64

丁香大圆子 ································ 64

二香养胃圆 ································ 64

高良姜圆	65
姜魏圆	65
荜澄茄圆	65
姜合圆	65
香银圆	65
枣合圆	66
丁附圆	66
香灵圆	66
硇附饼子	66
的奇丹	66
沉香圆	67
壮脾圆	67
温中降气圆	67
平气圆及治疝气小肠气	68
神曲圆	68
羊肉补真圆	68
大温脾圆	68
建中圆	69
木香橘皮圆	69
厚朴圆	69
麝香三棱圆	69
建胃圆	70
白术茯苓圆	70
益中圆	70
小理中圆	70
消谷圆	71
小七香圆	71
煮朴圆	71
谷神圆	71
枳实圆	71

四倍圆 72

妙应圆 72

神曲补中圆 72

姜附圆 72

缩砂圆 72

厚朴煎圆 72

姜枣圆 73

椒朴建脾散 73

豆蔻橘红散 73

沉香磨脾散 73

香术散 74

人参散 74

豆蔻煮散 74

大丁香煮散 74

快脾饮子 74

草果饮子 75

陈橘皮散 75

八味汤 75

六君子汤 75

丁香平胃散 75

正脾散 76

建脾散 76

二气散 76

煮猪肚散 76

卷 第 七

泄泻方贰拾道 77

参连圆 77

黄连乌梅圆 77

厚肠圆 ········· 77

大断下圆 ········· 78

茱萸已寒圆 ········· 78

白术圆 ········· 78

温肠圆 ········· 78

荜拨圆 ········· 78

实肠圆 ········· 79

养脏圆 ········· 79

玉粉丹 ········· 79

诃黎勒圆 ········· 79

四神圆 ········· 79

附子赤石脂圆 ········· 80

枣附圆 ········· 80

木香散 ········· 80

抵圣散 ········· 80

煨肝散 ········· 81

茱萸汤 ········· 81

肉豆蔻散 ········· 81

痢疾方壹拾玖道 ········· 81

曲蘖圆 ········· 81

内炙圆 ········· 81

坚肠圆 ········· 82

渗肠圆 ········· 82

二香圆 ········· 82

万应圆 ········· 82

缚虎圆及治脾冷腰痛 ········· 82

敛红圆 ········· 82

育肠汤 ········· 83

御米饮子 ········· 83

地榆散 ………………………………… 83

断下散 ………………………………… 83

五奇汤 ………………………………… 83

香粟散 ………………………………… 84

天浆散 ………………………………… 84

参香散 ………………………………… 84

贯众散 ………………………………… 84

粟煎散 ………………………………… 84

圣枣子 ………………………………… 84

泄泻[1]方伍道 ………………………………… 85

 软红圆 ………………………………… 85

 针头圆 ………………………………… 85

 茱连圆 ………………………………… 85

 朱砂圆 ………………………………… 85

 三神圆 ………………………………… 85

卷 第 八

痰饮方壹拾捌道 ………………………………… 87

 灵砂丹 ………………………………… 87

 祛涎圆 ………………………………… 87

 五生圆 ………………………………… 88

 天麻白术圆 ………………………………… 88

 白附子化痰圆 ………………………………… 88

 溱白圆 ………………………………… 88

 木乳圆 ………………………………… 88

 蠲饮枳实圆 ………………………………… 89

---

[1] 泄泻：此处据正文方剂主治当为"泄痢"。

温肺圆 …… 89

青金丹 …… 89

生犀半夏圆 …… 89

生姜橘皮圆 …… 89

圣金圆 …… 89

大降气汤 …… 90

丁香茯苓汤 …… 90

白术半夏汤 …… 90

枳实半夏汤 …… 90

水玉汤 …… 91

咳嗽方叁拾柒道 …… 91

人参紫菀煎 …… 91

款冬花膏 …… 91

蛤蚧圆 …… 91

大五味子圆 …… 91

杏仁煎 …… 92

天门冬煎 …… 92

梅膏圆 …… 92

栝楼圆 …… 92

阿胶圆 …… 92

钟乳养肺圆 …… 93

紫金圆 …… 93

半夏圆 …… 93

马兜铃圆 …… 93

姜汁圆 …… 93

蔗汁圆 …… 93

款冬花散 …… 94

神草汤 …… 94

七星散 …… 94

宁肺汤	94
玉华散	94
泻白散	95
杏苏饮子 及治脚气	95
蜡煎散	95
平肺汤	95
九珍散	96
八味香苏散	96
一捻金散 及治风痫	96
紫菀散	96
立安散	96
桃仁散	97
麻黄散	97
细辛五味子汤	97
玉蝉散	97
如圣饮子	97
团参圆	97
葶苈散	98
止红散	98

卷 第 九

补益方参拾陆道 ········· 99

赐方腽肭脐圆	99
赐方鹿茸圆	99
保真圆	100
神仙一井金圆	100
保命延龄圆	100
麋角既济圆	101
鹿角胶圆	101

煮鹿角胶法 …… 102
世宝圆 …… 102
仁寿圆 …… 102
三仁五子圆 …… 102
固真圆 …… 103
胡椒青盐圆 …… 103
还少圆 …… 103
二至圆 …… 104
十补圆及治小肠气 …… 104
葫芦巴圆及治疝气 …… 104
韭子圆 …… 105
香茸圆 …… 105
八仙圆 …… 105
青盐椒附圆及治妇人带下 …… 105
育真圆 …… 106
龙骨圆 …… 106
茯苓圆 …… 106
附子鹿角霜圆 …… 106
菟丝子圆 …… 106
仙茅圆 …… 107
沉香鹿茸圆 …… 107
玉锁丹 …… 107
茯神丹 …… 107
桑螵蛸圆 …… 107
水仙丹 …… 107
二宜丹 …… 108
羊肉汤 …… 108
萆薢分清散 …… 108
茯苓散 …… 108

痼冷方壹拾道 ························ 108

 白泽圆 ···························· 108

 黑锡丹 ···························· 109

 来复丹 ···························· 109

 钟乳石圆 ························· 109

 阳起石圆 ························· 110

 固本丹[1] ························· 110

 艾硫圆及治伤寒阴证妇人崩漏 ···· 110

 替灸膏 ···························· 110

 外灸膏 ···························· 111

 硫黄熨法 ························· 111

卷 第 十

虚劳方壹拾贰道 ···················· 112

 柴胡鳖甲圆及治伤寒余热 ········· 112

 香肚圆 ···························· 112

 内补散 ···························· 112

 人参蛤蚧散 ······················ 113

 五枝散 ···························· 113

 知母散 ···························· 113

 人参紫菀散 ······················ 113

 秦艽扶羸汤 ······················ 114

 青蒿散 ···························· 114

 解劳散 ···························· 114

 前胡散 ···························· 114

 神仙夺命丹 ······················ 115

---

[1] 丹：原作"圆"。据正文改。

心气方壹拾道 ············ 115

　　琥珀圆 ············ 115

　　天王补心圆 ············ 115

　　定志圆 ············ 116

　　养心圆 ············ 116

　　远志圆 ············ 116

　　灵砂宁神圆 ············ 116

　　真珠圆 ············ 117

　　茯神圆 ············ 117

　　定神圆[1] ············ 117

　　四味补心圆 ············ 117

消渴方陆道 ············ 117

　　铅丹散 ············ 117

　　栝楼根散 ············ 118

　　猪肚圆 ············ 118

　　缩水圆 ············ 118

　　神授圆 ············ 118

　　独连圆 ············ 118

水气蛊胀方壹拾伍道 ············ 119

　　导水圆 ············ 119

　　禹余粮圆 ············ 119

　　十水圆 ············ 120

　　茯神琥珀圆 ············ 120

　　消肿圆 ············ 120

　　塌胀圆 ············ 120

　　冬瓜圆 ············ 121

　　海蛤汤 ············ 121

---

[1]圆：原作"丹"。据正文改。

茯苓汤 …………………………………… 121

　　桃仁散 …………………………………… 121

　　木通散 …………………………………… 121

　　商陆散 …………………………………… 122

　　分水散 …………………………………… 122

　　消胀圆 …………………………………… 122

　　萝卜子圆 ………………………………… 122

小肠疝气方贰拾肆道 …………………… 122

　　神仙保真圆 ……………………………… 122

　　金铃子圆 ………………………………… 123

　　三茱圆 …………………………………… 123

　　内消圆 …………………………………… 123

　　必效圆 …………………………………… 123

　　消疝圆 …………………………………… 123

　　气宝圆 …………………………………… 124

　　解铃圆 …………………………………… 124

　　橘核散 …………………………………… 124

　　茴香散 …………………………………… 124

　　泽泻散 …………………………………… 125

　　香橘散 …………………………………… 125

　　香壳散 …………………………………… 125

　　胡桃散 …………………………………… 125

　　七疝汤 …………………………………… 125

　　金铃子散 ………………………………… 125

　　木香圆 …………………………………… 125

　　猪胞圆 …………………………………… 126

　　寻气圆 …………………………………… 126

　　应痛圆 …………………………………… 126

　　止痛圆 …………………………………… 126

神仙导气散 …………………………………… 126
逐寒散 ……………………………………… 126
金谷散 ……………………………………… 127

卷 第 十 一

眼目方贰拾捌道 …………………………………… 128
 冀州郭家明上膏 ……………………………… 128
 琥珀金丝膏 …………………………………… 128
 熊胆膏 ………………………………………… 129
 增明膏 ………………………………………… 129
 春雪膏 ………………………………………… 129
 滴金膏 ………………………………………… 129
 如圣水 ………………………………………… 129
 卷帘散 ………………………………………… 129
 光明散 ………………………………………… 130
 青玉散 ………………………………………… 130
 黄连散 ………………………………………… 130
 通圣散 ………………………………………… 130
 祛风散 ………………………………………… 130
 攻毒散 ………………………………………… 131
 铜青圆 ………………………………………… 131
 如胜散 ………………………………………… 131
 顽荆散 ………………………………………… 131
 通顶散 ………………………………………… 131
 曾青散 ………………………………………… 131
 车前子圆 ……………………………………… 131
 补青圆 ………………………………………… 132
 菊精圆 ………………………………………… 132

蝉花散 ………………………… 132

糖煎散 ………………………… 132

防风荆芥散 …………………… 133

复明散 ………………………… 133

煮肝散 ………………………… 133

开明饼子 ……………………… 133

咽喉方壹拾壹道 ……………… 133

夺命丹 ………………………… 133

菖蒲大圆 ……………………… 134

川芎圆 ………………………… 134

通声圆 ………………………… 134

消毒圆 ………………………… 135

乌龙膏 ………………………… 135

绛雪散 ………………………… 135

铅霜散 ………………………… 135

一字散 ………………………… 135

吹喉散 ………………………… 135

贴脐散 ………………………… 135

口齿方贰拾壹道 口疮附 ……… 136

九宝散 ………………………… 136

祛痛散 ………………………… 136

升麻散 ………………………… 136

香荚散 ………………………… 136

麝香矾雄散 …………………… 136

蝎附散 ………………………… 136

止痛散 ………………………… 137

香椒散 ………………………… 137

西硼散 ………………………… 137

仙桃散 ………………………… 137

荆芥散 …………………………………………… 137

露蜂房散 ………………………………………… 137

圣蟾散 …………………………………………… 137

定痛散 …………………………………………… 137

失笑散 …………………………………………… 138

立应散 …………………………………………… 138

透关散 …………………………………………… 138

雄黄定疼膏 ……………………………………… 138

如神散 …………………………………………… 138

赴筵散 已下口疮方 ……………………………… 138

绿云散 …………………………………………… 139

卷 第 十 二

疮肿方柒拾贰道 发背痈疽拾玖　恶疮肆　拔毒生肌伍
风热肿毒伍　托里伍　瘰疬陆　疥癣捌　淋洗柒　聤耳贰
痤痱[1]贰　秃疮壹　𦜯疮叁　下脏风贰　下𤷍疮叁 …… 140

独圣膏 已下发背痈疽方，已下陆方系一宗方 …… 140

红玉散 …………………………………………… 140

万金膏 …………………………………………… 140

七圣散 …………………………………………… 141

麝香圆 …………………………………………… 141

追毒散 …………………………………………… 141

一醉膏 已下肆方，系一宗药 …………………… 141

白玉膏 …………………………………………… 142

圣效散 …………………………………………… 142

生肌散 …………………………………………… 142

---

[1]痱：原作"疿"，据正文改，后同不注。

灵应膏 142

通灵黄金膏 142

神效血竭膏 143

没药膏 144

善应白膏 144

神明膏 144

灵宝膏 145

却痛散 145

绿云一醉散 145

百花散 已下恶疮方 145

拔毒散 146

轻黄散 146

白金散 146

替针圆 已下拔毒生肌 146

雄麝散 147

真珠散 147

敛毒散 147

桃红散 147

佛手祛毒膏 已下风热肿毒方 ... 147

如冰散 148

消肿散 148

蜜陀僧散 148

檗皮散 148

内托黄耆圆 已下托里方 148

内补散 148

五香散 149

乳香散 149

金银散 149

散毒膏 已下瘰疬方 149

必捷圆	149
连翘散	150
神秘散	150
麝粉散	150
解毒散	150
三黄膏 已下疥癣方	150
槐枝膏	150
停抓散	151
凌霄花散	151
麝香茼茹散	151
独黄散	151
双蛇圆	151
三神散	151
洗风散 已下淋洗方	152
浣肌散	152
佛手散	152
三物浴汤	152
何首乌散	152
椒艾汤	152
五叶汤	153
香矾散 已下聤耳方	153
麝红散	153
玉粉散 已下痤痱方	153
治痤痱法	153
百部散 秃疮方	153
四香散 已下臁疮方	153
荆芥汤	154
四蜕散	154
密香散 已下下脏风方	154

四白散 ················· 154

立应散 已下下痔疮方 ················· 154

敛肌散 ················· 154

地龙散 ················· 154

卷 第 十 三

肠风痔漏方伍拾玖道 ················· 155

消毒圆 ················· 155

圣圆子 ················· 155

聚金圆 ················· 155

北亭散 ················· 155

凤眼草散 ················· 156

地榆散 ················· 156

皂角子散 ················· 156

猬皮散 ················· 156

枳壳散 及治大便秘涩 ················· 156

松皮散 ················· 156

立圣散 及治尿血 ················· 156

橄榄散 ················· 157

百药散 ················· 157

槐角子圆 ················· 157

棕榈圆 ················· 157

樗藤子圆 ················· 157

朱砂圆 ················· 157

万灵圆 ················· 158

交藤圆 ················· 158

三黄散 ················· 158

鹤虱圆 ················· 158

胜金圆 …… 159

万金圆 …… 159

茶蓣散 …… 159

乌金散 …… 159

五灵脂散 …… 160

如圣散 …… 160

穿山甲散 …… 160

透肌散 …… 160

侧金散 …… 161

降真散 …… 161

四效散 …… 161

连蘖散 …… 161

胜雪散 …… 161

龙脑散 …… 161

胆矾散 …… 161

青香散 …… 161

黑神散 …… 162

二香散 …… 162

鲫鱼散 …… 162

一[1]井金散 …… 162

千金散 …… 162

抵金膏 …… 163

二胆膏 …… 163

立验膏 …… 163

平肌散 …… 163

血竭散 …… 163

二蜕散 …… 164

---

[1] 一：原作"壹"，据正文改。

艾叶散	164
蒜饼子	164
狐骨散	164
蜜草散	164
朴硝汤	164
黄耆汤	164
椿花散	164
独虎散	165
二白散	165
定痛散	165
佛桑散	165

卷第十四

伤折方肆拾壹道 打扑伤损拾柒　出箭头陆　金疮柒
　　破伤风陆　汤火伤伍　…… 166

没药降圣丹已下打扑伤损方	166
补骨脂圆	166
透骨圆	166
整骨圆	167
六神圆	167
通神圆	167
五神圆	168
紫金散	168
虎骨散及治风湿筋骨疼痛	168
正骨散	168
圣力散	168
五白散	169
抵圣太白膏	169

蓖麻膏 ………………………………… 169

神应膏 ………………………………… 169

木鳖膏 ………………………………… 169

接骨膏 ………………………………… 170

刘寄奴散 已下金疮方 ………………… 170

定血散 ………………………………… 170

雄矾散 ………………………………… 170

玉灰散 ………………………………… 170

神助散 ………………………………… 170

双金散 ………………………………… 171

天蛾散 ………………………………… 171

救命丹 已下破伤风方 ………………… 171

太白散 ………………………………… 171

天南星散 ……………………………… 171

海神散 ………………………………… 171

白散子 ………………………………… 172

追风散 ………………………………… 172

铁勇丹 已下出箭头方 ………………… 172

雄黄圆 ………………………………… 172

磁石圆 ………………………………… 172

鼠油膏 ………………………………… 173

蜣螂膏 ………………………………… 173

神铃散 ………………………………… 173

四黄散 已下汤火伤方 ………………… 173

凝石散 ………………………………… 173

换肌散 ………………………………… 173

无痕散 ………………………………… 173

神效散 ………………………………… 174

丹药方捌道 ································· 174
　　上洞小丹 ································· 174
　　小灵丹 ·································· 174
　　双白丹 ·································· 175
　　玉绣球丹 ································· 175
　　久炼太素丹 ································ 175
　　玉霜丹 ·································· 176
　　中丹 ···································· 176
　　白丹 ···································· 176

卷第十五

妇人方上叁拾陆道 ····························· 177
　　神仙聚宝丹 ································ 177
　　补阴丹 ·································· 177
　　沉香煎圆 ································· 178
　　暖宫圆 ·································· 178
　　养血圆 ·································· 178
　　滋补圆 ·································· 179
　　当归圆 ·································· 179
　　益真鹿茸圆 ································ 179
　　人参鳖甲煎圆 ······························ 179
　　紫桂圆 ·································· 180
　　紫石英圆 ································· 180
　　吴茱萸圆 ································· 180
　　聚功圆 ·································· 181
　　温宫圆 ·································· 181
　　香甲圆 ·································· 181
　　诜诜圆 ·································· 181

磨积圆 …………………………………………… 182
艾煎圆 …………………………………………… 182
卷柏圆 …………………………………………… 182
补宫圆 …………………………………………… 182
艾附圆 …………………………………………… 183
天仙圆 …………………………………………… 183
育真丹 …………………………………………… 183
温经胶附圆 ……………………………………… 183
白石脂圆 ………………………………………… 184
醋煎圆 …………………………………………… 184
固经圆 …………………………………………… 184
麋茸万病圆 ……………………………………… 184
金银圆 …………………………………………… 184
当归荆芥散 ……………………………………… 184
人参煮散 ………………………………………… 185
养荣汤 …………………………………………… 185
调经汤 …………………………………………… 185
紫金散 …………………………………………… 186
大油煎散 ………………………………………… 186
补中芎䓖汤 ……………………………………… 186

卷第十六

妇人方下伍拾肆道 胎前、产后、下奶、奶痈附 ……… 187
  薰陆香圆 ……………………………………… 187
  红花血竭圆 …………………………………… 187
  地髓煎圆 ……………………………………… 187
  牡丹皮散 ……………………………………… 187
  没药琥珀散 …………………………………… 188

断下汤 ………………………………………… 188

黑金散 ………………………………………… 188

通经散 ………………………………………… 188

穿山甲散 ……………………………………… 188

桃仁散 ………………………………………… 189

金不换散 ……………………………………… 189

霹雳散 ………………………………………… 189

芳香散 ………………………………………… 189

螵蛸散 ………………………………………… 189

大圣散 ………………………………………… 189

紫矿散 ………………………………………… 189

芙蕖散 ………………………………………… 189

茱萸浴汤 ……………………………………… 190

杜仲圆 已下胎前方 …………………………… 190

芎藭圆 ………………………………………… 190

阿胶圆 ………………………………………… 190

赤茯苓散 ……………………………………… 191

人参调中散 …………………………………… 191

六物汤 ………………………………………… 191

烧枣散 ………………………………………… 191

灸无子法 ……………………………………… 191

安胎散 ………………………………………… 192

滑胎散 ………………………………………… 192

催生灵符 ……………………………………… 192

顺生散 ………………………………………… 192

乳香圆 ………………………………………… 192

白薇圆 已下产后方 …………………………… 192

乌鸡煎 ………………………………………… 193

鹿茸补肝圆 …………………………………… 193

养气活血圆 ………………………………… 193

内金鹿茸圆 ………………………………… 194

乌金圆 ……………………………………… 194

苦杖散 ……………………………………… 194

紫桂散 ……………………………………… 194

没药散 ……………………………………… 194

山蕲散 ……………………………………… 195

金花散 ……………………………………… 195

醋煎散 ……………………………………… 195

黑虎散 ……………………………………… 195

红蓝散 ……………………………………… 195

固脬散 ……………………………………… 196

黄文散 ……………………………………… 196

独圣散 ……………………………………… 196

涌泉散 已下通奶方 ……………………… 196

胡桃散 ……………………………………… 196

香蛤散 已下乳痈方 ……………………… 196

内消散 ……………………………………… 197

圣枣散 ……………………………………… 197

皂角膏 ……………………………………… 197

卷 第 十 七

小儿上 …………………………………… 198

急慢惊风方贰拾壹道 …………………… 198

灵砂救命丹 ………………………………… 198

比金圆 ……………………………………… 198

神圣圆 ……………………………………… 199

至圣保命圆 ………………………………… 199

辰砂膏 ……………………………………………… 199

虎睛圆 ……………………………………………… 200

天南星圆 …………………………………………… 200

保生圆 ……………………………………………… 200

琥珀真珠圆及治风痫 ……………………………… 200

白附子圆 …………………………………………… 200

化涎圆 ……………………………………………… 201

蛇黄圆 ……………………………………………… 201

利惊圆 ……………………………………………… 201

葱涎圆 ……………………………………………… 201

长生圆 ……………………………………………… 202

千金散 ……………………………………………… 202

蟛蟀散 ……………………………………………… 202

醉红散 ……………………………………………… 202

嚏惊圆 ……………………………………………… 202

水仙散 ……………………………………………… 203

通关散 ……………………………………………… 203

急惊方壹拾壹道 …………………………………… 203

麝香膏 ……………………………………………… 203

金箔如锦圆 ………………………………………… 203

牛黄圆 ……………………………………………… 204

麝香青金圆 ………………………………………… 204

梨汁饼子 …………………………………………… 204

青饼子 ……………………………………………… 204

至宝散 ……………………………………………… 205

天竺黄散 …………………………………………… 205

朱砂铁粉散 ………………………………………… 205

百枝膏已下常服惊药方 …………………………… 205

酸枣仁圆 …………………………………………… 205

慢惊方壹拾贰道 ………… 206

　加减定命丹 ………… 206
　保安圆 ………… 206
　麝香六神膏 ………… 206
　麝香饼子 ………… 206
　法炼灵乌散 ………… 207
　五铢散 ………… 207
　香蚕散 ………… 207
　雀瓮散 ………… 208
　截惊散 ………… 208
　蝎附散 ………… 208
　透经圆 因惊偏废方 ………… 208
　定痛散 因惊刺痛方 ………… 209

卷 第 十 八

小儿中 ………… 210

诸疳方叁拾道 杀虫、牙疳附 ………… 210

　消疳圆 ………… 210
　芜荑圆 ………… 210
　金粟圆 ………… 210
　至圣圆 ………… 211
　麝香圆 ………… 211
　胡黄连圆 ………… 211
　麝香猪胆圆 ………… 211
　搜疳圆 ………… 212
　宜儿圆 ………… 212
　祛疳消食圆 ………… 212
　龙胆圆 ………… 212

芦荟圆 …………………………… 212

肥白圆 …………………………… 213

槟榔圆 …………………………… 213

保孺圆 …………………………… 213

五蟾圆 …………………………… 213

梅肉圆 …………………………… 213

肥肌圆 …………………………… 214

没石子膏 ………………………… 214

雷元散 已下杀虫方 ……………… 214

雄麝散 …………………………… 214

使君子散 ………………………… 214

楝实散 …………………………… 214

化虫圆 …………………………… 215

立效散 已下牙疳方 ……………… 215

乌神散 …………………………… 215

蟾酥散 …………………………… 215

必胜散 …………………………… 215

青牛散 …………………………… 215

截疳散 …………………………… 216

呕吐方壹拾玖道 …………………… 216

丁香平胃圆 ……………………… 216

救生圆 …………………………… 216

朱砂圆 …………………………… 216

温胃圆 …………………………… 216

土马鬃圆 ………………………… 217

助胃丹 …………………………… 217

二香圆 …………………………… 217

艾灰饼子 ………………………… 217

丁香饼子 ………………………… 217

针头饼子 ································· 218
　　山蓟汤 ··································· 218
　　紫神汤 ··································· 218
　　养胃散 ··································· 218
　　三神散 ··································· 218
　　双叶汤 ··································· 218
　　黄耆茯神散 ······························· 218
　　银白散 ··································· 219
　　醒脾散 ··································· 219
　　观音散 ··································· 219
泄泻方壹拾贰道 ··························· 219
　　钟乳益黄圆 ······························· 219
　　斗门圆 ··································· 220
　　调脏圆 ··································· 220
　　诃子圆 ··································· 220
　　固肠圆 ··································· 220
　　豆蔻圆 ··································· 220
　　香朴散 ··································· 220
　　温脏汤 ··································· 220
　　参苏饮子 ································· 221
　　车前子散 ································· 221
　　木香散 ··································· 221
　　硫黄圆 ··································· 221

卷 第 十 九

小儿下 ······································· 222
痢疾方玖道 ································· 222
　　沉香断红圆 ······························· 222

梅连圆 ………………………………… 222

木鳖子圆 ……………………………… 222

诃黎勒散 ……………………………… 222

龙骨散 ………………………………… 223

胡粉散 ………………………………… 223

地榆汤 ………………………………… 223

灵妙散 ………………………………… 223

归肠散 ………………………………… 223

积聚方壹拾道 ………………………… 223

透关圆及治霍乱食痫 …………………… 223

青礞石圆 ……………………………… 224

木香圆 ………………………………… 224

香橘圆 ………………………………… 224

丁香曲蘖圆 …………………………… 224

三棱圆 ………………………………… 225

香蜜散 ………………………………… 225

塌气散 ………………………………… 225

白术散 ………………………………… 225

槟榔散 ………………………………… 225

痰嗽方壹拾道 ………………………… 225

五香半夏圆 …………………………… 225

定嗽化痰圆 …………………………… 226

辰砂破涎圆 …………………………… 226

杏灵圆 ………………………………… 226

衮涎圆 ………………………………… 226

铁液散 ………………………………… 226

温肺汤 ………………………………… 226

紫苏饮子 ……………………………… 227

贝母散 ………………………………… 227

香铃[1]散 ………………………………… 227
诸热方捌道 …………………………………… 227
　　犀角散 ……………………………………… 227
　　银枣汤 ……………………………………… 227
　　地骨皮散 …………………………………… 228
　　芍药汤 ……………………………………… 228
　　山葛汤 ……………………………………… 228
　　克效散 ……………………………………… 228
　　升麻饮子 …………………………………… 228
　　地黄煎圆 …………………………………… 228
斑疹方壹拾叁道 ……………………………… 229
　　蝉蜕膏 ……………………………………… 229
　　快斑散 ……………………………………… 229
　　紫草散 ……………………………………… 229
　　再生散 ……………………………………… 229
　　独圣散 ……………………………………… 229
　　活血散 ……………………………………… 229
　　如圣麦门冬散 ……………………………… 229
　　大和散 ……………………………………… 230
　　解毒散 ……………………………………… 230
　　参黄散 ……………………………………… 230
　　决明散 ……………………………………… 230
　　消臀圆 ……………………………………… 230
　　蒲黄散 ……………………………………… 230
疮疡方柒道 …………………………………… 230
　　伏龙肝散 …………………………………… 230
　　神妙散 ……………………………………… 231

---

[1] 铃：原作"零"。据正文改。

香粉散 …………………………………… 231
前甲散 …………………………………… 231
圣灰散 …………………………………… 231
锦鳞膏 …………………………………… 231
苦参汤 …………………………………… 231

阴肿方肆道
石燕子圆 ………………………………… 231
金铃散 …………………………………… 232
茴香散 …………………………………… 232
立消散 …………………………………… 232

卷第二十

杂方伍拾捌道 杂病壹 乌髭陆 生发叁 面脂壹 面药陆
出靥子贰 耳聋陆 鼻塞壹 鼻衄贰 吐血贰 骨鲠贰
盗汗叁 腋气贰 解毒陆 下虫肆 尿血贰 脱肛贰
嵌甲贰 蛇蝎伤肆 辟谷壹 ……………… 233

神仙如意圆 杂病方 ………………………… 233
枸杞子圆 一名老鸦丹，已下乌髭方 …… 233
五圣还童散 ……………………………… 234
乌金散 …………………………………… 234
神仙紫金膏 ……………………………… 234
再黑膏 …………………………………… 235
还春膏 …………………………………… 235
紫金油 已下生发方 ……………………… 235
香芎油 …………………………………… 235
柏枝油 …………………………………… 236
摩风黄耆膏 面脂方 ……………………… 236
七香嫩容散 已下面药风刺、黚䵟方 …… 236

藁本散 ········· 236

石菖蒲散 ········· 236

玉容散 ········· 236

五倍子膏 ········· 237

矾石散 ········· 237

如圣膏 已下出䘌子方 ········· 237

糯米膏 ········· 237

木通圆 已下耳聋方 ········· 237

磁石酒 ········· 238

菖蒲酒 ········· 238

大通膏 ········· 238

蝎梢膏 ········· 238

椒目膏 ········· 238

辛夷膏 鼻塞方 ········· 238

神白散 已下鼻衄方 ········· 239

莱菔饮 ········· 239

四味圆 已下吐血方 ········· 239

补肺散 ········· 239

神效膏 已下骨鲠方 ········· 239

白龙散 ········· 239

异功散 已下盗汗方 ········· 240

粉汗散 ········· 240

椒目散 ········· 240

蜜陀僧散 已下腋气方 ········· 240

石胆散 ········· 240

麝香圆 已下解毒方 ········· 240

犀角饮子 ········· 240

解毒圆 ········· 241

化毒散 ········· 241

备急散 ········· 241

甘粉散 …… 241

雷元散 已下下虫方 …… 241

双粉散 …… 241

槟榔散 …… 242

必效散 …… 242

归血散 已下尿血方 …… 242

桃胶散 …… 242

磁石散 已下脱肛方 …… 242

收肛散 …… 242

诃子散 已下嵌甲方 …… 242

胆矾散 …… 243

除毒散 已下蛇蝎伤方 …… 243

立应散 …… 243

治蝎蜇 …… 243

禁蝎蜇法 …… 243

辟谷方 …… 243

汤方壹拾柒道 …… 243

丁香半夏汤 …… 243

姜曲汤 …… 244

沉香汤 …… 244

杏蜜汤 …… 244

清中汤 …… 244

须问汤 …… 244

冲和汤 …… 244

青金汤 …… 245

无尘汤 …… 245

凤髓汤 …… 245

香橙[1]汤 …… 245

---

[1] 橙：原作"桱"。据正文改。

韵姜饼子 ………………………………… 245

解渴百杯圆 ……………………………… 245

麝香圆 …………………………………… 245

梅肉圆 …………………………………… 246

橄榄圆 …………………………………… 246

酴醾圆 …………………………………… 246

跋 ……………………………………………… 247

方剂索引 ……………………………………… 248

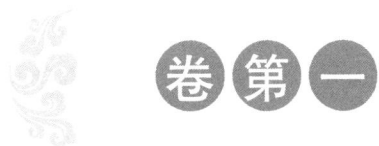

诸风上

中风方肆拾壹道 大风疾附

神仙秘宝丹 治一切中风，左瘫右缓，手足弹曳，牙关紧急，口眼㖞斜，语言謇涩，昏塞如醉，或痛连骨髓，或痹袭皮肤，瘙痒顽痹，血脉不行。及治小儿心肺中风，涎潮搐搦，妇人产后中风。

白花蛇头壹枚，酒浸叁日，焙干　乌蛇头壹枚，酒浸叁日，焙干　赤足蜈蚣贰条，酒浸叁日，炙　附子壹枚重陆钱者，炮，去皮、脐　白花蛇项后肉贰两，离项柒寸后取，酒浸叁日，去皮、骨，焙干，秤柒钱　朱砂陆钱，别研，内贰钱入药，肆钱为衣　白僵蚕半两直者，炒去丝觜　雄雀壹枚，去毛、肛肠，入硇砂壹钱，用泥固济，日干，用文武火煅青烟出为度，别末　全蝎去毒，炒　天麻去苗　天南星炮　人参去芦头　沉香已上伍味各半两　五灵脂捌钱，炒，别末　川芎　脑子[1]别研　乳香别研　没药别研　牛黄别研　血竭　麝香别研，已上柒味各壹钱

右件为细末，入脑子等末，拌研极匀，用好无灰酒和圆，每壹两作壹拾伍圆，朱砂为衣。每服壹圆，空心、温酒磨下。小儿急慢惊风者，以壹圆分作肆服，薄荷汤磨下。

起废丹 治一切中风瘫缓，口眼㖞斜，语言謇涩，步履艰难，筋脉拳缩，骨节疼痛。一名赤虎子丹。初得病之日即服后方神柏散壹剂，次服此药，必

---

[1] 脑子：即龙脑香，亦即冰片。

不为废人。

川乌头肆两，炮，去皮、脐、尖　五灵脂去石，炒，肆两　附子炮，去皮、脐　白花蛇酒浸，去骨　肉桂去粗皮　羌活去芦头　天南星炮　干姜炮，已上陆味各贰两　虎骨酥炙　甘菊花　零陵香　金牙石煅红，醋淬叁次　藿香叶去土，已上伍味各壹两半　血竭别研　香白芷　川芎　麻黄去根、节　甘草炙　狼毒炮，已上陆味各壹两　干蝎去毒，炮　皂角炙，去皮、子　白僵蚕炒去丝觜　朱砂别研　雄黄别研　细松烟墨烧，已上陆味各半两　脑子壹钱，别研　麝香壹分，别研　生地黄　当归贰味各肆两，同入砂盆内，入少许研碎成膏子，又用无灰酒叁升煮膏子，令半干

右件为细末，入地黄当归膏子内搜和，放木臼内捣千余杵如膏子，和药硬时，即用浸花蛇酒打面糊，旋旋添入，杵匀，每壹两作壹拾圆，阴干。每服壹圆，用热豆淋酒磨下。豆淋酒：用黑豆炒焦，乘热以酒浸之，去豆用酒是也。不拘时候。

草灵宝丹　治一切中风及八风五痹，瘫痪㾓曳，口眼㖞斜，眉角牵引，项背拘强，牙关紧急，心中悸闷，神情如醉，遍身发热，骨节烦疼，肌肉麻木，腰膝沉重，皮肤瞤动，状若虫行。又治阳虚头痛，风寒入脑，目旋运转，似在舟船，耳内蝉鸣有如风之声应。风寒湿痹，脚气缓弱及打扑伤于筋骨，或遇天阴，一身尽痛，不得睡卧，并皆治之。

川芎　天麻酒浸，去苗　当归　白芍药　细辛去土、叶　荆芥穗　川楝[1]子肉炒　麻黄去根、节　五加皮　白鲜皮　何首乌酒浸　自然铜火烧柒遍、醋浸柒遍　菊花　枳壳炒去穰　白术炒　薄荷叶　石斛炒，去根　威灵仙去土　枸杞子　木香　川乌头炮，去皮、脐、尖　甘草炒　附子炮，去皮、脐　草乌头炮，去皮、尖　香附子炒　车前子酒浸　金毛狗脊去毛　没药别研　人参去芦头　地骨皮去土　防风去芦头　羌活去芦头　香白芷　柴胡去苗　升麻　白牵牛炒　乌药　地龙去土，炒　乌梢蛇酒浸，去皮、骨，取肉称　槐角子炒　大黄炒　风梢蛇酒浸，去皮、骨，取肉称　白花蛇酒浸，

---

[1] 楝：原作"练"，现改为正字。后同不注。

去皮、骨，取肉称。已上肆拾叁味各肆两　**麝香肉**壹两，别研，壹半为衣　**乳香**贰两，别研　**乌鸦**贰只，腊月者，泥固济，炭火煅令泥红取出　**朱砂**贰两，研，同麝香为衣

右件肆拾柒味，除研者药外，并为细末，再入研者药末，和匀，炼蜜为圆，每壹两作伍圆，朱砂、麝香为衣。每服半圆或壹圆，热酒化下，不拘时候。

雄仙丹　治一切中风，左瘫右缓，半身不遂，口眼㖞斜，卒暴中风，目瞪嚼舌，牙关紧急，不省人事，涎如锯声。及小儿一切惊搐，并皆治之。

雄雀壹只，去皮、毛，用黄泥固济，令干，以文武火煅令香熟　**白花蛇**酒浸，去皮、骨，取肉　**乌蛇**酒浸，去皮、骨，取肉　**肉桂**去粗皮　**川芎**已上肆味各壹两　**当归**　**萆薢**　**藿香叶**去土　**天南星**炮　**蔓荆子**　**槟榔**　**菊花**　**牛膝**酒浸壹宿　**犀角屑**　**白附子**炮　**全蝎**去毒，炒　**白僵蚕**炒去丝嘴　**真珠末**　**朱砂**别研　**龙脑**别研　**麝香**别研，已上陆味各半两　**地龙**去土，炒　**防己**　**蝉蜕**去土　**天麻**去苗　**牛蒡子**炒　**人参**去芦头　**防风**去芦头　**藁本**去土　**独活**去芦头　**白茯苓**去皮　**羌活**去芦头　**麻黄**去根、节　**干姜**炮　**踯躅花**　**香白芷**已上拾伍味各贰钱半

右件为末，同研拌匀，炼蜜为圆，每壹两作壹拾伍圆，别研朱砂为衣。每服壹圆，温酒化下。小儿壹圆分肆服，用金银薄荷汤化下。更量岁数加减。不拘时候。

大阿胶圆　治一切中风，半身不遂，口眼㖞斜。并产后中风及风气注痛，游走不定。

白花蛇酒浸，取肉，肆两　**乌蛇**酒浸，取肉　**虎胫骨**酥炙　**海桐皮**　**赤箭**已上肆味各叁两　**麻黄**去根、节　**蝉蜕**去土　**天南星**酒浸壹宿　**木香**　**白僵蚕**炒去丝嘴　**半夏**汤洗，生姜汁制　**附子**炮，去皮、脐、尖　**白术**已上捌味各贰两半　**全蝎**去毒，糯米炒　**香白芷**　**川芎**　**防风**去芦头　**独活**去芦头　**羌活**去芦头　**当归**洗、焙　**白鲜皮**　**白附子**炮，已上玖味各贰两　**阿胶**蚌粉炒　**没药**别研　**肉桂**去粗皮　**细辛**去土、叶　**人参**去芦头　**犀角屑**　**朱砂**别研　**麝**

香别研，已上捌味各壹两半

右件同为细末，炼蜜圆，每壹两作壹拾圆。每服壹圆，空心，生姜酒磨下。小儿每壹圆分作肆服，薄荷汤化下。

龙珠丹 治一切中风，左瘫右缓，半身不遂。或攧扑折伤，骨节疼痛，筋脉拘挛，腰脚无力，行步艰难，应是肢节痛。及头风肩臂疼并白虎风不可忍者，并皆治之。

川乌头炮，去皮、脐、尖　虎骨酒炙　牛膝酒浸壹宿　败龟酒炙　干蝎去毒，炒，已上伍味各壹两　香白芷　附子炮，去皮、脐　枫香研　踯躅花去心　独活去芦头　藿香叶去土　白僵蚕炒去丝嘴　麻黄去根、节　当归洗净　白花蛇酒浸[1]，取肉　地龙去土，炒　萆薢　金毛狗脊去毛　天麻去苗　川芎　凌霄花　犀角屑　没药别研，已上拾味各半两　朱砂别研　牛黄别研。已上贰味各叁钱　麝香别研　乳香别研　龙脑别研。已上叁味各壹分

右件为细末，研匀，炼蜜为圆，每壹两作壹拾伍圆，朱砂为衣。每服壹圆，细嚼，温酒下；或病大，可服两圆。如不饮酒，以荆芥茶送下。不拘时候。

祛风保安丹 治中风左瘫右缓，一切风气攻注，荣卫凝滞，筋骨疼痛，手足拘挛，口眼不正，肢体偏废。

乌蛇酒浸，去皮、骨，取肉，焙干，称半两　附子炮，去皮、脐，称伍钱　赤箭　天麻去苗　朱砂别研，为衣，已上叁味各叁钱半　白附子炮　防风去芦头　没药别研　白术　细辛去叶、土　羌活去芦头　独活去芦头　黄耆生用　白僵蚕炒去丝嘴　藁本去土　香白芷　五灵脂微炒，别入　赤芍药　乌药　川乌头炮，去皮、脐、尖　当归洗，已上壹拾陆味各叁钱　木香　全蝎去毒，微炒　川芎　干姜炮　乳香别研　石莲肉去心，已上陆味各贰钱半　麝香别研，壹钱半

右件为细末，炼蜜为圆，每壹两作拾伍圆，朱砂为衣。每服壹圆，细嚼，茶酒任下；金银薄荷汤或豆淋酒亦得。

---

[1] 浸：原作"炙"。据《普济方》卷九十三引《杨氏家藏方》"龙珠丹"改。

神化丹 治一切风及瘫痪偏枯，疠风，卒中，喑哑，神昏志乱，手足不随。

天麻去苗　附子炮,去皮、脐　牛膝酒浸壹宿　防风去芦头　地龙去土,炒　白僵蚕炒去丝嘴　蝎梢去毒,炒　羌活去芦头　独活去芦头　肉桂去粗皮　当归洗,焙　乌蛇肉酒浸,去皮、骨,取肉,焙　干姜炮　败龟醋浸,炙黄　虎胫骨醋浸,炙黄　半夏生用　天南星生用　黑参　白附子生用,已上壹拾玖味各壹两

右件为细末，炼蜜为圆，每壹两作壹拾伍圆，朱砂为衣。每服壹圆，温酒化下，不拘时候。

大通圆 治卒中不语，口眼㖞斜，左瘫右缓。伤风头疼，夹脑风，四肢头面虚肿，风热肿痛，胸膈痰实，眩运昏闷，浑身瘙痒，皮肤瘾疹，下脏风攻，耳内蝉鸣，腰脚疼痛，风毒攻眼，冷泪昏暗。妇人血气攻注疼痛。

甘草捌两,微炙　川乌头捌两,炮,去皮、脐、尖　寒水石贰斤,用瓷[1]合盛,以炭火拾斤煅过,火尽为度　肉桂去粗皮　荆芥穗　藿香叶去土　薄荷叶去土　天南星炮　甘松去土　藁本洗去土,切,焙干　香白芷　麻黄去根不去节　乌药　没药别研　天麻去苗　川芎　牛膝水洗,细切,焙,已上壹拾肆味各叁两　乳香贰两,别研

右件为细末，合和匀，糯米糊和成剂，每壹两作壹拾伍圆。男子妇人一切风疾，每服壹圆，磨化，茶、酒任下。卒中不语，口眼㖞斜，左瘫右缓，煨葱酒下。伤风头疼，夹脑风，生葱茶下。四肢、头面虚肿，炒豆淋酒下。风热肿痛，生姜、薄荷汁同调酒下。胸膈痰实，旋运昏闷，腊茶清下。浑身瘾疹，蜜汤下。下脏风攻，耳内蝉鸣，煨猪腰子细嚼，温酒送下。腰脚疼痛，乳香酒下。风毒攻眼，冷泪昏暗，菊花茶下。干湿脚气，木瓜酒下。妇人血气攻刺，当归酒下。血风疼痛，醋汤下。不拘时候。

---

[1] 瓷：原作"磁"，同瓷。

青龙丹 治男子妇人左瘫右缓，手足拳缩，口面㖞斜。遍身瘾疹及伤风鼻塞脑痛，四肢顽麻，牙关紧急，并皆治之。

草乌头_{肆两，生，去皮、尖} 香附子_{炒，贰两} 半夏_{汤洗柒次} 麻黄_{去根、节} 香白芷 白附子_{生用} 血竭_{别研} 天南星_{生用} 川乌头_{生，去皮、脐、尖} 赤芍药 薄荷叶_{去土} 山药 螺青_{已上壹拾壹味各壹两} 白僵蚕_{炒去丝觜} 藿香叶_{去土} 甘松_{去土，焙} 零陵香 细松烟墨_{烧，醋淬，已上伍味各半两}

右件为细末，醋煮面糊为圆，每壹两作贰拾圆。每服壹圆，生姜、薄荷同嚼，热酒送下，不拘时候。

防风雄黄圆 治左瘫右缓，手足麻痹，腰膝疼痛。或风气面浮，口苦舌干，头昏目运，并暗风、夹脑风、偏正头风。兼治妇人血气劳气，遍身疼痛及洗头风、破伤风，并皆治之。

赤芍药_{捌两} 防风_{去芦头} 香白芷 川乌头_{炮，去皮、脐、尖} 麻黄_{去根、节} 白蒺藜_{炒，已上伍味各肆两} 雄黄_{水飞} 白僵蚕_{炒去丝觜} 细辛_{去叶、土} 天麻_{去苗} 川芎_{已上伍味各贰两} 甘草_炙 干姜_炮 藿香叶_{去土} 甘松_{去土，焙，已上肆味各壹两}

右件为细末，炼蜜为圆，每壹两作壹拾伍圆。每服壹圆，细嚼，茶、酒任下，不拘时候。

铁弹圆 治中风瘫缓，口眼㖞斜，筋挛骨痛，手足麻木。

白附子_炮 没药_{别研} 虎骨_{酒浸，炙黄} 全蝎_{去毒，炒} 草乌头_{炮，去皮、尖，已上伍味各壹两} 麻黄_{去根、节} 自然铜_{煅红、酒淬，贰味各壹两半} 五灵脂_{壹分，炒} 乳香_{半两，别研} 木鳖子_{贰拾枚，去壳，别研} 麝香_{壹分，别研} 朱砂_{壹分，别研} 白花蛇_{半两，酒浸壹宿，取肉} 龙脑_{半钱，别研}

右件为细末，炼蜜为圆，每壹两作贰拾圆。每服壹圆，热酒化下，食后。

朱附圆 治中风角弓反张，口噤不语，四肢拘急。并下脏风毒攻注，手足顽麻。

天麻_{去苗} 白附子_炮 附子_{炮，去皮、脐} 白僵蚕_{炒去丝觜} 羌活_{去芦}

头　牛膝去苗，酒浸壹宿，焙干　槐胶　羚羊角屑　防风去芦头。已上玖味各壹两　天南星炮　全蝎去毒，炒　蝉蜕去土　朱砂别研。肆味各半两　白花蛇贰两，酒浸，去皮、骨，炙令黄，取肉称　腻粉别研　麝香别研，各壹分

右件为细末，次入研者药，和匀，炼蜜为圆，每壹两作贰拾圆。每服壹圆，用生姜自然汁与热酒对停化下，不拘时候。

五珍丹　治男子妇人中风，涎潮不语，牙关紧急，半身不遂，口眼㖞斜。

天南星炮　白僵蚕炒去丝觜　川乌头炮，去皮、脐　蝎梢用糯米壹合炒黄黑色，拣去米不用　半夏切片，汤浸柒遍。已上伍味各壹两

右件为细末，醋煮面糊为圆，每壹两作壹拾伍圆。每服壹圆，用生姜自然汁化下，不拘时候。

循络圆　治风痹气滞，血脉凝涩，筋脉拘挛，肢节腰膝强痛，行履艰难。

没药别研　乳香别研　虎骨酥炙焦　败龟酥炙　当归洗，焙　五灵脂已上陆味各贰两　白附子炮　天麻去苗，酒浸，焙　全蝎去毒，炒　天南星炮　附子炮，去皮、脐　川乌头炮，去皮、脐、尖　杜仲去粗皮，炒　地龙去土，炒　威灵仙去苗　牛膝去苗，酒浸壹宿　续断　乌蛇酒浸、去皮、骨，取肉，焙　肉苁蓉酒浸，炙　朱砂别研，已上拾肆味各壹两

右件为细末，酒煮面糊为圆如梧桐子大。每服叁拾圆，食前，温酒下。

万金圆　治男子妇人左瘫右缓，口眼㖞斜，打扑伤损，筋骨疼痛，语言謇涩，行步艰难，一切风疾，下注腰脚、鹤膝等风。

天雄　附子　草乌头叁味各壹两半，并炮，去皮、脐、尖　骨碎补叁两，去毛　白胶香贰两，研　川乌头壹两贰钱，炮，去皮、脐、尖　防风去芦头　天南星炮　锡蔺脂坩埚盛，火煅柒遍，醋淬柒遍　草薢　白附子炮　自然铜火煅柒遍，醋淬柒遍　葫芦巴　破故纸　白僵蚕炒去丝觜　五灵脂炒　赤小豆生用　糯米炒焦　乳香别研　没药别研，已上壹拾肆味各壹两

右件为细末，酒煮面糊和圆如梧桐子大。每服贰拾圆。如腰已上疼

痛等病，食后细嚼，荆芥茶送下。如腰已下疼痛等病，食前嚼，胡桃酒下。

麝香乌龙圆 治一切风气攻注，腰背拘急，皮肤瘙痒，遍身麻木、疼痛。或中风口眼㖞斜，语涩涎潮，半身不遂，遍枯弹曳。

天麻去苗　苍术米泔水浸壹宿　白蒺藜炒去刺　地龙去土，炒　没药别研　木鳖子去壳，麸炒黄色　川芎　羌活去芦头　白僵蚕炒去丝嘴　五灵脂炒　防风去芦头　香白芷已上壹拾贰味各壹两　乳香别研　川乌头炮，去皮、脐、尖　草乌头炮，去皮、尖　白胶香别研，已上肆味各半两　全蝎去毒，炒，贰拾枚　麝香壹钱，别研　脑子壹字，别研

右件为细末，酒煮面糊为圆如梧桐子大。每服壹拾伍圆至贰拾圆，茶、酒任下，食后。

虎骨圆 治瘫缓诸风及风寒湿痹，脚膝缓弱，骨节疼痛。

虎胫骨叁两，酥涂炙黄色　川芎　熟干地黄洗，焙　防风去芦头　羌活去芦头　当归洗，焙　附子炮，去皮、脐　草薢　金毛狗脊去毛　川乌头炮，去皮、脐、尖　羚羊角屑　白蒺藜炒去刺　天麻去苗　白术　杜仲去粗皮，细剉，姜汁制，炒干　黄耆蜜炙。已上壹拾伍味各壹两半

右件各细剉如麻豆大，酒浸，春伍、夏叁、秋柒、冬拾日，取出焙干，为细末，以浸药酒打面糊为圆如梧桐子大。每服叁拾圆，温酒下，食前。

保命龙虎圆 治瘫缓，走注疼痛，风劳气冷，腰膝软弱，四肢弹曳。兼治从高坠下损折，口眼㖞斜，久卧床枕，起止不得。

白胶香别研　虎骨酥涂炙黄　黑牵牛　乳香别研　地龙去土，炒　古老钱火烧、醋淬柒遍　木鳖子去壳别研　当归洗，焙　川乌头炮，去皮、脐　没药别研　附子炮，去皮、脐　草乌头剉，盐炒令黄，去盐不用　牛膝酒浸壹宿，焙干　肉苁蓉酒浸壹宿，焙干　巴戟去心　自然铜火煅、醋淬柒遍

右件各等分，同为细末，醋煮面糊为圆如梧桐子大。每服叁拾圆，温酒或盐汤送下，妇人醋汤下，空心。

除风圆 治中风瘫缓，口眼㖞斜，四肢不收，肌肉顽痹，头目

旋运。

天南星壹两半，生　川芎壹两　白附子贰两半　半夏贰两半，生　天麻去苗　白僵蚕炒去丝觜　防风去芦头，叁味各壹两半　石膏贰两　白花蛇酒浸，去皮、骨，取肉，焙干，称壹两　蝎梢去毒，炒，壹两半

右件为细末，生姜自然汁打面糊圆如梧桐子大。每服伍拾圆，生姜汤下，食后、临卧。

沉香天麻煎圆　治风气不顺，流入骨节，疼痛无力。或生瘾疹，久而不治，渐加冷痹，节骨缓弱。

五灵脂炒　附子生，去皮、脐　白术　赤小豆已上肆味各壹两　天麻去苗，半两　全蝎去毒，炒　羌活去芦头　防风去芦头，已上叁味各壹分

右件为细末，先以沉香贰两为末，以酒壹升煎沉香为膏，勿犯铁器。次入药末，和匀，再入木臼内杵千下，圆如梧桐子大。每服叁拾圆，煎荆芥汤或温酒送下，食前。

赤金圆　治卒暴中风，左瘫右痪，筋脉拘挛，不能行步。

半两钱肆拾玖文

铁线穿，火煅通红取出，酽醋内淬过，烧再淬伍柒拾遍，候苏，为末，入研细硫黄末壹两，相间同入砂盒[1]子内，以赤石脂和如泥，固济令干，复用火煅，候冷取出，细研入下项药：

附子壹两，炮，去皮、脐　乳香壹两半，别研　川乌头壹两，炮，去皮、脐、尖　没药半两，别研　白胶香壹两，别研　地龙去土，炒，壹两

右件为细末，醋煮面糊圆如梧桐子大。每服伍柒圆，加至拾圆，温酒送下，空心。

麝香散　治一切风疾，筋脉缓纵，四肢觯曳，口眼㖞斜，足膝不能步履，腰背不能屈伸。及头目旋运，瘙痒顽麻，并宜服之。

牛蒡子壹两壹分，微炒　犀角屑　细辛去叶、土　黑参　麻黄去根、节　白花蛇醋浸壹宿，炙，去皮、骨，取肉　丹参　沙参　独活去芦头　人参去芦

---

[1] 盒：原作"合"，同"盒"，后同不注。

头　藁本去土　羌活去芦头　防风去芦头　甘菊花　全蝎去毒，炒　白僵蚕炒去丝嘴。已上壹拾伍味各壹两　海桐皮　败龟醋炙，贰味各叁分　天竺黄　天麻去苗　赤箭　牛膝酒浸壹宿，焙干　白附子炮　石斛去根　阿胶蛤粉炒成珠子　虎骨酥涂，炙黄　槐实　半夏汤洗去滑，已上壹拾味各半两　槟榔叁枚　酸枣仁汤泡去皮　肉桂去粗皮　朱砂别研　麝香别研　龙脑别研。已上伍味各壹分

右件为细末，次入研者药，和匀。每服壹钱，温酒调下，食空[1]服。

夺命散　治卒暴中风，涎潮气闭，手足瘛疭，项背反张，牙关紧急，眼目上视，不省人事。并破伤风，搐搦潮作，小儿急惊风，膈实涎极。

甜葶苈　香白芷　天南星　半夏汤洗去滑　巴豆去壳不去油，伍味各等分，并生用

右为细末。每服半钱，用生姜自然汁一呷调下，小儿用半字。须臾利下恶涎或吐涎，立效。中风闭目不语，牙关紧急，汤剂灌不下者，此药辄能治之。

太白散　治风虚潮热，手足抽掣，背强口噤，神识昏塞。或产后血虚，中风发作痓状，涎盛语涩，冒闷不醒。

天南星壹分，剉碎，炒黄　乌蛇肉叁钱　蝎梢贰钱，去毒，炒　白附子叁钱，生用　川乌头尖贰钱，去皮，生用

右件为细末。每服壹钱，水壹盏，入腊茶半钱，葱白壹寸，同煎至伍分，微热服，不拘时候。

五虎汤　治中风𦚠曳，目睛上视，牙关紧急，涎盛昏塞，不省人事。

天南星　草乌头不去皮、尖　川乌头不去皮、尖　半夏汤洗柒遍　皂角去皮、弦、子，各等分，并生用

右件㕮咀。每服壹钱，水贰盏，生姜拾片，煎至半盏，去滓温服，

---

[1]食空：即空腹。

不拘时候。

神柏散 治中风不省人事，涎潮口噤，语言不出，手足軃曳。得病之日便服此药，可使风退气和，不成废人。

柏叶壹握，去枝　葱白连根，壹握

右贰味，同研如泥，用无灰酒壹升，同煎壹贰拾沸，去滓温服，不拘时候。虽不能饮酒人，须当分作肆伍次服，尽剂乃效。次服前方起废丹。

附香散 治中风偏痹，经络不通，手足缓弱，臂膝酸疼。凡风证始作，脉息不洪数者，宜先服此药。

附子贰枚，炮，去皮、脐　木香贰钱

右件为细末。每服叁钱，水壹盏半，生姜拾片，煎至壹盏，温服，食前。

天仙膏 治男子妇人卒暴中风，口眼㖞斜。一宗二方。

天南星壹枚　白及壹钱　草乌头壹枚　白僵蚕柒枚

右件并生为细末，用生鳝鱼血调傅㖞处，觉正便用温水洗去，却服后凉药天麻圆。

天麻圆 天麻贰钱半，去苗　栝楼根　郁金　防风去芦头　马牙硝　天竺黄　甘草炙，已上陆味各壹钱　黑参半钱　川乌头炮，去皮、脐、尖，半枚

右件为细末，入麝香、脑子少许，炼蜜为圆，每壹两作壹拾圆。每服壹圆，细嚼，煎紫苏汤下，食后。

天南星膏 治暴中风，口眼㖞斜。

天南星不拘多少，为细末，生姜自然汁调，摊纸上贴之。左㖞贴右，右㖞贴左。才正便洗去。

牵正散 治口眼㖞斜。

白附子　白僵蚕　全蝎去毒，各等分，并生用

右为细末。每服壹钱，热酒调下，不拘时候。

虎骨酒 治八风五痹，手足无力，步履艰难，腿膝缓弱，骨节疼痛。久服补肝经，养水脏，调畅气血，通行荣卫，补虚排邪，大益真气。

虎胫骨<small>酥炙焦，贰两半</small>　附子<small>炮，去皮、脐，壹两半</small>　川乌头<small>炮，去皮、脐、尖，壹两半</small>　当归<small>洗，焙</small>　川芎　羌活<small>去芦头</small>　赤芍药　独活<small>去芦头</small>　杜仲<small>去粗皮，细剉，炒断丝</small>　萆薢　白术　防风<small>去芦头</small>　肉苁蓉<small>洗，焙</small>　牛膝<small>酒浸壹宿，焙</small>　金毛狗脊<small>火燎去毛</small>　黄耆　肉桂<small>去粗皮</small>　白茯苓<small>去皮</small>　白蒺藜<small>微炒去刺</small>　人参<small>去芦头</small>　天麻<small>去苗</small>　续断<small>已上壹拾玖味各壹两</small>

右件剉如麻豆大，以生绢袋子盛，用无灰酒贰斗浸之，密封瓶口，春伍日，夏叁日，秋柒日，冬拾日。每服壹盏，汤荡温，空心、食前、临卧。饮尽酒，其滓焙干，捣为细末，每服贰大钱，热酒调下。

窦侍御仙酒　治偏风，手足拳挛，半身不遂。

牛膝<small>净洗，切</small>　牛蒡根<small>净洗，切，已上贰味各半斤</small>　大麻子<small>壹升，净洗，炒</small>　枸杞子<small>净洗，壹合</small>　苍术<small>壹斤，净洗，切</small>　牛蒡子<small>净洗，炒</small>　蚕砂<small>净洗，炒</small>　秦艽<small>净洗，切</small>　羌活<small>去芦头，净洗，切</small>　防风<small>净洗，切</small>　桔梗<small>去芦头，净洗，切，已上陆味各壹两</small>

右件用无灰酒贰斗，于瓶器内浸药，密封柒日。每服壹大盏，温服，常令有酒力，食后。

附子酒　祛风除湿，温经络，散寒邪。

附子<small>壹枚，半两已上者，慢火熟炮，去皮、脐，切作片子</small>

右用无灰酒伍升浸附子，夏叁、春秋伍、冬柒日，可服。每温饮壹盏，常令酒气不断，食后。

灸中风口眼㖞斜不正者，右于耳垂下，麦粒大灸叁壮，左引右灸，右引左灸。

换肌散　治大风，毒气蕴积，攻冲疮溃。已下系大风方。内前叁方是一宗药。

胡麻子　蔓荆子　枸杞子　牛蒡子<small>肆味各半两，并炒熟</small>　防风<small>去芦头</small>　苦参　白蒺藜　栝楼根<small>肆味各半两，并生用</small>　轻粉<small>肆钱，别研</small>

右件为细末，和匀。每服贰钱，用淡茶清调下，煎甘草贯众汤漱口，日叁服，不拘时候。

五仙浴汤　淋洗大风毒气，杀五虫，敛疮口。

雄黄壹两，别研　　荆芥　　何首乌　　苦参　　朴硝肆味各贰钱

右件为粗末，用水伍升，先浸药叁日，次煎数拾沸，用如浴汤法，其虫当洗下。将药汤泼弃无人处，却换新衣服着，切忌房室。如已肉坏生疮者，炒槐花为末，干掺疮口，其疮自然长肉也。

苦参大圆　　治大风癞疾，肌肉疡溃，鼻柱蚀烂。

胡麻子贰斤，炒至叁分热，旋滴水炒令黑色　　防风去芦头　　苦参　　苍耳子　　何首乌　　石菖蒲　　桑白皮　　白蒺藜去刺　　细辛去叶、土　　黄荆子　　蔓荆子　　枸杞子　　牛蒡子已上壹拾贰味各壹两，并剉碎，炒　　禹余粮壹两，生用

右件为细末，炼蜜为圆，每壹两作壹拾圆。每服壹圆，细嚼，荆芥茶下，不拘时候。忌食鱼、肉、面、油、盐等，切忌房室。

乌金圆　　治大风疾，眉须堕落，鼻柱崩倒，语言不利。

坯子燕脂别研　　朱砂别研　　人参去芦头　　乳香别研　　藕节　　羊蹄根　　青竹茹　　乌贼鱼骨　　甘草炙　　细松烟墨烧　　川芎已上壹拾壹味各叁钱　　草乌头炮，去皮、脐、尖，贰钱

右件为细末，酒煮面糊为圆，每壹两作壹拾圆。每服壹圆，细嚼，茶清下，不拘时候。

活血散　　治大风疾，并诸风浑身顽麻，瘙痒成疮。

白花蛇伍两，头紧细者　　草乌头壹拾两　　川乌头伍两　　防风贰两半

已上肆味，用水同煮香熟为度，漉出；先去防风不用，次将白花蛇去皮、骨，炙干；次将草乌头去皮、脐，焙，称取伍两；又次将川乌头去皮、脐，称取贰两半；外别入草乌头，生，去皮、尖，称伍两；又入川乌头，生，去皮、脐，称贰两半，一处为细末。入后药贰味：

血竭壹两，别研　　麝香半钱，别研

右件和匀。临服药时，先于食后，将真大枫子油壹钱并麝香少许，用茶清或酒调服，续将活血散每服壹字，浓煎贯众汤，点茶清调下。更量疾势加减服，切忌鸡肉。

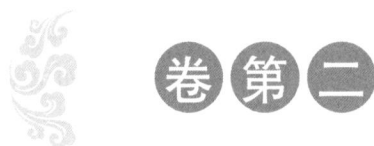

诸风下

癫痫方壹拾伍道

大金箔圆 治大人、小儿癫痫，无时发动，口吐涎沫，项背强直，神志昏愦。

金箔 银箔各壹佰片 辰砂壹两，别研，水飞 牛黄别研 犀角屑 丁香 龙脑别研 沉香 真珠末 木香 麝香别研 琥珀末 白附子炮 硼砂别研 乌蛇酒浸壹宿，取肉，焙干称，炙黄 天麻去苗 雄黄别研 天南星炮 蝎梢去毒，微炒 白僵蚕炒去丝觜 防风去芦头 附子炮，去皮、脐 甘草炙，贰拾味各壹分 细松烟墨半两，烧

右件为细末，将金、银箔入水银叁分同研，次入研者药，和匀，炼蜜为圆如绿豆大。每服伍圆，薄荷酒下，不拘时候。

龙齿丹 治因惊神志恍惚，久而成痫，时发时止。

紫苏子壹两 龙齿 石菖蒲 远志去心 铁粉别研 木香 白僵蚕炒去丝觜 橘红 白花蛇酒浸壹宿，取肉，焙干称，炙黄 朱砂别研，留少许为衣 天麻去苗，酒浸壹宿，焙 麻黄去根、节 天南星汤浸，薄切星片子，生姜汁制壹宿 人参去芦头，已上壹拾叁味各半两 全蝎壹分，去毒，炒 龙脑半钱，别研 麝香壹分，别研

右件为细末，次入研者药，和匀，炼蜜为圆，每壹两作壹拾伍圆。每服壹圆，薄荷汤化下，食空。

桃奴圆 治心虚有热，恍惚不常，言语错乱，尸疰客忤，魇梦不

祥，小儿惊痫，并宜服之。

桃奴柒枚，别为末　桃仁壹拾肆枚，去皮、尖，麸炒黄，研　安息香壹两，去沙石，以酒半升，银器中同前贰味熬成膏　玳瑁镑过，杵为细末，壹两　琥珀叁分，别研　犀角屑半两　辰砂半两，别研　雄黄叁分，别研　牛黄别研　龙脑别研　麝香别研，叁味各壹分

右为细末，入前膏子和圆，每壹两作壹拾伍圆，阴干。每服壹圆，人参汤化下，食后。

羌活大圆　治男子妇人一切痫疾，涎潮搐搦。及中风涎壅，语言謇涩，手足不遂。小儿急、慢惊风亦能治之。

防风去芦头　天麻酒浸壹宿，焙干　全蝎去毒，炒　人参去芦头，肆味各叁钱　羌活去芦头　白茯苓去皮　青黛别研，叁味各贰钱半　独活去芦头　麝香别研，贰味各贰钱　川芎壹钱半　脑子别研，壹钱　水银壹钱，入硫黄壹钱同研结砂子

右件为细末，炼蜜为圆，每壹两作贰拾圆，朱砂为衣。大人服贰圆，小儿服壹圆，壹岁已下服半圆，并煎荆芥汤化下。食后、临卧、病发时，不拘时候。

五痫圆　治癫痫潮发，不问久新。

天南星壹两，炮　乌蛇壹两，酒浸壹宿，去皮、骨，焙干称　朱砂壹分，别研　全蝎贰钱，去毒，炒　半夏贰两，汤浸柒次　雄黄壹钱半，研　蜈蚣半条，去头、足，炙　白僵蚕壹两半，去丝觜，炒　白附子半两，炮　麝香叁字，别研　白矾壹两　皂角肆两，捶碎，用水半斤按汁去滓，与白矾一处，熬干为度，研

右件为细末，生姜汁煮面糊为圆如梧桐子大。每服叁拾圆，温生姜汤送下，食后。

碧玉丹　治暗风五痫，涎潮仆地，不省人事。

白矾生　粉霜　朱砂别研　天南星火炮，已上肆味各壹钱　蜈蚣贰条，炙　白僵蚕柒枚，炒去丝觜　麝香壹字，别研　鹁鸪头壹枚，烧灰

右件为细末，同猪心血为圆如绿豆大。每服伍圆，加至柒圆，麦门冬、远志煎汤送下，不拘时候。

寿星圆 治心脏因惊，神不守舍，风涎潮作，手足抽掣，常多健忘，举止失常，神情昏塞，并宜服之。

天南星壹斤。先用炭火叁拾斤，烧壹地坑通红，去炭，以酒伍升倾坑内，候渗酒尽，即下南星在坑内，以盆覆坑，周回用灰拥定，勿令走气，次日取出，为细末　朱砂贰两，别研　琥珀壹两，别研

右并研匀，生姜汁煮糊圆如豌豆大。每服叁拾圆，加至伍拾圆，煎石菖蒲、人参汤送下，食后、临卧。

虎睛圆 治痫疾潮搐，精神恍惚，烦乱不宁，口干喜水，或时谵语。

虎睛壹对，微炒　犀角屑　远志去心　栀子仁　大黄肆味各壹两

右件为细末，炼蜜为圆如绿豆大。每服贰拾圆，温酒送下，食后。

五胆圆 治心风狂走，癫痫。

鲤鱼胆　鸡胆　狗胆　猪胆　羊胆各壹枚，伍胆汁合为一处　蛇黄伍两，蘸五胆汁，炒，煨胆汁尽为度

右为细末，别用雄狗胆为圆如绿豆大，朱砂为衣。每服壹拾伍圆，磨刀水送下，空心服。或只作细末，每服壹钱，用磨刀水调下亦得。

啄木散 治一切痫疾诸药不效者。

寒水石火煨，别研，贰两　铁粉壹两，别研　附子壹枚重壹两者，炮，去皮、脐，取末　牛黄别研　麝香别研　龙脑别研　朱砂别研，肆味各壹分　啄木鸟壹枚，腊月者，去嘴、翅、尾、爪尖，用瓦罐子先铺荷叶、荆芥穗壹寸厚，次入无灰酒叁升，方下啄木鸟，更以荷叶、荆芥穗盖壹寸厚，用纸封口，盐泥固济，炭煨，青烟出为度，候冷，只取啄木鸟，细研

右件同和匀，再研细。每服壹钱，用温酒壹盏调下，便就枕睡少时。临发时服尤妙，不拘时候。

四圣散 治心经蕴蓄，惊热成痫，潮作热盛，膈实涎多，大便秘涩。

白矾　川甜硝　盆硝　寒水石已上肆味各等分

右件入坩埚子内，揭口，用炭火煅令烟尽，取出候冷，为细末。每服壹钱，新汲水调下，食后，日叁服。此药非特治痫，寻常上焦壅盛，

膈热痰多，亦可服。

黄石散 治心风发狂。

狗肝壹具　硝石　黄丹贰味各壹钱半

右件硝石、黄丹研匀，将狗肝排开，掺药在内，以麻壹缕缠缚，用水壹升煮熟，去麻，将肝药一顿细嚼，用煮肝药汁送下，不拘时候。

朱粉散 治五种痫疾。

朱砂半两，别研

右件用大鲇鱼壹尾，将轻粉涂在鲇鱼身上，少时刮去鲇鱼身上涎，用朱砂末为圆如绿豆大。每服贰圆，温热水送下，冷水亦得，食后。

惺神散 治惊痫，潮作仆地，口吐涎沫，无所觉知。

雄鸱枭壹枚，用瓷罐盛顿，以黄泥固济，用炭火煅红为度，取出研细

右件分作肆服，入麝香少许，温酒下，如不饮酒，以熟水调下亦得。拾岁已上可作陆服，不拘时候。

法煮蓖麻子 治诸痫病，不问年深日近。

蓖麻子去皮取仁，贰两　黄连去须，剉如豆大，壹两

右件用银器，以水壹大碗，慢火熬，水尽即添，熬叁日两夜为度。取出，去黄连，只用蓖麻子风干，不得见日。用竹刀将蓖麻子每枚切作肆段。每服贰拾段，计蓖麻子伍粒。用荆芥汤送下，食后，日进贰服。

头面风方肆拾肆道

清凉丹 治风热壅实，上攻头面，口眼㖞斜，语言不正，肌肉瞤动，面若虫行。及治伤寒热盛，狂言昏冒，刚痓，一切风热，并皆治之。

天南星肆两，腊月黄牛胆制者　牛黄叁两，别研　蝎梢去毒，炒　石膏已上贰味各壹两半　白花蛇酒浸，取肉　犀角屑　防风去芦头　甘草炙　真珠末　朱砂别研　大黄已上肆味各壹两　脑子半两，别研

右件为细末，研匀，炼蜜为圆，每壹两作壹拾圆。每服壹圆，薄荷

汤化下，食后、临卧。

百嚼圆 治风壅涎实，头目昏晕，眼多紧涩，肌肉瞤动，手足烦热，浑身疼痛，腰重脚弱，大便多秘，夜间少睡，并皆治之。

槐角炒　槐花炒　桔梗炒　薄荷叶去土　蝉蜕净洗，已上伍味各半斤　荆芥穗　甘草炙　枳壳麸炒，去穰　白僵蚕炒去丝嘴，已上肆味各肆两　川芎　羌活去芦头　防风去芦头　香白芷　白茯苓去皮，已上伍味各贰两　天麻壹两，去苗　细辛去叶、土　藁本去土　白附子炮　细松烟墨烧红、醋淬，已上肆味各半两

右件为细末，炼蜜为圆，每壹两作壹拾圆。每服壹圆，细嚼，茶清送下，食后、临睡。

黑龙圆 治风毒上攻头面，多生赤癞。

羌活去芦头　独活去芦头　蔓荆子　薄荷叶去土　细松烟墨烧红、醋淬，已上伍味各壹两　川芎　白附子炮　甘草炙　山栀子仁　白僵蚕炒去丝嘴　香白芷　防风去芦头　荆芥穗　天南星汤浸壹宿，炮　草乌头炮，去皮、尖　川乌头炮，去皮、脐，已上壹拾壹味各半两

右件为细末，炼蜜为圆，每壹两作壹拾圆。每服壹圆，细嚼，茶、酒任下，食后。

大防风圆 治风邪上攻，头目昏眩，鼻塞耳鸣，项背拘急。

防风去芦头　山药　甘草炙，已上叁味各贰两半　川芎　蔓荆子　香白芷　独活去芦头　藁本去土，伍味各壹两半　天麻去苗　肉桂去粗皮　白附子炮，已上叁味各壹两　全蝎去毒，微炒　细辛去叶、土　大豆黄卷炒　雄黄已上肆味各半两

右件为细末，炼蜜为圆，每壹两作壹拾圆，朱砂壹分为衣。每服壹圆，细嚼，茶、酒任下，食后。

黑神丹 治一切风气上攻，口眼不正，肌肉瞤动。及偏正头疼、头风等疾。

天麻去芦　蔓荆子　川芎已上叁味各壹两　防风去芦头　藁本去土　白茯苓去皮，已上叁味各柒钱　细辛叁钱半，去叶、土　川乌头贰钱半，炮，去皮

脐、尖　牛膝酒浸壹宿　荆芥穗　甘草剉,炒,已上叁味各叁钱　香白芷　赤芍药已上贰味各壹两叁分　白僵蚕炒去丝嘴　细松烟墨烧过,醋淬,已上贰味各肆钱

右件为细末,炼蜜为圆,每壹两作壹拾圆。每服壹圆,细嚼,温酒送下,荆芥汤亦得,不拘时候。

龙麝蝉蜕圆　清利头目,消风壅。

香白芷肆两　麻黄去根、节　藿香叶去土　天麻去苗　甘草炙　羌活去芦头,已上伍味各壹两　细辛去叶、土　藁本去土　全蝎去毒,炒　川芎　雄黄别研　白附子炮,已上陆味各半两　脑子壹钱,别研　麝香半钱,别研

右件为细末,炼蜜为圆,每壹两作壹拾圆。每服壹圆,细嚼,薄荷茶下,不拘时候。

八风丹　治体虚有风,痰涎壅盛,头目昏重,口眼牵引,面若虫行,瘫痪诸风,并宜服之。

附子去皮、脐　川乌头去皮、脐、尖　草乌头去皮、尖　白附子　半夏　天南星　香白芷　天麻去苗　川芎　细辛去叶、土,已上拾味各半两,并生用　朱砂半两,别研　麝香壹钱,别研

右件并为细末,入白面伍两,一处研匀,水和为圆,每壹两作壹拾贰圆,阴干。每服壹圆,细嚼,茶清或温酒送下,食后、临卧。

十珍圆　治诸风掉运,痰厥头旋,项背拘急,肢体疼痛,麻木不仁。

草乌头捌两,半生,去皮、脐、尖,半炮　天南星伍两叁钱,河水浸叁日,炮　缩砂仁壹两　肉桂去粗皮　川芎　防风去芦头　香白芷　桔梗去芦头,已上伍味各贰两柒钱　细松烟墨贰两,烧留性　麻黄去根、节,柒两

右件为细末,炼蜜为圆,每壹两作叁拾圆。每服壹圆,细嚼,茶、酒任下,食后。

天麻除风圆　治一切风气上壅,头昏目涩,鼻塞耳鸣,项背拘急,肢体倦怠。常服疏风顺气,清利头目。

天麻去苗　防风去芦头　细辛去叶、土　藁本去土　川芎　香白芷　干

山药　黄耆蜜炙　蝎梢略炒，去毒　当归洗，焙，已上壹拾味各壹两　甘草捌钱，炙　附子半两，炮

右件为细末，炼蜜和圆，每壹两作壹拾圆。每服壹圆，茶、酒任下，食后。

乌犀天麻圆　治头面诸风，口目眴动，精神昏愦，咽膈不利。

犀角屑　天麻去苗　细辛去叶、土　防风去芦头　川芎　香白芷　羌活去芦头　甘菊花已上捌味各壹两　龙脑别研　麝香别研，各壹钱

右件为细末，入脑、麝，研匀，炼蜜为圆，每壹两作捌圆。每服壹圆，细嚼，茶清下，食后。

化风圆　治风气上攻，头目旋晕，项背拘急，鼻塞不通，神志不爽。

藁本去土　川芎　荆芥穗　细辛去叶、土　甘草炙　草乌头炮，去皮、尖　香白芷柒味各壹两

右件为细末，汤浸蒸饼为圆，每壹两作壹拾圆，朱砂为衣，阴干。每服壹圆，细嚼，茶清送下，食后。

荆芥圆　治一切风邪，上攻头面，旋运痰多，咽膈不利，口目眴动，偏正头疼。或伤风头痛发热，鼻塞声重。

荆芥穗壹拾贰两　天麻去苗　附子炮，去皮、脐　白附子炮　乌药　当归洗，焙　川芎已上陆味各壹两

右为细末，炼蜜为圆，每壹两作壹拾圆，朱砂为衣。每服壹圆，细嚼，茶、酒任下，食后。

芎辛煎　治风热上攻，肌肉眴动，头昏旋运，鼻塞声重。

桔梗贰两，微炒　川芎壹两半　甘草柒钱，微炒　防风去芦头，半两　细辛去叶、土，壹钱　麝香半钱，别研

右件为细末，入麝香研匀，炼蜜为圆，每壹两作壹拾圆，朱砂为衣。每服壹圆，细嚼，温酒或茶清送下，食后。

香芎圆　治风气上攻，头目昏痛，身体倦怠。

川芎壹拾两　天麻去苗，壹两　细辛去叶、土，半两　荜拨贰钱半　甘草贰两，炙

右件为细末，炼蜜为圆，每壹两作壹拾圆。每服壹圆，细嚼，荆芥汤下，食后。

槐角煎 治风凉血。疗头目旋运，涕唾稠黏，皮肤瘙痒。

槐角_{肆两，慢火麸炒黄黑} 荆芥穗_{叁两} 菊花_{贰两} 皂角_{去皮、弦、子，酥炙黄，壹两}

右件同为细末，炼蜜为圆，每壹两作壹拾圆。每服壹圆，细嚼，茶清送下，食后。

天麻圆 治风气壅盛，头疼目涩，项背拘急，鼻塞耳鸣。

天麻_{肆两，酒浸壹宿，焙干} 川芎_{肆两} 防风_{去芦头，肆两} 甘草_{贰两}

右件为细末，炼蜜为圆，每壹两分作壹拾圆，朱砂为衣。每服壹圆，细嚼，茶清送下，食后。

三才圆 治肺气不和，上焦壅盛，头目昏重。

天麻_{去苗} 人参_{去芦头} 熟干地黄_{洗、焙}

右件各等分，为细末，炼蜜为圆，每壹两作壹拾圆。每服壹圆，临睡含化。

愈风圆 治风运气滞，头目不清，痰多上壅。

天麻_{去苗} 白附子_炮 羌活_{去芦头} 天南星_炮 川芎 细辛_{去叶、土} 香白芷 槟榔子_{已上捌味各壹两} 白蒺藜_{微炒去刺，贰钱半} 肉桂_{去粗皮} 半夏_{汤洗柒次} 陈橘皮_{去白，已上叁味各柒钱半}

右件为细末，生姜自然汁煮面糊为圆如梧桐子大。每服叁拾圆，生姜汤下，食后。

白附子圆 治风搏阳经，胸膈涎盛，眉痛头旋。

半夏_{汤洗柒遍，生姜汁制} 天南星_炮 寒水石_煅 细辛_{去叶、土} 白茯苓_{去皮} 白僵蚕_{炒去丝觜} 肉桂_{去粗皮} 白附子_炮 川芎_{已上玖味各叁分} 香白芷_{壹分} 麝香_{壹分，别研}

右件为细末，生姜汁煮面糊为圆如梧桐子大。每服叁拾圆，温热水送下，食后。

甘菊圆 治风痰壅盛，头目昏痛，肢节拘倦，鼻塞耳鸣，头皮肿痒。

天南星肆两，洗，焙，为末，以好酒壹升煮成膏，与蜜同搜和诸药　鸡苏去土，肆两　荆芥穗贰两　细辛去叶、土，贰两　川芎　防风去芦头　甘草炙，叁味各壹两半　白僵蚕炒去丝觜　菊花贰味各壹两

右件除天南星外并为细末，次入天南星膏子，并炼蜜和圆如梧桐子大。每服贰拾圆，生姜汤吞下，食后。

拒风圆 治风虚痰厥，头疼旋运，如在舟车之上。

天南星　半夏汤洗柒次，切，焙，贰味各贰两　藁本去土　细辛去叶、土　川芎　防风去芦头　羌活去芦头　独活去芦头，已上陆味各壹两

右件为细末，生姜自然汁煮面糊圆如梧桐子大。每服叁拾圆，生姜汤下，食后。

立效圆 治头疼不可忍者。

豆豉肆两，焙干　川乌头贰两，生，去皮、脐、尖　白僵蚕炒去丝觜　石膏生，贰味各壹两　地龙去土，炒　葱子生，贰味各半两

右件为细末，葱汁煮面糊为圆如梧桐子大。每服贰拾圆，生葱茶清下，食后。

羌活饮子 治风毒上攻，头面发热，颊赤唇焦，眼涩，鼻出热气，项背拘急。兼治肝元虚风等疾。

羌活去芦头　独活去芦头　川芎　柴胡去苗　前胡去芦头　细辛去叶、土　白蒺藜炒去刺　麦门冬去心　山药　升麻　紫苏叶　黄耆蜜炙，已上壹拾壹味各贰钱半　乌梅去核　防风去芦头　枳壳去瓤，麸炒　蔓荆子　藁本去土　荆芥穗　甘草炙　桑白皮炙，已上捌味各半两　干葛壹两

右件㕮咀。每服叁钱，水壹盏半，生姜叁片，薄荷伍叶，煎至捌分盏，去滓温服，食后。

麦门冬散 治肺壅气不升降，中脘有痰，口燥舌干，眼涩多眵，面赤生瘥，神思不爽。

麦门冬去心　桔梗去芦头　赤芍药　甘草炙　前胡去芦头　防风去芦头　旋覆花　白蒺藜炒去刺　升麻已上玖味各半两　白术　半夏汤洗柒次，生姜汁

制　杏仁去皮、尖，麸炒　　五味子　菊花　栝楼根　蔓荆子　地骨皮已上捌味各壹分

右件咬咀。每服贰钱，水壹盏，生姜伍片，煎至柒分，去滓温服，食后。

通关散　治偏正头风，头旋脑痛，鼻塞声重，四肢倦怠。又治赤目肿痒，昏涩羞明，冷泪不止，渐生瞖膜，努肉遮障，数年不愈者，服之神验。

山茵陈叶　薄荷叶去土　藁本去土　木贼去节　当归洗，焙　川乌头炮，去皮、脐、尖　蝉蜕去土，已上柒味各贰两　川芎　甘草炙　香白芷　羌活去芦头　荜拨已上伍味各叁两　石膏壹两半　麻黄壹两，去根、节　荆芥穗　防风去芦头，已上贰味各伍两

右件为细末。每服壹大钱，腊茶调下，食后。

雄黄散　治一切风虚气攻，偏正头痛，呕吐涎沫，服之神效。

草乌头肥实心白者，水浸两宿，切作片子，慢火焙干，贰两　干姜壹两，炮　防风去芦头　当归洗，焙　天南星炮　藁本去土　肉桂去粗皮　甘草炙　川芎　雄黄不夹石通明者，别研　白僵蚕炒去丝嘴。已上柒味各半两

右件为细末，入雄黄，研匀。每服壹钱，先嚼煨葱叁寸，入生姜汁伍、柒点，茶清调下，食后。忌热物少时。

清香散　治三阳伏留风邪，头疼不可忍。

附子炮，去皮、脐　白附子焙　川乌头炮，去皮、脐、尖　当归洗，焙，已上肆味各壹两　天竺黄　天麻去苗　山药　肉桂去粗皮　朱砂别研，已上伍味各半两　脑子壹钱，别研　麝香半钱，别研

右件为细末。每服壹钱，薄荷茶调下，不拘时候。

更生散　治风壅上攻，头疼目昏，项背拘急。

白附子贰两，炮　天南星贰两，同白附子碾碎，用新水浸叁日，每日换水，日足取出，焙干　羌活贰两，去芦头　川芎贰两　白僵蚕壹两，炒去丝嘴　雄黄叁钱，别研，水飞　朱砂叁钱，别研，水飞　生脑子半钱，别研　麝香壹钱，别研

右件为细末。每服贰钱，温酒调下，茶调亦得，食后。

独活散 消风化痰。治头目旋运。

川芎　独活去芦头　防风去芦头　藁本去土　旋覆花　蔓荆子　细辛去叶、土，柒味各壹两　石膏研　甘草炙，贰味各半两

右件为细末。每服贰钱，水壹大盏，生姜叁片，煎至柒分，热服，食后。

防风散 治头目不清，神志不爽。常服去风明目。

防风去芦头　川芎　香白芷　甘菊花　甘草炙

右各等分，为细末。每服贰钱，荆芥汤调下，食后。

细辛散 治洗头伤风，项背拘急，甚者发搐。

细辛半两，去叶、土　川乌头尖柒枚，去皮，生用　防风半两，去芦头　地龙去土，半钱

右件为细末。每服贰钱，水壹盏，入酒少许，槐白皮壹寸，同煎至柒分。温服，不拘时候。

荆黄散 治偏正头疼及洗头伤风。

麻黄去根、节，壹分　细辛去叶、土　全蝎去毒，炒　藿香叶已上叁味各半两

右件为细末。每服壹钱，荆芥汤调下，不拘时候。

乌香散 治阳虚上攻，头项俱痛不可忍者。

细辛去叶、土　草乌头去皮、尖，切碎，盐炒　新茶芽炒，各等分

右件㕮咀。每服贰钱，入麝香末半钱，水壹盏半，煎至捌分，去滓，温服，不拘时候。

必胜散 大治一切风寒客搏阳经，偏正头痛不可忍。及阳虚头痛，连绵不愈。

附子壹枚，端正重捌钱者，生，去皮、脐，切为肆段，生姜自然汁壹大盏浸壹宿，慢火炙干，再于生姜汁内蘸，再炙再蘸，渗尽姜汁为度　高良姜与附子等分

右件为细末。每服贰钱，腊茶清调下，食后连进贰服。忌热物少时。

全蝎散 治头风攻注，口眼不正。

全蝎贰枚，去毒，醋炙　赤足蜈蚣壹条，醋炙　麝香壹字，别研　辰砂壹

钱，别研

右件为细末，同研匀。每服壹字，温酒调下，食后、临睡。

荜拨散 治年深头风，痰厥呕吐，恶闻人声，头不能举，目不能开。

荜拨不以多少

右壹味为细末。每服壹大钱，茶清调下，仍搐少许鼻中，食后。

荆芥散 治肺风渣疱。

荆芥肆两 防风去芦头 白蒺藜炒去刺 白僵蚕炒去丝觜 杏仁去皮、尖，炒 甘草炙。已上伍味各壹两

右件为细末。每服贰钱，茶清调下，食后。

赤龙散 凉血、消风。治鼻生渣疱。

赤土贰两半 防风去芦头 赤芍药 地骨皮 何首乌 当归洗，焙 山栀子仁已上陆味各贰两 甘草壹两，炙

右件为细末。每服贰钱，温酒调下，茶清亦得，食后。

越桃散 治汗出当风，外受风邪，面上生渣疱。

川芎 羌活去芦头 防风去芦头 甘菊花 白蒺藜炒去刺 甘草炙，陆味各壹两 山栀子仁叁钱

右件为细末。每服贰钱，茶清调下，食后。

蓖麻子膏 专治肺风，面亦生疮，并酒齄鼻。

沥青别研 黄蜡 轻粉 硫黄别研 蓖麻子去皮研，已上伍味各贰钱 麻油壹两

右件为细末，将油、蜡同文武火熬令蜡熔，入前件药末，搅成膏子，取出用瓷合子盛之。每用少许于患处擦之。

紫葳散 治肺有风热，鼻生渣疱。

凌霄花半两，取末 硫黄壹两，别研 腻粉壹钱重 胡桃肆枚，去壳

右件先将前叁味和匀，后入胡桃肉同研如膏子。用生绢蘸药，频频揩之。

一字散 治偏头疼不可忍者。

乳香别研　延胡索　盆硝别研，已上叁味各壹钱　川芎贰钱　雄黄叁钱，别研

右件为末。每用少许，左疼搐左鼻，右疼搐右鼻。

自然铜散　治头风疼痛至甚。

黄檗[1]半两，厚者　自然铜半两　细辛去叶、土，壹分　胡椒肆拾玖粒

右件生为细末。每遇头疼、头风发时，先含水壹口，后用药壹字搐鼻中，左疼左搐，右疼右搐，搐罢吐去水，口咬箸头，沥涎出为度。

透顶散　治偏头疼不可忍者。

细辛壹两，去叶、土　雄黄半两，别研

右件为细末，研匀。每用壹字，如左边头痛则搐右鼻，右边头痛则搐左鼻。

---

[1] 檗：原作"蘗"，同"檗"。

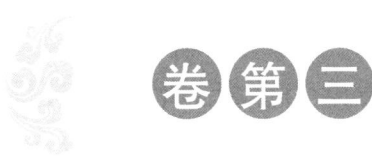

伤寒方壹拾壹道

交泰丹 治伤寒结胸，心躁如火及霍乱吐利，翻胃哕逆，脾胃伤冷，中满痞塞。

金星石　银星石　代赭石　禹余粮　元精石　云母石　不灰木　滑石已上各壹两　寒水石壹两半

右件入瓷瓶子内，炭火煅壹宿，火冷取出，为细末，糯米粥圆，每壹两作壹拾粒。每服壹粒，火煅通赤，良久取出，研极细，入米饮壹盏，煎至柒分，温服。隔半时再壹服，取效，不拘时候。

太一丹 治伤寒伤风，肢节烦疼，憎[1]寒壮热；或发热恶寒，似瘴非瘴，烦躁迷闷，面色红赤，头疼如破。服之微汗出，立瘥。

天南星肆两，剉，炒赤，勿令焦　石膏肆两　干葛取粉，称叁两半　前胡贰两　川芎贰两壹分　白僵蚕炒去丝觜　白附子炮　防风去芦头，已上叁味各壹两

右件为细末，用生姜自然汁煮面糊和圆，每壹两作壹拾圆，阴干。每服壹圆，细嚼，用葱白薄荷茶清送下，不拘时候。

众仙圆 治伤寒结胸，心下硬痛不可忍者。

贯众半两　仙茅壹分　荜拨壹分　附子炮，去皮、脐　巴豆去皮，出油　干姜炮，已上叁味各半两　甘草炙，壹钱

右件为细末，煮面糊为圆如梧桐子大。每服壹圆，生姜枣汤送下。结胸五七日者，服叁圆，内嚼破壹圆，利下恶物，心下便宽。不拘

---

[1] 憎：原作"增"。属古医籍中常见形误，改作正字。后同不注。

时候。

十味和解散 发散寒邪。治头痛发热，肢体倦怠。

白术贰两　桔梗壹两　人参去芦头　当归洗，焙　陈橘皮去白　枳壳去穰，麸炒　赤芍药　防风去芦头　甘草炙，已上柒味各壹分　厚朴半两，生姜汁制

右件咬咀。每服伍钱，水壹盏半，生姜伍片，葱白叁寸，同煎至壹盏。去滓，热服，不拘时候。

八解散 解利伤寒。治头痛发热，浑身拘急，四肢疼痛。

荆芥穗叁两　防风去芦头　人参去芦头　黄芩　麻黄去根、节　肉桂去粗皮　苍术米泔水浸壹宿　甘草炙，已上柒味各壹两半

右件咬咀。每服伍钱，水壹盏半，生姜叁片，大枣壹枚，淡豆豉叁拾粒，同煎至壹盏。去滓温服，并进叁服，汗出即瘥，不拘时候。

神术散 治四时瘟疫，头痛项强，发热憎寒，身体疼痛。及伤风鼻塞，声重咳嗽，头昏，并皆治之。

苍术伍两，米泔水浸壹宿　藁本去土　香白芷　羌活去芦头　细辛去叶、土　甘草炙　川芎已上陆味各壹两

右件为细末。每服叁钱，水壹盏，生姜叁片，葱白叁寸，同煎至柒分。温服，不拘时候。如微觉伤风、鼻塞，只用葱茶调下。

祛毒散 解风邪，截伤寒。

苍术肆两，米泔浸壹宿　甘草炙　黄芩　赤芍药已上叁味各壹两　赤茯苓半两，去皮　麻黄去根、节，半两

右件为细末。每服叁钱，水壹盏半，生姜伍片，黑豆叁拾粒，同煎至壹盏。热服，不拘时候。

回生散 治伤寒失下或成坏症，谵言妄语，发黄发斑，大便不通，小便如血，内有燥粪、蓄血，舌缩神昏，不能服大汤剂，但服此药一呷，须臾下过，溅然汗出而愈。

甘遂生用　黑牵牛生，取面称　郁李仁去皮　槟榔生用　大黄生用　大戟已上陆味各等分

右件为细末。每服壹钱，入轻粉壹字匕，蜜水少许，用柳枝调匀服之。更量虚实加减，不拘时候。

祛寒汤 祛逐寒邪。解利伤寒、时行瘟疫。

青橘皮_{贰两,不去白} 陈橘皮_{贰两半,不去白} 丁香皮 甘草炙 干姜炮,已上叁味各壹两

右并为细末。如觉身热头痛，即抄药壹钱，沸汤点下，不拘时候。

殊圣散 治伤寒头痛壮热，骨节酸疼，昏沉困倦，咳嗽鼻塞，不思饮食。

白术 甘草炙 五味子 石膏_{已上肆味各肆两} 干姜炮,叁两半

右件为细末。每服叁钱，水壹盏，生姜叁片，枣壹枚，同煎至柒分。通口服，不拘时候。

龙胆汤 治伤寒汗后，盗汗不止，或妇人、小儿一切盗汗，并宜服之。

龙胆_{不以多少,焙干}

右件为细末。每服壹大钱，猪胆汁叁两，点入温酒少许调服，空心、临卧。

中暑方壹拾叁道

降气丹 治伏暑伤冷，阴阳交错，中脘痞塞，头痛恶心。

硝石 硫黄 太阴玄精石

右件各等分，同研匀细，于银石器内，文武火上炒令鹅黄色，煮糯米糊为圆如梧桐子大。每服叁拾圆，新汲水下，不拘时候。

涤烦圆 治积年伏暑，遇夏头昏，肢体倦怠，不进饮食，烦渴多困。

茴香_{壹两,炒} 槟榔_{壹枚} 大黄_{壹两,湿纸裹煨}

右件为细末，用白面与药末等分，滴水和为圆如梧桐子大。每服伍圆，临卧烂嚼，温酒送下。

缩脾饮子 解伏热烦渴，去暑毒，止吐利。

葛根㕮 白扁豆炒 生姜切作片子，叁味各贰两 乌梅肉㕮 甘草炙㕮 草果子去皮，略捶碎，叁味各肆两 缩砂仁叁两

右件㕮咀。每服伍钱，水壹碗，煎捌分。去滓，沉冷服。

水沉散 治伏暑伤冷，霍乱转筋，虚烦躁渴，心腹撮痛，吐利交作，四肢逆冷。

香薷叶叁两 白茯苓壹两，去皮 厚朴去粗皮，蘸生姜汁炙令紫色，称叁两 白扁豆壹两 丁香半两 甘草半两，炙

右件为细末。每服叁钱，水壹盏，入好酒半盏，同煎至壹盏。水中沉冷服，不拘时候。

五圣汤 治暑积年深，每遇夏月不进食饮，疲倦少力，见日色则头目昏痛，恶心多睡。

贯众 黄连去须 甘草微炙 吴茱萸汤洗柒次 白茯苓去皮，已上伍味并生用，各半两

右件㕮咀，平分贰服。每服用水壹碗半，煎至壹碗，去滓，放冷。候日午时，先取香熟甜瓜壹枚，切去皮，作拾贰片，先嚼瓜壹片，呷药壹贰呷送下了，再如前嚼瓜壹片，呷药壹贰呷，看吃得几片，以药汁尽为度。不损脾胃，不动脏腑，须是大烦躁时服之。

青金散 治中暑，烦躁大渴，吐泻不止。

生硫黄 寒水石火煅 元精石 焰硝 青黛各等分

右件为细末。每服壹钱，新汲水调下，不拘时候。

广顺散 治中暑烦渴。

甘草叁两半，炙 肉桂去粗皮，壹两 干姜炮，各壹两 乌梅肉壹两半，焙干称 紫苏叶半两

右件为细末。每服贰钱，冷水调下，沸汤调服亦得。

泼火散 治中暑烦躁发渴，口苦舌干，头痛恶心，不思饮食。及治血痢，妇人热崩。

青橘皮去白 赤芍药 黄连去须 地榆肆味各等分

右件为细末。每服壹钱，浆水调下。热泻，用冷水调下，无时候。如蓄热、血妄行，加甘草等分。

茅根散 治伏热伤冷，心神烦躁，大渴不止，肠鸣腹痛，不思饮食。

白茅根　人参去芦头，贰味各壹分　厚朴去粗皮，半两，姜制　香薷壹两，去土

右件为细末。每服贰钱，水壹盏，入酒半盏，同煎至壹盏。水中沉冷服，不拘时候。

冷香饮子 治伏暑烦躁，引饮无度。尊年人入夏宜常服之。

草果子仁贰两　甘草壹两，炙　陈橘皮去白，半两　附子炮，去皮、脐，壹分

右件㕮咀。每用半两，水叁碗，煎至贰碗。去滓，沉冷旋旋服之，不拘时候。

香连饮子 治霍乱，吐泻转筋，四肢厥冷。

草乌头不去皮、脐，水浸柒日，晒干，称贰两，入盐叁两同炒黄，去盐不用　黄连入茱萸贰两，同炒赤色，去茱萸不用　香薷叶　藿香叶去土，已上叁味各贰两

右件㕮咀。每服贰钱，水壹盏，酒半盏，同煎至壹盏。水沉极冷，顿服，不拘时候。

防己汤 治伏暑吐泻，阴阳不分。

防己壹两　香白芷贰两

右件为细末。每服壹钱，新汲水调下，不拘时候。

清暑散 治伏暑伤热，燥渴胃闷，呕哕恶心，或发霍乱。

硫黄贰两　蛤粉肆两

右件同研匀。每服壹钱，新汲水调下，不拘时候。

疟疾方壹拾肆道

辟邪丹 治一切疟疾。

黑豆壹两，取细末柒钱半　砒贰钱半，别研　绿豆取细末，柒钱半　雄黄壹钱半，别研　朱砂贰钱半，别研　黄丹壹两半，水飞过，别研

右件修事了，于端午日和研令匀，滴水圆如梧桐子大，晒干，瓷盒盛之。大人壹圆，小儿半圆，于发日两时辰前，面东用冷醋一呷送下。忌热物少时，仍忌荤腥叁日。只可壹服，不可再服。

祛疟饼子　治久新疟疾，不问先寒后热，先热后寒。

砒贰钱半，别研细，放露下叁宿　白茯苓去皮　绿豆粉　石菖蒲　甘草肆味并生用，各壹两

右件为细末，研匀，煮面糊为圆，作壹佰贰拾饼子。每饼子用竹刀切拾字，不可切断，晒干。每服壹饼子，先用冷茶清半盏，浸饼子在内，临卧时调匀服。

圣饼子　治一切疟疾。

黄丹水飞过研，壹钱　砒研细，壹字　寒水石研细，贰钱

右件同研匀，用末入油穰饼，剂如樱桃大贰拾块，搜药令匀，却分作贰拾饼子。用炭火烧茶盏，炼麻油渫熟，每服壹饼，临卧细嚼，冷茶清送下。忌热物壹时辰。如隔日发，即于不发日临卧服，或次日再发壹次即愈。合时忌妇人、猫、犬见。

猪胆膏　治脾胃虚弱，遂作疟疾，寒多热少。大凡寒发于胆，以猪胆引高良姜、干姜入胆，去寒燥脾胃。贰姜热，猪胆冷，阴阳相制，所以作效。仍治秋深寒疟。

高良姜壹两，切作小块，油炒　干姜壹两，炮

右件为细末。分作肆服，每服用猯猪胆汁调成膏，以好酒半盏热调匀，发时服。

七宝散　治一切疟疾，或先寒后热，先热后寒；或寒多热少，或热多寒少；或多寒但寒，或多热但热；或壹日壹发，或壹日贰叁发；或连日或间日发，或叁肆日壹发。不问鬼疟、食疟，不伏水土，山岚瘴气，寒热如疟，并皆治之。

常山　陈橘皮不去白　青橘皮不去白　槟榔　草果子仁　甘草炙　厚

朴去粗皮，生姜汁制，各等分

右件咬咀。每服半两，用水壹碗，酒壹盏，同煎至壹大盏。去滓，露壹宿，来日早再荡温，面东服。

草果饮子 治寒热往来，烦渴头痛，或但寒但热。

草果子仁肆枚　人参去芦头，半钱　半夏拾叁枚中样者，沸汤浸洗柒次　甘草炙，半钱　大枣叁枚　乌梅叁枚　生姜叁寸壹块

右件咬咀。用水壹大碗，煎至半碗。去滓温服，食前。

鳖甲白术散 治久疟寒热相等，汗多，腰脊重痛。

鳖甲醋炙　常山　白芍药　柴胡去苗。已上肆味各壹两　白术贰两　牡蛎半两，火煅

右件咬咀。每服伍钱，水贰盏，生姜伍片，煎至壹盏。去滓温服，不拘时候。

生熟饮子 治脾寒及脾经受冷，时发寒热。

草果子贰枚，壹枚用面裹煨，壹枚生用　肉豆蔻贰枚，壹枚用面裹煨，壹枚生用　甘草贰寸，壹寸炙，壹寸生用　厚朴方寸贰块，壹块生姜汁炙，壹块生用，并去粗皮　生姜方寸贰块，壹块湿纸裹煨香熟，壹块生用，切作片或临时入药内

右件咬咀。分作贰服，水壹中碗，煎至壹盏。热服，空心，日午各壹服，并滓煎壹服，俟发时荡令热服。

鬼哭散 治一切寒热疟疾。

人参去芦头，半两　常山壹两　茯苓去皮，壹两　甘草壹两，生用　肉桂去粗皮，称壹两

右件为细末。每服肆钱，用无灰酒捌分壹盏，冷调下，当发日空心服。

常山刬散 治疟疾。

常山　川乌头生，去皮、脐　甘草炙，各等分

右件咬咀。每服壹钱半，用好酒贰盏，煎至壹盏，露壹宿。至发日五更初，面东服。

十枣散 治但热不寒疟。

穿山甲壹两　干枣拾枚

右同烧灰留性，研为细末。每服贰钱，当发日日未出时，井花水调下。

瓜蒂散 治疟疾。

瓜蒂柒枚　穿山甲鳞壹片，瓦上焙焦

右件为细末。欲发前，男左女右，鼻内搐壹斡耳子。

断疟法 治疟疾往来久不瘥者。

虾蟆伍月伍日取，晒干

右将壹枚纸裹封了，绛囊盛之，男左女右系患者臂上，勿令病人知此物。

又法

花蜘蛛柒月柒日取，晒干

右将壹枚纸裹封了，绛囊盛之，男左女右系患者臂上，勿令病人知此物。

积热方壹拾陆道

团参太一丹 治心经蕴热，神情恍惚，睡卧不安，烦躁健忘，小便赤涩，口苦舌干，头目昏痛。

人参去芦头　酸枣仁炒　山栀子仁微炒　阿胶蚌粉炒，肆味各半两　天南星牛胆制者，壹两　甘草壹两，炙　元精石别研　麝香别研　脑子别研，叁味各壹分　辰砂别研，叁钱　金箔拾片，为衣

右件为细末，炼蜜为圆，每壹两作壹拾伍圆，金箔为衣。每服壹圆，荆芥茶嚼下，食后、临卧。

麝香上清圆 治上焦积热，咽膈不利，目赤口燥，小便赤涩。

辰砂壹两，别研，水飞如粉　马牙硝别研　天竺黄别研　甘草炙，已上叁味各半两　海金沙　防风去芦头　滑石别研　麝香别研　脑子别研，已上伍味各壹分　牛黄别研，壹钱

右件合和，研令极匀，炼蜜为圆，壹两作壹拾伍圆，金箔为衣。每服壹圆，细嚼，薄荷汤或茶酒任下，不拘时候。

天门冬圆 治上膈壅盛，咽喉肿痛，唇焦舌干，腮颊生疮，痰热烦渴。

天门冬_{去心，叁分} 紫苏叶_{半两} 百药煎_{半两} 黑参_{细实者，汤浸洗，焙干} 牛蒡子_炒 甘草_{微炙，叁味各壹两} 人参_{去芦头} 硼砂_{别研} 脑子_{别研，叁味各壹分}

右件为细末，和匀，炼蜜为圆，每壹两作贰拾圆。每服壹圆，细嚼，生姜汤下，食后、临卧。

鸡苏圆 治虚热上壅，头目不清，面赤咽干，痰嗽烦渴。

鸡苏叶_{半斤} 荆芥穗_{壹两} 防风_{去芦头，壹两} 黄耆_{生用} 生干地黄_{已上叁味各半两} 桔梗_{去芦头，炒，叁味各半两} 甘草_炙 川芎 甘菊花_{叁味各壹分} 脑子_{半钱，别研}

右件为细末，炼蜜为圆，每壹两作壹拾圆。每服壹圆，麦门冬去心煎汤嚼下。一方，小便赤涩，加车前子壹分，食后。

火府圆 治心肝二经蕴蓄邪热，口燥咽干，大渴引饮，潮热烦躁，目赤睛疼，唇焦鼻衄，小便赤涩，癃闭不通。

生干地黄 黄芩 木通_{叁味各贰两} 犀角_{壹两} 甘草_{叁钱，微炙}

右件为细末，炼蜜为圆如梧桐子大。每服伍拾圆，温熟水下，食后。

乌犀圆 治一切风热壅滞，大便秘涩，小便赤黄，烦躁喘满，腰脚重痛，兼治脚气。

黑牵牛_{肆两，生用} 皂角_{贰两，不蛀者，炙令香，刮去尖、弦、子} 细松烟墨_{半两，烧令烟断}

右件为细末，面糊为圆如梧桐子大。每服伍拾圆，温熟水送下，临卧，取利壹次。更量虚实加减。

等凉圆 去肝经热毒，清利头目，凉血消壅。

黑参 龙胆草_{贰味等分}

右件为细末，面糊为圆如梧桐子大。每服叁拾圆，人参汤下，食后,稍空腹服。

芎黄圆 治风热壅盛,头昏目赤,大便艰难。

川芎　大黄锦纹者,用无灰酒壹碗浸,火煮令酒尽,焙干,各贰两

右件为细末,炼蜜为圆如梧桐子大。每服贰拾圆,温熟水下,食后。

藕汁膏 凉血解肌,除五心烦热。

藕汁叁盏　生地黄汁叁盏　生薄荷汁壹盏　蜜壹盏　生姜汁半盏

右件银石器内慢火熬成稠膏。每服半匙,浓煎当归汤化下,不拘时候。

竹茹散 治大肠实热,心神烦躁,口内生疮。

羚羊角叁分　青竹茹壹两　黄芩　山栀子仁　紫苏叶　黑参　杏仁汤浸去皮、尖,麸炒微黄色　木通　赤茯苓去皮,各叁分　朴硝壹两,别研　甘草半两,炙赤　大黄壹两,剉,炒

右件为粗末。每服叁钱,水壹盏,煎至陆分。去滓,入生地黄汁壹合,再煎壹两沸。温服,不拘时候。

羚犀汤 治风热上攻,目赤头疼,口舌生疮,小便赤涩。

羚羊角屑　犀角屑　生干地黄　白术　防风去芦头　人参去芦头　甘草炙　山栀子仁　荆芥穗　升麻

右件各等分,㕮咀。每服叁钱,水壹大盏,生姜、竹叶各伍片,同煎至陆分。去滓温服,食空。

清气散 治风壅热盛,涎潮气急,烦躁不宁,身热作渴,恍惚惊悸。

牛黄壹两半　石膏壹两半　大黄　甘草炙　白僵蚕炒去丝觜,已上叁味各半两　天南星曲壹两　朱砂叁钱,别研　脑子叁钱,别研

右件为细末。每服贰钱,用新汲水调下,食后。

除热饮子 治心经客热,小便不通,口燥烦渴。

甘草炙　陈小麦　麦门冬　赤茯苓去皮　干葛　灯心　木通　人参各等分

右件㕮咀。每服伍钱,水壹盏半,入竹叶数片,煎至壹盏,去滓温服。如发渴,细细呷之,食后。

生犀散 治一切风热,毒气攻注,遍体生疮。

大黄_{半两,湿纸裹煨令熟} 山栀子_{半两,微炒} 甘草_炙 当归_{去芦头} 连翘 防风_{去芦头,肆味各壹两} 生犀角_{贰钱半,镑}

右件并为细末。每服贰钱,温酒调下,食后。或因饮酒时,每饮壹杯,入药半钱。疮疡本戒酒,此反以酒引药入经络,治病又不坏酒味。

清神汤 治风壅热盛,咽膈不利。

龙脑薄荷叶 荆芥穗_{贰味各贰两} 甘草_{壹两,炙} 川芎 牛蒡子_{炒,贰味各壹两}

右件为细末。每服贰钱,沸汤调下,食后。

地骨皮散 治风热客于皮肤,血脉凝滞,身体头面瘾疹生疮。

地骨皮_{叁两半} 生干地黄_{贰两}

右件为细末。每服贰钱,温酒调下,食后。

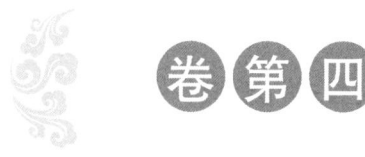

风湿方捌道

神力圆 治风寒湿痹,客搏经络,四肢拘挛,及瘫缓軃曳,脚膝无力,筋骨疼痛,并皆治之。

牛膝去芦头,酒浸壹宿,焙干　肉苁蓉酒浸壹宿,焙干　何首乌　川椒去黑子、闭口者,炒。已上肆味各贰两　木鳖子去壳　天南星炮　茴香炒　防风去芦头　萆薢　附子炮,去皮、脐　地龙去土,微炒　羌活去芦头　乌药　白蒺藜炒去刺　骨碎补去毛　金毛狗脊去毛　黄耆　赤小豆　覆盆子　白附子已上壹拾陆味各壹两

右件为细末,酒煮面糊圆如梧桐子大。每服叁拾圆至伍拾圆,空心,温酒或盐汤下。

牛膝圆 治诸风湿痹,四肢拘挛,脚膝疼痛,脚气等疾。

牛膝酒浸壹宿,焙干　肉苁蓉酒浸壹宿,焙干　川芎　羌活去芦头　当归洗,焙　杜仲去粗皮,生姜汁浸,剉,炒　麻黄不去根、节　赤芍药　木香　没药别研　乳香别研　木瓜　附子炮,去皮、脐　萆薢　大腹皮　五加皮　薏苡仁炒　续断

右件等分,为细末,炼蜜为圆如梧桐子大。每服叁拾圆,用温酒送下,空心、食前。

石斛圆 治风湿客搏经络,筋骨冷疼,四肢重痛。

石斛去根,壹两　牛膝酒浸壹宿,焙干,壹两　肉苁蓉酒浸壹宿,焙干,壹两　杜仲去粗皮,壹两,姜汁浸,剉,炒　金毛狗脊柒钱半,燎去毛　萆薢柒钱半　木香壹两　牡丹皮壹两　人参去芦头,柒钱半　黄耆壹两　山茱萸柒钱半　防风去芦头,半两　羌活去芦头,柒钱半　川芎半两　槟榔壹两半　熟干地黄

壹两半

右件为细末，炼蜜为圆如梧桐子大。每服伍拾圆，温酒或盐汤下，空心、食前。

中行圆 治风湿毒气，客伏经络，流注作痛。

白芍药伍两　甘草叁两，炙　犀角屑叁两　威灵仙去土，壹两

右件为细末，炼蜜为圆如梧桐子大。每服伍拾圆，温熟水下，不拘时候。忌茶。

天雄散 治水脏风上攻，目暗耳鸣，身体疼重，腰脊拘急，不可转侧，脚膝缓弱，行步艰难。

天雄炮，去皮、脐　石龙芮　独活去芦头　防风去芦头　茯神去木　杜仲去粗皮，炙黄，剉　草薢　丹参　羌活去芦头　五味子　细辛去叶、土　牛膝去苗，酒浸壹宿　当归洗，焙　人参去芦头。拾肆味各柒钱半　麻黄去根、节，壹两　肉桂去粗皮，壹两　枳壳半两，麸炒，去穰

右件咬咀。每服肆钱，水壹盏，生姜伍片，煎至柒分。去滓温服，不拘时候。

渗湿汤 治肤腠不密，易冒风湿，身体烦疼，不能屈伸，多汗恶风，头目昏重，项背强急，手足时厥，周身麻痹，肢体微肿。

白术肆两　附子炮，去皮、脐　干姜炮　白芍药　白茯苓去皮　人参去芦头　甘草炙　肉桂去粗皮。已上柒味各叁两

右件咬咀。每服伍钱，水壹盏半，生姜伍片，大枣贰枚，同煎至壹。去滓温服，不拘时候。

蠲痹汤 治风湿相搏，身体烦疼，项臂痛重，举动艰难，及手足冷痹，腰腿沉重，筋脉无力。

当归去土，酒浸壹宿　羌活去芦头　姜黄　白芍药　黄耆蜜炙　防风去芦头，已上陆味各壹两半　甘草半两，炙

右件咬咀。每服半两，水贰盏，生姜伍片，同煎至壹盏。去滓温服，不拘时候。

天麻除湿汤 治湿留肢节，身体烦疼，手足肿痛，或时麻木。

白术肆两　天麻叁两　人参去芦头，叁两　干姜贰两，炮　全蝎贰两，用糯米壹盏炒黄色，去糯米不用　附子生，去皮、脐，切开，取生姜自然汁壹盏，浸壹宿，取出，炙尽元浸姜汁为度，薄切，焙干，贰两

右件为细末。每服叁钱，空心，温酒调下，食空。

脚气方叁拾陆道

健步圆　治干湿脚气，腿膝麻痹冷疼，足下隐痛，行步艰难，下注生疮。

石南叶　天南星炮裂　羌活去芦头　天麻去苗　薏苡仁　防风去芦头　续断　草薢　黄耆去芦头　当归去芦头，洗，焙，已上拾味各壹两　石斛去苗　牛膝切碎，酒浸壹宿，焙干，已上贰味各贰两　干木瓜肆两　威灵仙壹两　自然铜壹两，烧红，醋淬，碎

右件为细末，酒煮面糊为圆如梧桐子大。每服伍拾圆，温酒或木瓜汤下，空心、食前。

轻脚圆　治一切脚膝沉重，疼痛肿满。

川乌头炮，去皮、脐，伍两　木瓜贰枚　牛膝去芦头，酒浸壹宿，柒钱　巴戟柒钱，紫色者，酒浸壹宿　青盐　肉苁蓉酒浸，细剉，焙干　天麻去苗，叁味各壹两　海桐皮壹两半　防风去芦头，壹两半　甘草半两，炙　金毛狗脊半两，去毛　草薢贰两

右件先将木瓜用竹刀切下盖子，剜去子，却填熟艾末令满，将盖子盖定，用竹签签住，入饭甑内蒸烂。先将乌头末同木瓜研匀，次将诸药为细末，同和为圆如梧桐子大。每服叁拾圆至伍拾圆，空心、温酒送下。

壹方：兼治妇人产后脚软，行履不得，筋骨疼痛，加羌活、乳香、没药叁味各壹两。

乳香宣经圆　治风寒湿痹，四肢拘挛，筋骨疼痛，行步艰难，脚气诸疾，并宜服之。

茴香_{贰两,炒} 乌药 威灵仙_{洗去土} 萆薢 陈橘皮_{去白,肆味各肆两} 川楝子肉_{贰两,微炒} 黑牵牛_{肆两,生用} 草乌头_{去皮、尖,贰两,炒} 黑豆_{叁合,生用} 五灵脂_{壹两} 防风_{去芦头,肆两} 附子_{捌钱,炮,去皮、脐} 乳香_{捌钱,别研} 木香_{捌钱}

右件为细末，酒煮面糊为圆如梧桐子大。每服叁拾圆，渐加至伍柒拾圆，温酒下，空心、食前。

舒筋圆 治寒湿在经络，腰脚肿痛，行步艰难。

当归_{洗,焙} 赤小豆_{生用} 地龙_{去土,炒} 甜瓜子 木瓜_{去皮,切,焙} 威灵仙_{去土} 白胶香_{别研} 骨碎补_{去毛} 海桐皮_{去粗皮} 乌药 草乌头_{去皮、尖,炒} 五灵脂_炒 芸薹子_{炒。已上壹拾叁味各等分}

右件为细末，酒煮面糊为圆如梧桐子大。每服拾伍圆至贰拾圆，温酒或盐汤送下，日进贰服，空心、食前。

附子木瓜圆 治寒湿相搏，筋骨疼痛，行步艰难，夜多小便。

附子_{炮,去皮、脐,半两} 白术_{半两} 木瓜 牛膝_{酒浸壹宿,焙} 五加皮 萆薢 防风_{去芦头} 续断 羌活_{去芦头} 杜仲_{炒丝尽} 薏苡仁 熟干地黄_{洗,焙。已上壹拾味各壹两}

右件为细末，酒煮面糊为圆如梧桐子大。每服叁拾圆，空心，温酒、盐汤任下。

威灵仙圆 治风湿攻注，腰脚肢体疼痛。

草乌头_{炮,去皮、脐} 何首乌 赤芍药 荆芥穗 细松烟墨_{烧红,醋淬} 苍术_{米泔浸壹宿取出,去粗皮,细切,焙。陆味各贰两} 威灵仙 地龙_{去土} 五灵脂_{叁味各壹两} 没药_{半两,别研} 白僵蚕_{半两,炒去丝嘴}

右件并生为细末，醋糊为圆如梧桐子大。每服拾圆，温酒送下。腰疼，胡桃酒下；脚疼，木瓜酒下；头疼，葱茶下；手疼、肩背疼，乳香酒下。不拘时候。

百倍圆 治男子妇人腰膝疼痛，筋脉拘挛，行步艰难。

败龟 虎骨_{贰味各醋浸叁宿,蘸醋炙令黄为度} 肉苁蓉_{酒浸壹宿} 牛膝_{去苗,酒浸壹宿} 木鳖子_{去壳} 乳香_{别研} 没药_{别研} 骨碎补_{去毛} 自然铜_醋

淬柒次　　破故纸炒。已上各等分

右件为末，以浸苁蓉、牛膝酒煮面糊为圆如梧桐子大。每服叁拾圆，温酒下，食前。

蹰痛乳香圆　治寒湿脚气，足下隐痛，行履艰难，筋骨疼痛。常服，使经络疏通，脚气不发。

乳香别研　肉桂去粗皮　茴香炒　川楝子肉　青橘皮去白　陈橘皮去白　黑牵牛炒，已上柒味各壹两　草乌头去皮、尖，剉，盐炒令黄，去盐不用　槟榔　木香已上叁味各半两

右件为细末，用无灰酒煮面糊为圆如梧桐子大。每服肆拾圆，温酒或盐汤下，食前。

五斤圆　治精血不足，腰脚缓弱，行步艰难，腿膝无力，寒湿脚气等疾，并皆治疗。常服，活血驻颜，身轻体健。

大木瓜去皮、穰　牛膝去芦头，用无灰酒浸壹宿，控干，切，焙　肉苁蓉酒浸壹宿，切，焙　天麻透明者，切，焙。已上肆味各壹斤　虎骨涂酥，炙令黄　没药别研　川乌头炮，去皮、脐　山药肆味各肆两

右将木瓜烂蒸，研作糊，和众药末，如和不就，更用圆浸牛膝酒打面糊搜匀，入药臼内捣壹贰千下，圆如梧桐子大。每服叁拾圆，加至伍拾圆，温酒、盐汤任下，空心、食前。

木香没药圆　治脚气风毒攻注，并水脏风，脚膝虚肿疼痛。

木香　没药别研　白附子炮　川乌头炮，去皮、脐　乌药　天南星炮　附子炮，去皮、脐　沙苑蒺藜已上捌味各半两

右件为细末。用木瓜壹枚可重柒捌两者，切壹头作盖子，去皮、子，用硇砂半两研，入在木瓜内，以盖子盖了，竹签签定，用湿纸裹煨熟，去纸，细研。和前药末，搜和为圆如梧桐子大。每服叁拾圆，空心温酒下，少顷用荆芥茶投之，药行即效。

槟榔圆　治脚气攻冲，腿膝肿痛。

槟榔　赤芍药　白术　当归洗，焙　陈橘皮去白　乌药　青橘皮去白，柒味各壹两

右件为细末,面糊为圆如梧桐子大。每服柒拾圆,空心、食前,温熟水下。

芎仙圆 治久新脚气,腿膝肿痛,或攻注生疮。

川芎拾两 白芍药伍两 威灵仙叁两

右件为细末,用萝卜自然汁打面糊为圆如梧桐子大。每服伍拾圆,用萝卜自然汁少许,同温酒半盏送下,空心、临睡。忌茶。

定痛圆 疗气滞腰疼不可忍者。

威灵仙去土,半两 金铃子去核,壹两,剉碎,炒 茴香半两 川乌头壹两,炮,去皮、脐

右件为细末,酒煮面糊为圆如梧桐子大。每服贰拾圆,温酒下,空心、食前,日进贰服。忌茶。

草圣圆 治干湿脚气,及下部一切疮痒。

干木瓜 白僵蚕炒去丝觜 荆芥穗 草乌头炮,去皮、尖。已上各等分

右件为细末,面糊为圆如梧桐子大。每服拾圆至拾伍圆,空心,温酒、盐汤任下。

葫芦巴圆 治一切寒湿脚气,腿膝疼痛,行步无力。

葫芦巴酒浸壹宿,肆两 破故纸肆两,炒香

右件为细末。用大木瓜壹枚切顶,去穰,填药在内,满为度,复用顶盖之,用竹签签定,蒸熟。取出,烂研,同前件填不尽药末,搜和为圆如梧桐子大。每服伍拾圆,温酒送下,空心、食前。

赤虎圆 治风湿攻注,脚踝肿痛,或筋脉牵急疼痛。

天南星大者 赤小豆各等分,并生用

右件为细末,面糊为圆如梧桐子大。每服叁拾圆,淡姜汤下,食前。

木瓜圆 治风湿客搏,手足腰膝不能举动。

用木瓜壹枚,去皮、脐,开窍,填吴茱萸壹两,去枝杖,布线系定,蒸熟。细研,入青盐半两,研令匀,圆如梧桐子大。每服肆拾圆,茶、酒任下,以牛膝浸酒服之尤佳,食前。

趁痛散 治寒湿相搏，攻注腰脚，疼痛，行步少力，筋脉拘急。

没药壹两,细研　杜仲壹两半,炒断丝　延胡索壹两　当归壹两,洗,焙　肉桂去粗皮,壹两　萆薢壹两

右件为细末。每服叁钱，温酒调下，空心。

吴茱萸汤 治脚气入腹，闷乱欲死，或腹胀满者。

吴茱萸贰两,汤洗柒次　木瓜壹枚,切

右件用水贰碗，煎至半碗，去滓温服。如人行拾里，再进壹服。或汗，或吐，或泻即瘥，不拘时候。

芎䓖散 治寒湿脚气，肿满疼痛，行步艰难，或发或差，延引岁月，此方神良。

川芎壹两

右件为细末。每服贰钱，取生萝卜自然汁壹盏，用重汤暖令温，空心调服。

除湿圆 治脚气肿满疼痛，行履艰难，大便不通，小便赤涩。

甘遂剉碎,炒黑色　大戟剉碎,炒黑色　威灵仙　赤芍药已上肆味各壹两　防风去芦头,半两　白面半两　干燕脂壹两

右件除白面、燕脂外，并为细末，次研燕脂，同面、诸药研匀，滴水为圆如梧桐子大，晒干，沸汤内煮浮，漉出再晒干。每服贰拾圆至叁拾圆，温熟水送下，或生姜汁浸汤放温送下。忌茶。食前。

铁脚圆 治久新脚气，膝胫肿痛，脚心隐疼，行步艰难。或攻冲作疮，脓血不止。

铁脚威灵仙用醋煮数沸,焙　黑牵牛半生,半炒　金铃子去外皮并核,只取肉入粟米,炒令黄色,去粟米不用　草乌头去皮、尖,用粟米炒令黄色,去粟米不用　陈橘皮去白

右件伍味各等分，为细末，醋煮面糊为圆如梧桐子大。每服拾圆至拾伍圆，空心，用白汤送下，以少点心压之。忌温面并茶。

万灵圆 治干湿脚气，膝胫疼痛，大便秘涩，小便赤黄。

大黄壹两,生用　黑牵牛壹两,炒　破故纸壹两,炒香

右件并为细末。用不蛀皂角壹拾铤，水浸壹宿，揉皂角，去滓，用汁煎成膏，和前药末为圆如梧桐子大。每服拾伍圆，用温熟水送下，空心、临卧。

牵牛圆 治冷气流注，腰疼不能俯仰。

延胡索_{贰两} 破故纸_{炒，贰两} 黑牵牛子_{叁两，炒}

右件为细末，煨大蒜研，搜圆如梧桐子大。每服叁拾圆，煎葱须盐汤送下，食前服。

芸薹散 治风湿毒气攻注腰脚，及遍身疼痛。

甘遂_{麸炒黄色} 木鳖子_{去壳} 芸薹子_{炒。各半两}

右件为细末。每服贰钱，热酒调下，不拘时候。忌甘草壹日。虚人、老人不宜服。

卷柏散 治寒湿脚气肿痛，不能履地。

卷柏_{壹分，盐汤煮壹时，焙} 槟榔_{贰分} 黑牵牛_{壹分，生} 甘遂_{壹分，生}

右件为细末。每服贰钱，煎葱白汤调下。五更初服，至辰巳间取下，如鱼冻相似。当日只吃淡粥。忌甘草壹日。

补骨脂散 治寒湿气滞腰疼，脚膝肿满，行步艰难。

破故纸_{壹两，炒} 黑牵牛_{碾取头末，贰两}

右为细末。每服叁钱，橘皮汤调下，食前，以利为度。

生犀葡萄酒 治脚气疼痛，小便不利。常服，光泽颜色，滋润肠胃。

好葡萄_{壹两} 酸枣仁 黄耆_{去芦头} 天门冬_{去心} 赤茯苓_{去皮，肆味各陆钱} 生犀角_{半两，镑} 独活_{去芦头，肆钱} 大麻仁_{壹两半，研} 五加皮_{陆钱} 防风_{去芦头，肆钱} 牛膝_{壹两，酒浸壹宿}

右件㕮咀，用生绢袋子贮，以无灰好酒捌升同浸，密封。经柒日取出，每食前，暖服壹贰盏。

熏脚气法 用荐荄草壹大把，须是夫妻床上旧者，剉作短段。

置在旧大酒瓶内，用火烧之。以患脚在瓶口上熏脚心，久而脚腿上汗渗出，立效。

防风浴汤 治风湿脚气，气血凝滞，皮肤粗涩，不自润泽。

荆芥穗_{肆两} 苦参 地骨皮 白牵牛 赤小豆_{已上肆味各叁两} 白蒺藜_{炒去刺} 防风_{去芦头} 白僵蚕_{炒去丝嘴} 香白芷 蓖麻叶 杉木 蒴藋叶_{已上柒味各贰两} 木鳖子_{壹两半，去壳，炒令焦黄色} 当归_{洗，焙} 独活_{去芦头} 吴茱萸_{汤洗柒次，已上叁味各壹两}

右件为细末。每用半两，水肆碗，入连根葱白伍茎，擘开同煎至伍柒沸，倾出，入朴硝末贰钱重，搅匀。先熏，候通手淋渫。

石楠汤 淋渫脚气。

大戟 川乌头_{炮，去皮、脐} 顽荆叶 草乌头_{生，去皮、尖} 杜仲_{剉，炒断丝} 川楝子肉 川椒_{去目} 石南叶 藁本_{去土，焙}

右件各等分，咬咀。每用壹两半，水伍升煎叁伍沸，乘热熏洗淋渫，拭干。勿令见风。

七宝散 治经络寒湿，腿臂作痛，屈伸不能。此药舒筋止痛，散风去湿。

晚蚕砂_{微炒，壹升} 蛇床子_{炒，壹升} 肉桂_{去粗皮} 荆芥穗 干荷叶_{已上叁味各叁两} 藁本_{去土，壹两半} 川乌头_{炮，去皮、脐，壹两}

右件咬咀。药贰两，水伍升，入葱、椒同煎，去滓，淋渫。

天仙散 治遍身麻木，腰脚疼痛，筋急骨疼。

天仙子 草乌头_{生，去皮、尖} 蛇床子 牡蛎_煅 干姜_{炮。已上伍味各叁两}

右件咬咀。平分作两次，每用水伍升，煎伍柒沸，去滓，淋渫，以被盖之，汗出是验。

双萸散 治寒湿脚气，淋渫立效。

金毛狗脊_{去毛} 吴茱萸_{生用} 山茱萸_{生用} 木鳖子_{去壳，肆味各壹两}

右件咬咀，分作肆次用。每用水伍碗，煎数沸，乘热先熏，后去滓淋渫。

鹭鹚藤散 淋渫腿膝疼痛。

鹭鹚藤 苏方木

右件各等分，咬咀，入定粉少许。每用壹两，水伍碗，煎数沸，乘热先熏，候通手即洗。

熨痛膏 治寒湿客搏经络，四肢骨节疼痛。

干姜炮　大麦炒，各贰两

右件为细末。每用壹两，以童子小便半升同熬成膏，稀稠得所，趁热用篦子摊上痛处，纸盖，以帛子包裹，系定，烧新瓦片，厚以纸裹，熨药上，令干透。

秘涩方壹拾道 小便秘涩附

滋肠五仁圆 治老人及气血不足人，大肠闭滞，传导艰难。

桃仁壹两　杏仁壹两，麸炒，去皮、尖　柏子仁半两　松子仁半两　郁李仁壹钱，麸炒　陈橘皮肆两，别为末

右共将伍仁别研为膏，合橘皮末同研匀，炼蜜为圆如梧桐子大。每服叁拾圆至伍拾圆，食前，米饮下。更看虚实加减。

麻仁圆 治大便秘涩。

麻仁壹两，别研　杏仁去皮、尖，麸炒，贰钱半　枳实去瓤，麸炒，半两　白芍药半两　黑牵牛壹两柒钱半，微炒

右件为细末，滴水为圆如梧桐子大。每服伍拾圆，温熟水送下，食前。

透关散 治脏腑热实，大便不通，腹胁妨闷，脉息数实。

大黄壹两，剉碎　槟榔壹两　木香半两　芒硝壹两　黄芩半两　枳壳壹两，炒微黄色，去瓤

右件㕮咀。每服肆钱，水壹盏，入生姜叁片，葱白柒寸，煎至陆分。去滓，不拘时候。未利再服。

润肠汤 治大便秘涩，连日不通。

麻子仁壹钱半，细研，用水浸，滤去皮，取浓汁　脂麻半盏，微炒，研，用水浸，取浓汁　桃仁汤浸，去皮、尖，麸炒黄熟，取壹两，研如泥　荆芥穗捣末，壹两

右件煎数沸，入盐少许，如煎茶不得煎过。恣意饮之，以利为度，食前。

通秘散 治风秘，大便秘涩。

香白芷 不以多少，焙干

右为细末。每服贰钱，蜜少许，温米饮调下，连进贰服即通，食前。

霹雳煎 治气虚人大便秘涩不通，或已服润肠药未通者。

右用沙蜜煎炼，熬成膏如饧相似，蛤粉涂手指搓成铤子。纴于谷道中。

车前散 除下焦留热，小便不通，淋涩作痛。已下小便秘涩方。

槟榔　木通　陈橘皮 去白　赤芍药　车前子　赤茯苓 去皮　当归 洗，焙　滑石　石苇 炙，去毛。已上玖味各壹两

右件咬咀。每服伍钱，水贰盏，煎至壹盏。去滓，食前，以利为度，未利再服。

忘忧散 治心经蓄热，小便赤涩不通，淋沥作痛。

琥珀 不以多少

右为细末。每服半钱，浓煎萱草根汤调下，食前。

圣饼子 治小便不通。

黄连末 半两　巴豆 半两，去壳不去油

右件同捣为膏，捻作饼子，大小厚薄如钱。先以葱汁拌盐，滴在脐内，次以饼子盖之，上用大艾炷于饼上，炙贰柒壮，再换饼子重炙，以利为度。

矾石散 治小便不通，脐腹急胀。

白矾 不以多少，研令细

右用水和面，条作圈子，围脐眼高壹寸许，内安矾末，以冷水逐旋滴矾末上，令湿透，更以水滴，觉内冷透，即小便通。

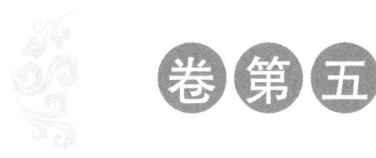

一切气方贰拾伍道

荜澄茄大圆 治男子妇人心腹胀痛，口吐酸水，吃食无味，一切气疾，并宜服之。

荜澄茄　白豆蔻仁　肉豆蔻_{面裹，煨香}　草豆蔻仁　木香　丁香　白术　缩砂仁　红豆　肉桂_{去粗皮}　益智仁　诃子_{煨，去核}　人参_{去芦头}　白茯苓_{去皮}　附子_{炮，去皮、脐}　茴香_炒　槟榔　胡椒　干姜_炮　阿魏_{面裹煨，去面。已上贰拾味各壹两}　青橘皮_{去白，贰两}　陈橘皮_{去白，贰两}　甘草_{肆两，炙}

右件为细末，炼蜜为圆，每壹两作壹拾圆。每服壹圆，细嚼，温酒或盐汤下，妇人艾醋汤下。空心、食前。

丁香平气圆 治气刺气闷，中酒恶心，呕吐不定。

肉桂_{伍两，去粗皮}　丁香_{叁两}　人参_{去芦头}　肉豆蔻_{面裹煨熟}　青橘皮_{去白}　陈橘皮_{去白。已上肆味各壹两半}　白茯苓_{贰两，去皮}　缩砂仁_{贰两}　白豆蔻仁_{叁分}　桔梗_{去芦头，贰两半}　甘草_{炙，贰两半}　木香_{半两}

右件为细末，炼蜜为圆，每壹两作壹拾圆。每服壹圆，细嚼，生姜陈橘皮汤下。如妇人心腹痛，当归酒下。食前。

阿魏理中圆 治一切冷气攻刺疼痛，心腹胀满，胃冷吐逆，脐腹撮痛。

阿魏_{壹分，用面贰匙，醋和阿魏作饼子，炙令黄}　京三棱_{煨，切}　蓬莪茂_{煨，切}　青橘皮_{去白}　陈橘皮_{去白}　甘草_炙　干姜_炮　干木瓜　肉桂_{去粗皮}　白术_{已上玖味各壹两半}

右件为细末，面糊为圆，每壹两作壹拾伍圆，朱砂为衣。每服壹圆，细嚼，生姜、木瓜盐汤下。如妇人血气攻刺，煎干姜当归汤嚼下。食前。

大橘皮圆 治中寒气痞，饮食不下。

陈橘皮去白，壹斤　生姜洗净，不去皮，切，焙干，壹斤　丁香　人参去芦头　甘草炙。已上叁味各肆两　神曲微炒，贰两　麦蘖微炒，贰两

右件为细末，炼蜜为圆，每壹两作壹拾圆。每服壹圆，煎生姜橘皮汤化下，食空。

通气圆 宽中导气，治噎塞满闷，腹胁胀急，小肠气痛。

丁香皮　黑牵牛各伍两　京三棱炮、切　蓬莪茂炮、切　青橘皮去白　陈橘皮去白　白术　益智仁各贰两　茴香炒　萝卜子炒　缩砂仁　枳壳去穰、麸炒。各壹两

右件为细末，面糊为圆如梧桐子大。每服贰拾圆至叁拾圆，萝卜汤下，食后。

麝香宽中圆 治中脘不快，胸膈痞闷，呕逆恶心，腹胁刺痛，不思饮食。

沉香肆钱，细剉　香附子去毛，炒，贰两　缩砂仁壹两半　甘松洗去土，贰两　姜黄贰两　木香半两　陈橘皮去白，贰两　甘草壹两，炙　白檀香壹两，剉细令取末　麝香贰钱，别研

右件为细末，次入麝香研匀，熬甘草膏子为圆如梧桐子大。每服叁伍圆，嚼细，沸汤下，不拘时候。

导气圆 宣壅导气，除胀满，利大肠。

大黄肆两，湿纸裹煨　蝎梢去毒，炒，壹两　青橘皮去白，壹两　胡椒肆拾粒　陈橘皮去白，壹两　黑牵牛拾贰两，取头末肆两　茴香壹两，微炒　干姜壹两，炮　甘草炙，壹两　阿魏半钱，用稀面少许和作饼子，捏干，油煎黄色

右件为细末，蒸木瓜搜匀为圆如绿豆大。每服贰拾圆，温盐汤送下，不拘时候。量虚实加减服。

木香顺气圆 治脏腑停滞，气结不散，腹胁膨胀，脐腹作疼，流注腰脚，沉重疼痛，胸膈痞满，不思饮食。

全蝎去毒，微炒　茴香微炒　肉豆蔻面裹煨热　木香　胡椒已上伍味各壹两　姜黄贰钱　青橘皮去白，焙，贰钱　萝卜子肆两，炒

右件为细末，生姜自然汁壹半、好酒壹半，和匀，煮面糊为圆如梧桐子大。每服贰拾圆，煎紫苏橘皮汤送下，食后。

推气圆　治三焦痞塞，气不升降，胸腹胀满，大便秘涩，小便赤黄。

槟榔　枳实小者，去穰　陈橘皮去白　黄芩　大黄　黑牵牛已上陆味各等分，并生用

右件为细末，炼蜜为圆如梧桐子大。临卧，温熟水下壹百圆。更量虚实加减。

丁香五辛圆　温中暖胃，止吐逆，进食消痰。

丁香　木香　干姜炮。叁味各壹两　胡椒叁两　半夏贰两，汤洗柒遍，焙

右件为细末，生姜自然汁煮糊和圆如梧桐子大。每服叁拾圆至伍拾圆，生姜汤下，不拘时候。

丁沉圆　治胸膈痞闷，呕逆恶心，腹胁胀满。

丁香贰两　沉香壹两　人参去芦头，半两　肉豆蔻壹拾枚，面裹煨熟

右件为细末，用甘草拾两，捶碎，入水壹斗，揉尽去滓，熬成膏子为圆如梧桐子大。每服叁拾圆，生姜汤送下，不拘时候。

消胀圆　快气宽中，除腹胀，消宿食。

木香　槟榔　黑牵牛炒　萝卜子微炒，各等分

右件为细末，滴水圆如梧桐子大。每服叁拾圆，煎生姜萝卜汤下，食后。

黑圆子　治胸膈痞塞，心腹坚胀，气积气块，大小便不通。

黑牵牛　天门冬去心，各等分，生用

右件为末，滴水和圆如梧桐子大。每服伍拾圆，温熟水送下，食后。

流气饮子　治男子妇人五脏不调，三焦气壅，心胸痞满，噎塞不通，腹胁膨胀，呕吐不食。又治上气喘急，咳嗽涎盛，面目虚浮，四肢肿满，大便秘滞，小便不通。及治忧思太过，致阴阳之气郁结不散，壅

滞成疾。又治伤寒，才觉得疾便服此药，升降阴阳，汗出立愈。大治脚气肿痛，喘急腹满，大便不通。及气攻肩背胁肋，走注刺痛，并皆治之。

陈橘皮_{去白，贰斤} 青橘皮_{去白} 紫苏_{连枝叶用} 厚朴_{去粗皮，生姜汁制壹宿，炒} 香附子_{炒去毛} 甘草_{炙，已上伍味各壹斤} 木通_{捌两} 大腹皮 丁香皮 蓬莪茂_{煨、切} 草果子仁 木香 槟榔 肉桂_{去粗皮} 藿香_{去土，捌味各陆两} 麦门冬_{去心} 人参_{去芦头} 白术 干木瓜 赤茯苓_{去皮} 石菖蒲 香白芷_{已上柒味各肆两} 半夏_{贰两，汤洗柒遍，焙}

右件㕮咀。每服称半两，水壹大盏，生姜叁片，枣壹枚擘破，同煎至柒分。去滓热服，不拘时候。如心脾疼，入菖蒲伍片同煎；如妇人血气病，入艾醋同煎；伤寒头痛，发热咳嗽，入连根葱白叁寸同煎；五膈气病，入陈橘皮少许同煎；心中忪忪，入麦门冬子数粒同煎；如脏腑利，入粳米壹撮同煎。并不拘时候。

木香煮散 理一切滞气，宽膈消痰。治呕逆恶心，腹胁胀满。

紫苏叶 青橘皮_{去白} 当归_{洗，焙} 白芍药 乌药 白茯苓_{去皮} 桔梗_{去芦头} 半夏_{汤洗柒次，焙} 川芎 黄耆_{蜜炙} 防风_{洗，去芦头称} 甘草_炙 陈橘皮_{去白} 枳壳_{麸炒，去穰} 大腹皮_{已上壹拾伍味各壹两}

右件㕮咀。每服伍钱，水贰盏，生姜伍片，大枣壹枚，煎至壹盏。去滓温服，食前。

沉香散 治中脘气塞，元脏虚冷，胸膈痞闷，脐腹疼痛，气噎不快，绕脐虚鸣，呕吐酸水，泄利虚滑，心痛气刺，手足逆冷，倦怠少力，不美饮食，口苦舌涩，呕逆恶心，噫气吞酸，胁肋疼痛，喘满气逆，小便频数。又治妇人脾血冷气，发作不常及中恶腹痛，蛊毒疰忤，悉皆治之。

乌药_{叁两，炒} 沉香 木香 人参_{去芦头} 白术 白茯苓_{去皮} 甘草_{炙。已上陆味各壹两} 丁香 檀香 白豆蔻 青橘皮_{去白炒。已上肆味各半两} 京三棱_{煨、切} 蓬莪茂_{煨、切} 香附子_{炒去毛，已上叁味各壹两半}

右件为细末。每服叁钱，水壹盏，生姜贰片，枣壹枚，同煎至柒分，入盐少许。热服，或热酒调下，空心服。大能御邪正气，调中进食，辟雾露岚湿之气。

十膈汤 治惊扰气滞，冷热不调。或饮食过伤，停积不散，上喘痰嗽，心胸噎塞，渐至羸瘦。

人参去芦头　白茯苓去皮　厚朴去皮，姜汁涂炙　枳壳去瓤，麸炒　肉桂去粗皮　甘草炙　神曲炒黄　诃子煨，去核　白术　陈橘皮去白　干姜炮　京三棱煨、切，已上拾贰味各壹两　槟榔壹分　木香壹分

右件咬咀。每服叁钱，水壹盏，生姜叁片，枣贰枚，盐少许，同煎至捌分。去滓热服，食前。

三香正气散 疗阴多阳少，手足厥冷，气刺气滞，胸膈噎塞，胁肋膨胀，心下坚痞，吐利咳逆，呕哕酸水，惰[1]嗜卧，不思饮食。

木香半两　丁香半两　香附子炒去毛，贰两　陈橘皮去白　益智仁　甘草炒　缩砂仁　厚朴去粗皮，生姜汁制，各壹两半　乌药　干姜炮　丁香皮　蓬莪茂炮，已上肆味各壹两

右件为细末。每服叁钱，水壹盏，生姜叁片，枣壹枚，同煎至柒分。热服，不拘时候。

顺气散 治男子妇人气血衰弱，虚风攻注肌体、头面，肩背刺痛，手脚蜷挛，口面㖞斜，半身不遂，头目旋晕，痰涎壅盛，语言謇涩，行步艰辛，心忪气短。客风所凑，四肢拘急，鼻塞头疼。或脾气不和，心腹刺痛，胸膈不快，少力多困，精神不爽，可思饮食，呕逆恶心，霍乱吐泻。及胎前产后，但是气虚百病，并宜服之。常服，调荣卫，进饮食，去虚风，行滞气。

乌药壹拾两，剉细　麻黄去根、节，叁两　枳壳叁两，麸炒，去瓤　桔梗去芦头　香白芷　川芎　甘草炙　白术　陈橘皮去白，已上陆味各伍两　人参去芦头，壹两　干姜炮，壹两半

右件为细末。每服叁钱，水壹盏，生姜贰片，枣子壹枚，煎至捌

---

[1] 惰：原作"堕"。当为"惰"字音误，改为正字。

分。空心、食前，温服。如伤风，鼻塞头疼，入葱白叁寸，薄荷伍叶同煎；妇人血气，入当归少许同煎。

丁香养气汤 治一切气。温中，益胃，进食，除心腹诸痛，理呕逆不止。

高良姜 肆两，炒　丁香　丁香皮　干姜 炮　益智仁　缩砂仁　赤茯苓 去皮　肉桂 去粗皮，已上柒味各贰两　甘草 炙，贰两半　青橘皮 去白　陈橘皮 去白　红豆 已上叁味各壹两

右件为细末。每服入盐壹捻，沸汤点服，空心、食前。

分气汤 治气注胁肋刺痛，服诸药无效，经岁月不已者。

甘草 炙　干姜 炮　熟干地黄 洗，焙　白茯苓 去皮　当归 洗，焙　细辛 去叶、土　白芍药　吴茱萸 汤洗柒次，炒　肉桂 去粗皮，玖味各叁钱　山栀子仁 陆枚

右件㕮咀。每服叁钱，水壹盏，羊脂壹小片，同煎至陆分。去滓温服，食前。

不换金散 治一切气，调阴阳，止吐利，疗寒热，截伤寒。

厚朴 去粗皮，肆两，姜汁浸壹宿　陈橘皮 去白　甘草 炙　藿香叶 去土　苍术 米泔浸壹宿，焙　半夏 汤洗柒遍，焙干，为末，生姜汁搜和作饼子，炙令黄色　草果子仁 已上柒味各贰两　人参 去芦头，壹两半

右件㕮咀。每服叁钱，水壹盏，生姜叁片，枣壹枚，煎至柒分。去滓温服。

白豆蔻散 治脾胃不和，中脘痞闷，气不升降，痰逆恶心，不思饮食。

沉香 叁分　缩砂仁 微炒　白豆蔻仁 微炒　干生姜 已上叁味各壹两　木香　人参 去芦头　白术　白茯苓 去皮　丁香 已上伍味各半两

右件为细末。每服贰钱，水壹盏，入盐壹捻，生姜叁片，煎至柒分。热服，或用盐汤点亦得，食前。

五辛宽膈汤 调顺三焦，升降滞气。治久寒积冷，心腹刺痛，胁肋胀满，呕吐恶心，噫醋吞酸，困倦减食。

丁香　檀香　胡椒叁味各半两　桔梗去芦头，贰两　干姜炮，叁两半　缩砂仁贰两　甘草炙，肆两　陈橘皮去白，半两

右件为细末。每服贰钱，入盐壹捻，沸汤点服，不拘时候。

双枣汤　治脾胃不和，胸膈不快，饮食停滞，气不升降，腹胁胀痛，呕逆恶心，并宜服之。

香附子去毛，捌两　青橘皮去白，炒令黄，陆两　甘草炙，半两

右为细末。每服贰钱，枣贰枚，水壹盏，煎至柒分。或入盐汤点亦得，食前。

积聚方壹拾贰道

丁红圆　治停滞不消，胸膈痞满，心腹疼痛，呕逆咽酸。常服，磨积破块，消酒食毒。

丁香　木香　五灵脂去砂石　京三棱煨　蓬莪茂炮　茴香已上陆味各半两　干漆叁分，炒烟出　胡椒肆钱　槟榔贰枚　青橘皮去瓤，壹两　陈橘皮去白，壹两　巴豆春夏肆拾贰粒，秋冬各壹佰粒，去壳，将二橘皮同巴豆一处炒，令巴豆黑色，不用巴豆，只用橘皮

右件为细末，用硇砂贰钱，酒浸去砂石，入醋壹盏，面壹两，煮糊为圆如梧桐子大，朱砂、麝香为衣。每服贰圆至叁圆，生姜汤或温酒送下，食后。

软犀圆　治久虚沉积，心腹撮痛，肠滑下利，脏腑不固，日渐羸弱。

沉香壹分　檀香壹分　丁香　木香　肉豆蔻面裹，煨熟　槟榔已上肆味各半两，陆味同为细末　巴豆贰拾粒，去壳　杏仁贰拾壹枚，去皮、尖　白丁香壹字　鹰粪白壹字　百草霜壹两

右件除前沉香等陆味外，将后巴豆等伍味用铁铫子内慢火炒至大烟出，无令太过、不及，候得所，用壹瓷盏密盖，放冷壹宿，研细。与前药末相和，再和研匀，用黄蜡壹两半，麻油壹分，同炼熔和药成剂。每服旋圆如绿豆大拾圆至叁拾圆，生姜汤送下，食后，临卧。

五积圆 治五种膈气，中脘痞闷，噎塞不通，饮食减少。及积聚癖块，心腹作痛，一切沉积，并皆治之。

沉香半两　木香半两　当归洗，焙，半两　附子炮，去皮、脐，半两　青橘皮去白，半两　丁香壹分　大黄半两，酒浸湿纸裹，炮　缩砂仁壹两　半夏半两，汤洗柒次，后以生姜制曲　陈橘皮去白，半两　京三棱半两，炮　蓬莪茂半两，炮　槟榔壹分，剉　胆矾半两，别研　细松烟墨半两，烧留性

右件除胆矾外，并为细末，用肥枣伍拾枚，去皮、核，入米醋贰升，煮枣令烂。次下胆矾末，煮少时，与前药同和为圆如麻子大。每服贰拾圆，加至叁拾圆，橘皮汤送下，食后、临睡。

削坚圆 治五积六聚，气结成块，食积癖瘕，心腹胀满，瘦悴少食。

鳖甲醋浸两宿，去裙襕，更醮醋炙黄色，取末称　京三棱剉如小枣大，好醋浸两宿，焙干，取末称　干漆捣碎，炒令烟出，捣细取末称，叁味各贰两半　沉香半两　乳香贰钱半，别研　槟榔　木香　干姜炮　没药别研　肉桂去粗皮　细松烟墨烧去胶　胡椒　萝卜子　干蝎微炒，去毒　硇砂通明者，为末，重汤飞炼，别研，已上拾味各半两　粉霜贰钱半，别研　轻粉贰钱半

右件为细末，拌匀，用好醋煮薄面糊为圆如小绿豆大。每服贰拾圆，淡醋煎生姜汤下，日贰服，夜壹服。如未利渐加，微利即减。

小沉香圆 治五积气滞，腹满胀痛，吐逆噎塞，胸膈痞闷，吞酸呕哕，面黄羸瘦，脾胃气弱，不能克化水谷，痰饮癖块，发歇疼痛，不思饮食。

青橘皮去白　陈橘皮去白　缩砂仁　木香　京三棱炮　蓬莪茂炮。已上伍味[1]各半两　丁香皮陆钱　乌梅去核，焙干，贰两　巴豆叁拾粒，不去皮、油　硇砂别研　肉桂去粗皮，贰味各壹分

右件为细末，面糊为圆如绿豆大。每服拾伍圆，生姜汤送下，食后。

异方红圆子 治一切积聚，心腹疼痛，妇人血气攻注。常服消酒

---

[1] 伍味：以上应当是"陆味"。

食，破积气。

沉香　硇砂别研　使君子去壳　蓬莪茂炮，切　京三棱炮，醋浸过　朱砂别研　木香已上柒味各壹分　槟榔壹枚，大者　肉豆蔻壹枚，大者　母丁香伍粒　巴豆贰拾粒，肥好者，去皮、心、膜，不出油，研　黑牵牛壹两，炒熟，取末半两入药，余者不用　荜澄茄壹分

右件为细末，面糊为圆如绿豆大，朱砂为衣。每服叁圆，茴香汤下；欲微利，加至伍柒圆。食后。

木香槟榔煎　治脾积气块走注，胸膈攻刺，口吐清水。

木香壹两　槟榔柒枚　干漆半两，炒烟尽为度　硇砂半两，别研　肉豆蔻伍枚　胡椒肆拾玖粒，炒　肉桂去粗皮，壹两

右件为细末，次入硇砂，和匀，炼蜜为圆如梧桐子大。每服伍圆或柒圆，陈橘皮汤送下，食后。

酒积圆　治酒癖不消，心腹胀闷，噫酢吞酸，哕逆不食，胁肋刺痛。

神曲炒　麦蘖各壹钱。炒　硇砂壹字，别研　白面肆两　巴豆陆拾粒，取霜　黄连壹字

右件为细末，沸汤和圆如梧桐子大。每服叁圆，嚼煨生姜，温酒下，食后。

消积三棱煎　治脾胃虚弱，少食多伤，五积六聚，气块疼痛。

沉香壹两，为末　槟榔壹两，为末　京三棱　蓬莪茂　乌梅肉焙干为末。叁味各贰两

右将京三棱、蓬莪茂贰味剉碎，用酸醋浸壹宿，取出，焙干为末，入沉香等拌匀。每称药末壹两，用肥巴豆拾伍枚，去皮、心、膜，细研，以竹纸裹压数次，去油取霜，与前项药末壹两再研匀，醋煮稀糊为圆如梧桐子大。每服拾圆，温生姜汤下，食后。

消食圆　消食化积。治久痢，心腹痛，胸膈不快，腹胀，不思饮食。

乌梅肉厚者伍拾枚，捶破，炒焦黄色　巴豆伍拾粒，生用去皮、壳　胡椒贰

百粒　**吴茱萸**汤洗柒次，壹两　**肉桂**去粗皮，半两

右件为细末，浓磨细松烟墨，水浸蒸饼，和剂令匀，圆如绿豆大。每服伍柒圆，温熟水送下。如心腹痛，醋汤下，食后。

乌金饼子　治坚瘕积块，状如覆杯，腹痛不食。及治妇人血气刺痛。

干漆壹两，炒烟出，为末　**没药**壹分　**硇砂**壹钱

右为细末，枣肉和圆如梧桐子大，作饼子。每服叁饼子，男子盐汤、妇人醋汤下，食后。

金宝神丹　治诸积癖块，攻刺心腹，下利赤白。及妇人崩中漏下，一切虚冷之疾。尤治饮食过多，脏腑滑泄，久积久利，并皆治之。

青礞石半斤，捣罗过，用硝石贰两，细研，于坩埚内铺头盖底按实，用圆瓦覆口，用炭贰拾斤煨之，取出，入赤石脂贰两，同研极细

右件滴水圆如小鸡头大，候干再入坩埚内，用少火煅红收之。每有虚冷病，服壹圆至贰叁圆，空心，温水送下，以少食压之。久病泄泻，加至伍柒，或拾圆亦不妨。

心腹痛方贰拾贰道

赐方五香汤　治积寒攻冲，腹胁疼痛。

木香　**沉香**　**滴乳香**别研　**藿香叶**去土　**吴茱萸**汤洗柒次。已上伍味各叁两　**麝香**壹两，别研

右件除乳香、麝香外，为咬咀，以水伍升煮取贰升，去滓，入二香，煎令再沸，分叁服。

壹方：寒热头痛，加升麻、独活；四肢不举，无力口干，加桑寄生、连翘；两胁胀痛，加射干、大黄；小便不利，加通草。其大黄看虚实加减。不拘时候。

却痛散　治冷气攻心，痛不可忍者。

五灵脂去砂石　**蒲黄**炒赤色。贰味各壹两半　**当归**洗，焙　**肉桂**去粗皮

石菖蒲　木香　胡椒伍味各壹两　川乌头炮，去皮、脐，叁两

右件并为细末。每服贰钱，醋壹盏，盐半钱，同煎至伍分，热服，不拘时候。

良姜散　治停寒积冷，心腹撮痛。

高良姜壹斤，用好油熬热，旋下，渫令赤色，用麸皮揩去油，细剉　丁香叁两　甘草叁两，炙赤色，剉　人参去芦头，贰两半　胡椒壹两　荜拨半两

右件为细末。每服贰钱，入盐少许，沸汤点服，食前。

一捻金散　治久新心气痛，呕吐清痰。

胡椒壹两贰钱半　肉桂去粗皮，壹两　高良姜半两　干姜半两

右件为细末。每服贰钱，夏月冷酒调下；冬月温酒或米饮调下，不拘时候。

盐煎散　治冷气攻冲，心腹撮痛。

川楝子麸炒，去核　青橘皮去白　草乌头炮，去皮、脐

右件为细末。每服贰钱，水壹盏，入盐少许，煎至陆分，温服，食前。

胜金散　治腹胁胀满，心腹作痛。

当归洗，焙　延胡索　五灵脂去砂石，各壹两

右件为细末。每服叁钱，水壹盏，酒叁分，同煎至捌分。温服，食前。

立安散　治脾疼正发，服之即止。

穿山甲不以多少，用温水洗去元着肉皮膜，好酽醋浸，炙令焦

右件为细末。每发时，烂剉薤白壹茎，抄药壹钱，热酒调下，食后。

鸡舌香散　治脾受寒湿，时发疼痛。

高良姜肆两，好油肆两，焙令紫色

右捣为细末。每服壹钱，入盐壹捻，沸汤点服，空心、食前。

独效散　治伤冷心脾，疼不可忍者。

光明沥青不以多少

右件为细末。每服壹钱，先以冷米醋调成膏，复用热米醋调开服，

不拘时候。

姜黄散 治九种心痛，发动无时，及虫痛不可忍者。

姜黄叁分　槟榔半两　干漆捣碎，炒令烟出，称半两　石灰捣末，炒令黄色，称壹两

右件为细末。每服贰钱，温酒调下，不拘时候。

克效散 治男子妇人九种心痛。

芫花　狼毒各壹两，同用米醋壹升半，入银石器内，熬干为度

右件为细末。每服半钱，葱酒调下，不拘时候。忌甘草叁日。

沉香大圆 治男子妇人脾气虚弱，腹胀满闷，脐下刺痛。

沉香壹分，细到　木香　川楝子肉炒　茴香炒　肉桂去粗皮　附子炮，去皮、脐　青橘皮去白　硇砂研　雄黄光明者，别研。捌味各半两

右件为细末，酒煮面糊为圆，每壹两作壹拾圆，朱砂为衣。每服壹圆，细嚼，热酒或盐汤送下。妇人脐下刺痛，烧绵灰酒送下，食空。

拈痛圆 治沉寒积冷，心腹疼痛，胁肋䐜胀，吐利自汗，甚者气奔，心胸大痛不止，痛极辄致暴绝，口噤戴目，不能语言。及伤寒阴证，手足逆冷，脐腹筑痛，吐利不止，脉息沉细，并宜服之。

附子炮，去皮、脐　川乌头大者，炮，去皮、脐　胡椒　干姜炮　高良姜　肉桂去粗皮　荜拨　当归洗，焙　吴茱萸汤洗柒遍，焙干，微炒，玖味各等分

右件为细末，酒煮面糊为圆如梧桐子大。每服伍拾圆，炒生姜盐汤送下，不拘时候。

石菖蒲圆 治心脾虚冷，气滞不散，时发疼痛。

石菖蒲　香附子炒　陈橘皮去白　高良姜到如骰子大，滴油炒紫色　半夏曲已上伍味各壹两　远志去心　白豆蔻仁　蓬莪茂煨香，切，叁味各半两

右件为细末，用神曲末叁两煮糊为圆如梧桐子大。每服叁拾圆，生姜米饮送下。心痛，醋汤下。食前。

五香如圣圆 治心腹疼痛。

木香　沉香　藿香叶去土　乳香别研　麝香别研。已上伍味各壹两　巴

豆壹拾枚，去壳　　陈橘皮壹两，同巴豆炒令烟尽，去巴豆不用

右件为细末，煮面糊为圆如绿豆大。每服拾圆至贰拾圆，温熟水送下，不拘时候。

神捷圆　治急心痛不可忍，浑身、手足厥逆，呕吐冷沫。

吴茱萸汤洗柒次　　干姜炮　　肉桂去粗皮　　蓬莪茂煨香，切　　附子炮，去皮、脐　　川芎已上陆味各等分

右件为细末，醋煮面糊为圆如梧桐子大。每服伍拾圆，熟醋汤送下，食前。

除痛圆　治中焦积寒，心腹疼痛，呕哕清水，自汗短气。

木香　　乳香别研　　沉香　　藿香叶去土　　肉桂去粗皮　　青橘皮去白　　枳实麸炒，去穣　　吴茱萸汤洗柒次　　京三棱煨香，切　　蓬莪茂煨香，切。已上拾味各半两　　黑牵牛肆两，取壹出细末壹两半，余者不用　　麝香壹钱半，别研　　陈橘皮去白，半两，剉，用巴豆去壳贰两，炒令紫色，去巴豆不用

右件为细末，入麝香、乳香研匀，水煮面糊为圆如梧桐子大。每服伍拾圆，温生姜汤下，食后。更量虚实加减。

愈痛圆　治心腹作痛，往来无定，及小肠疝气等疾。

雷元　　石菖蒲　　姜黄叁味各壹两　　五灵脂去砂石　　槟榔贰味各半两　　延胡索叁钱　　茴香炒　　胡椒贰味各贰钱　　蝎梢去毒，微炒　　斑猫麸炒黄色，去头、足、翅。贰味各贰拾壹枚　　没药壹分，别研　　巴豆壹百粒，不去油，别研

右件为细末，入巴豆和匀，醋煮面糊为圆如绿豆大，朱砂为衣。每服叁圆，热醋汤送下。如小肠气，热酒调灯心灰下，食后。

透红圆　治脾疼翻胃，膈气，水泻积痢，及妇人血气刺痛，皆可服之。

缩砂仁壹百粒　　杏仁壹百粒，去皮、尖　　巴豆伍拾粒，去皮膜，取霜　　坯子燕脂壹钱，别研　　川芎壹两，剉碎

右件为细末，次入杏仁、巴豆、燕脂研匀，汤泡雪糕糊圆如梧桐子大。大人每服两圆。小儿圆作黍米大，每服叁圆。脾疼，石菖蒲汤下；妇人血气刺痛，醋汤下；翻胃膈气，丁香汤下；水泻，倒流水下；赤痢，

甘草汤下；白痢，干姜汤下；赤白痢，甘草干姜汤下。并空心、食前。

麝香圆 温中快气，消化宿食。治心腹冷疼，男子小肠气，妇人血气，攻注疼痛。

麝香壹钱，别研　胡椒壹两　木香　巴豆肆钱，去皮、心，研　全蝎肆钱，去毒，微炒

右件为细末，汤浸蒸饼圆如绿豆大。每服叁圆，心腹痛，煨姜汤下；妇人血气痛，炒生姜醋汤下；小肠气腹胁攻痛，茴香汤下。常服，消酒化食，温熟水送下，不拘时候。

蠲毒圆 治九种心痛。

巴豆壹粒，取霜　斑猫贰枚，去翅、足　丁香柒枚　胡椒肆拾玖粒

右件为细末，烂饭圆如小绿豆大，朱砂为衣。每服贰圆，温醋汤送下，不拘时候。

灵脂圆 治一切心腹痛及小肠气。

巴豆去皮、膜，纸裹出尽油　干姜炮　五灵脂去砂石，各贰钱

右件为细末，醋煮面糊为圆如粟米大。每服伍圆，醋汤下。实者，每服拾圆。不拘时候。

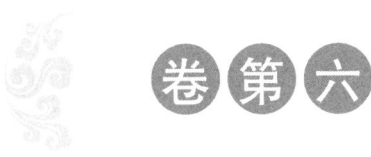

脾胃方陆拾壹道

大养脾圆 治脾胃久虚，不进饮食，胸膈痞闷，腹胁膨胀，呕吐不止，倦怠嗜卧，及大病之后气血虚羸，胃弱少食，并宜服之。

人参去芦头　白术　附子炮，去皮、脐　荜拨　红豆　胡椒　诃子煨，去核　缩砂仁　白豆蔻仁　肉豆蔻面裹煨熟。已上壹拾味各壹两　白茯苓去皮，半两　丁香半两　干姜炮，贰两　肉桂去粗皮，贰两　厚朴去皮，姜制，壹两半　甘草炙，壹两半

右件为细末，炼蜜为圆，每壹两作壹拾圆。每服壹圆，白汤化下，或水煎伍柒沸亦得，空心、食前。

大建脾圆 调中养气，和胃建脾。治中焦积寒，胸膈气痞，呕逆恶心，腹胁疼痛，脏腑虚滑，饮食多伤，困倦少力，肢体怠惰。

肉桂去粗皮　厚朴去粗皮，细剉，用生姜壹两，切作片子，同淹壹宿，炒令香熟　干姜炮　甘草炙。已上肆味各壹两　肉豆蔻面裹煨熟　附子炮，去皮、脐　丁香　胡椒　木香　荜拨　神曲炒　白茯苓去皮　白术　麦蘖炒　人参去芦头　白豆蔻已上壹拾贰味各半两　诃子煨，去核，贰钱半

右件为细末，炼蜜为圆，每壹两作壹拾圆。每服壹圆，细嚼，温米饮送下，食前。

补脾圆 治中焦不和，脾胃虚弱，心腹冷痛，泄利不时，不思饮食，呕吐痰逆，面色痿黄，肌肉消瘦，怠惰嗜卧，噎塞不通。

丁香　人参去芦头　胡椒　木香　茴香　肉桂去粗皮　干姜炮　附子炮，去皮、脐　缩砂仁已上玖味各壹两　神曲炒　大麦蘖炒　木瓜切，焙　甘草炒　白术　乌梅肉炒。已上陆味各□□

右件为细末,炼蜜为圆,每壹两作壹拾圆。每服壹圆,细嚼,米饮送下,食前。

沉香养脾圆 益脾养胃,助气温中,进饮食,疗吐利。药性和平,不燥不热,但是脾胃虚弱诸疾,悉宜服之。

沉香_{半两} 木香_{半两} 缩砂仁_{壹两半} 丁香 白术 肉豆蔻_{面裹煨香熟} 人参_{去芦头} 甘草_炙 干姜_炮。已上陆味各壹两

右件为细末,炼蜜为圆,每壹两作壹拾圆。每服壹圆或贰圆,细嚼,熟水下,不拘时候。

人参冲和圆 治脾经受冷,心腹疼痛,呕逆中满,不进饮食。兼因伤冷作泻,并皆治之。

人参_{去芦头} 白术 大麦蘖_炒 陈橘皮_{汤浸,去白} 干姜_炮 甘草_炙。已上陆味各贰两 青橘皮_{汤浸,去白} 神曲_{先捣细,炒香}。贰味各壹两

右件为细末,炼蜜为圆,每壹两作壹拾圆。每服壹圆,细嚼,浓煎枣汤下,食前。常服,大进饮食,消谷散滞。每服壹圆,水壹盏煎至柒分,温服亦得。如脾胃虚弱,不进饮食,大便溏泄,不因伤滞者,可去青橘皮,加肉豆蔻、缩砂仁各半两。

丁香大圆子 和脾养胃,温中消食,降气快膈。

人参_{去芦头} 丁香 木香 白豆蔻仁 甘草_炙 陈橘皮_{去白} 干姜_炮 姜黄 缩砂仁 神曲_炒 麦蘖_炒,已上壹拾壹味各半两 紫苏叶_{壹两}

右件为细末,炼蜜和圆,每壹两作壹拾圆。每服壹圆,热汤化下,食前。

二香养胃圆 治脾胃不和,心下虚痞,不思饮食,呕吐痰逆,噫气吞酸,口苦无味,嗜卧体重,腹胁刺痛。

丁香_{壹分} 木香_{壹分} 陈橘皮_{去白} 益智子 缩砂仁 甘草 肉桂_{去粗皮} 槟榔 肉豆蔻_{面裹煨熟}。已上柒味各半两 青橘皮_{去白,肆钱} 干姜_{炮,叁钱}

右件为细末,炼蜜为圆,每壹两作壹拾圆。每服壹圆或贰圆,细嚼,热汤送下,食前。

高良姜圆 治脾胃虚弱，中脘停寒，心腹作痛，泄泻不止，不思饮食。

高良姜贰两　干姜炮　肉桂去粗皮　人参去芦头　白术　甘草炒。已上伍味各壹两　丁香壹分　荜澄茄壹分　肉豆蔻柒枚，面裹煨　缩砂仁半两

右件为细末，炼蜜为圆，每壹两作壹拾圆。每服壹圆，生姜汤化下，食前。

姜魏圆 温胃进食，止腹痛泻痢，消食。

生姜壹斤，去皮，切作片子，盐叁两，拌淹壹宿，焙干　阿魏壹分，同面壹两，醋和为饼，炙黄　甘草贰两，炙　青橘皮去白，肆两　缩砂仁壹佰枚　木香壹分　干姜炮，贰两　肉桂去粗皮，壹两　蓬莪茂半两，煨香　当归洗，焙，半两

右件为细末，炼蜜为圆，每壹两作贰拾圆。每服壹圆，生姜汤嚼下，空心、食前。

荜澄茄圆 治脾虚胃弱，气滞不匀，心腹疼痛，宿冷不消，腹胁虚胀，不思饮食，面色痿黄，脏腑滑泄，气不升降。

荜澄茄　藿香叶去土　人参去芦头　蓬莪茂煨香，切　甘草炙　丁香已上陆味各壹两　茴香贰两，微炒　木香壹两半　肉豆蔻面裹煨熟，壹分　麝香壹钱，别研　安息香壹两，酒煮研开，滤去沙石

右件除安息香外并为细末，次入炼熟蜜半斤和圆，每壹两作壹拾伍圆。每服壹圆，细嚼，橘皮汤或木香汤下，食前。

姜合圆 疗中脘停寒，胸膈结痞，呕吐恶心，不思饮食。

木香　附子炮，去皮、脐　肉桂去粗皮　硇砂纸上飞过。肆味各壹两　丁香　沉香　荜澄茄　青橘皮去白　陈橘皮去白。伍味各半两　茴香壹分，炒

右件为细末，次入硇砂研匀，酒煮面糊为圆，每壹两作贰拾圆。每服壹圆，以生姜壹块剜如合子，安药在内，湿纸裹煨令香，去纸放温，细嚼，盐汤送下，不拘时候。

香银圆 治一切吐逆，粥药不下者。

藿香叶去土，壹两　丁香大者，陆拾枚　草豆蔻仁大者，肆枚　附子炮，去皮、脐，取末　生硫黄　水银已上叁味各壹钱

右先将硫黄、水银贰味同研,后碾诸药为细末,和匀,煮枣肉为圆,每壹两作壹拾伍圆。每服壹圆至贰圆,煎生姜枣汤化下,不拘时候。

枣合圆 治脾胃虚冷,干哕恶心,呕吐涎沫,全不思食,十膈五噎,并皆治之。

丁香半两　半夏曲壹两　胡椒贰钱　干姜贰钱　木香贰钱

右为细末,生姜汁浸蒸饼为圆,每壹两作壹拾伍圆。每服壹圆,用大枣壹枚,去核,入药在内,用湿纸裹枣,煨令香熟,去纸细嚼,温生姜汤送下,食前。

丁附圆 治脾胃虚冷,呕吐不止。

丁香壹两　附子炮,去皮、脐　肉豆蔻面裹煨熟　胡椒叁味各半两

右件为细末,炼蜜为圆,每壹两作壹拾伍圆。每服拾伍圆,细嚼,橘皮汤下,食前。

香灵圆 治胃热吐逆。

丁香　朱砂贰味各陆钱　五灵脂肆钱,炒

右件为细末,狗胆汁圆,每壹两作贰拾圆。每服壹圆,橘皮汤化下,食前。

硇附饼子 治翻胃吐食,十膈五噎,呕逆不止,心腹疼痛,粥药不下。

附子壹枚,重柒钱者,剜脐下壹窍,入研细硇砂壹分在内,填满,将附子碎末塞口,用生面作饼裹之。如有剩者附子末,更以壹饼裹之。慢火煨,令面焦黄为度,去面不用,只用硇砂、附子为末　木香叁钱　丁香叁钱,贰味同为末

右件一处拌匀,面糊为圆,每壹两作贰拾圆,捏作饼子。每服壹饼,用生姜壹块,如大拇指大,切作两破,置药在内,温纸裹,煨令香熟,和姜细嚼,米饮送下,不拘时候。

的奇丹 治一切吐逆,不问虚实冷热,霍乱翻胃,并皆治之。

生硫黄壹两　水银捌钱

右件贰味研匀,入无油铫内炒,以柳木篦子不住搅匀,更以柳枝蘸

冷醋频频洒，候如铁色，结成青金块方成。刮下再研如粉，以粽子尖叁枚，醋少许研开，稀稠得所，成膏和圆，每壹两作贰拾圆，朱砂为衣。每服壹圆，煎丁香汤磨下，热服，食前。

沉香圆 治脾胃虚弱，食久不化，胸膈痞满，腹胁膨胀，噫醋吞酸，恶心呕逆，四肢倦怠，心腹疼痛，饮食减少，泄泻无度。大能补养脾胃，助气消谷。若禀受怯弱，饮食易伤，最宜服之。

沉香　木香　青橘皮去白　草豆蔻仁　缩砂仁　川椒炒出汗　肉桂去粗皮　白豆蔻仁已上捌味各壹两　白术　陈橘皮去白　干姜炮　高良姜切炒　香附子炒　小麦蘖炒　半夏姜制，柒味各贰两　京三棱炮香熟，切　蓬莪茂炮香熟，切　厚朴去粗皮，生姜汁制　吴茱萸汤洗柒遍，肆味各肆两

右件为细末，用神曲末壹斤，生姜汁作糊为圆如梧桐子大。每服伍拾圆，生姜汤下，不拘时候。

壮脾圆 治脾胃久弱，中焦停饮，腹内虚鸣。或多泄利，心腹胀满，饮食不入，精神怠堕，睡卧不安，并宜服之。

丁香　附子重陆钱已上者，炮，去皮、脐　诃子肉　荜拨　白术　白茯苓去皮　肉豆蔻面裹煨。已上柒味各壹两　人参去芦头　干姜炮　荜澄茄　乌药　陈橘皮去白，焙　沉香　厚朴去粗皮，细切。以生姜壹两研烂，淹半日，炒干用　神曲炒。已上捌味各柒钱　熟艾陆钱，研，糯米稀糊拌匀，炒干，乘热入碾末之　缩砂仁半两　甘草陆钱，炙

右件为细末，煮枣肉为圆如梧桐子大。每服伍拾圆，空心、食前，米饮吞下。

温中降气圆 治中寒气痞，脾胃不和，饮食进退，脐腹虚疼。及中酒吐逆，胸膈不利。

附子生，去皮、脐，剉如半枣大，称壹两，用生姜自然汁半升，银石器内，慢火煮姜汁尽为度，薄切，焙干　干生姜贰两，连皮用　白术　人参去芦头　陈橘皮去白　神曲炒黄　半夏汤洗柒次　白附子炮　当归洗，焙　天南星　高良姜薄切，油炒　丁香　木香　沉香　胡椒　肉桂去粗皮称。已上壹拾肆味各壹两

右件为细末,用生姜自然汁煮曲糊为圆如梧桐子大。每服伍拾圆,生姜汤下,不拘时候。

平气圆 治胸膈噎闷,不思饮食,伤酒吐逆,气胀腹痛。

巴豆去壳 黑牵牛 萝卜子叁味各肆两 丁香皮 丁香 胡椒 肉桂去粗皮 五灵脂炒 青橘皮去白 桂花 陈橘皮去白 缩砂仁已上玖味各壹两

右用陈粟米壹升,炒巴豆黑色,去巴豆,将粟米与众药捣罗为末,醋煮面糊圆如绿豆大。每服壹拾伍圆。胸膈噎闷,不思饮食,煎葱白汤下;中酒吐酒,细嚼,煨生姜汤下;气痛,煎石菖蒲汤下;气胀面肿,煎大腹皮汤下;疝气小肠气,煎茴香汤下;妇人血气,腹内刺痛,煎当归汤下。不拘时候。

神曲圆 治阴阳不和,脾胃虚弱,气不升降,呕吐泄泻,胁肋刺痛,心腹胀满。

神曲炒 荜拨 白豆蔻仁 白术 人参去芦头,伍味各壹两 附子炮,去皮、脐 诃子煨,去核 厚朴姜制炙。已上叁味各贰两 丁香 沉香 荜澄茄已上叁味各半两 陈橘皮去白,叁分

右件为细末,煮枣肉为圆如梧桐子大。每服伍拾圆,空心,米饮送下。

羊肉补真圆 治脾胃久虚,荣卫气涩,精神昏困,肌肉羸瘦,全不入食。

羊肉壹拾两 当归洗,焙 白术 神曲炒。已上叁味各贰两 丁香 茴香炒 肉豆蔻面裹煨香 缩砂仁 干姜炮 肉桂去粗皮。已上陆味各壹两 糯米半升,炒黄

右件为细末,次入羊肉末拌匀,汤浸蒸饼为圆如梧桐子大。每服叁拾圆至伍拾圆,温米饮下,不拘时候。

大温脾圆 治中焦停寒,脾胃虚冷,心腹疼痛,呕逆吞酸,不思饮食。

神曲炒,叁两半 人参去芦头 甘草炙 干姜炮 桔梗去芦头,微炒,已

上肆味各叁两　细辛去土，称贰钱　附子炮，去皮、脐，贰两　吴茱萸汤洗，微炒，贰两半　麦蘗炒，壹两半　枳实炒，去穰，叁钱半　肉桂去粗皮，伍两

右为细末，面糊为圆如梧桐子大。每服伍拾圆，米饮送下，空心、食前。

建中圆　建脾温胃，去停寒，进饮食。

厚朴去粗皮，生姜汁制炒　白茯苓去皮　吴茱萸汤洗伍遍，慢火炒黄　白术剉碎，炒黄　神曲炒黄　小麦蘗炒黄　干姜炮。已上柒味各壹两　肉豆蔻半两，面裹煨香　人参去芦头，半两　木香壹分

右件为细末，煮枣肉为圆如梧桐子大。每服伍拾圆，生姜汤下，食前。

木香橘皮圆　治脾胃虚弱，饮食所伤，久不消化，或成泄泻及气不升降。常服温脾胃，快气进食。

木香壹分　丁香壹分　陈橘皮去白　青橘皮去白　京三棱炮，切　蓬莪茂炮，切　乌梅连核用。已上伍味各壹两　肉桂去粗皮，半两　缩砂仁半两　黑牵牛微炒，壹两

右件为细末，醋煮面糊为圆如梧桐子大。每服壹拾伍圆至贰拾圆，食后、临卧，熟水、米饮任下。

厚朴圆　治脾虚受湿，胜则濡泻，故肠鸣夜起，四肢浮肿，多困少力。

厚朴去粗皮，壹斤，生姜制　生姜半斤，净洗，切片　大枣壹佰枚　附子柒钱者肆枚，炮，去皮、脐，每枚切作肆片　人参去芦头　诃子煨，去核　白术　白茯苓去皮　肉豆蔻面裹煨香　木香已上陆味各贰两

右将前肆味于银石器中，以水壹斗慢火熬干，取枣去皮核，肆物一处捣如泥，将人参等陆味作细末，和匀，入少面糊同搜和杵千下，圆如梧桐子大。每服伍拾圆，米饮送下，食前。

麝香三棱圆　化生冷宿食，散心腹胀闷，止呕吐恶心，匀气宽膈，消痰美食。

京三棱炮、切，贰两　人参去芦头，壹两　白术壹两　丁香　陈橘皮去

白　半夏汤洗柒遍，去滑　神曲炒黄　沉香已上伍味各半两　麝香半钱，别研

右件除麝香外并为细末，次入麝香同研令匀，煮面糊为圆如绿豆大。每服叁拾圆，温生姜汤送下，食后。

建胃圆　治脾胃久虚，心腹疼痛，胁肋胀满，脏腑溏泄，停饮不消，恶心呕逆，咳嗽上气，干哕涎沫，口苦无味，肢体羸困，全不思食。

丁香半两　甘草炙，半两　肉豆蔻面裹煨香　细辛去叶、土　附子炮，去皮、脐　吴茱萸汤洗柒遍，微炒　肉桂去粗皮　干姜炮，已上陆味各壹两　厚朴去粗皮，生姜汁制，贰两

右件为细末，煮粟米饭为圆如梧桐子大。每服伍拾圆，米饮送下，空心、食前。

白术茯苓圆　治脾胃不和，胸膈痞闷，心腹胀满，干哕噫酸，饮食不化，肠鸣泄泻，酒癖停饮，呕吐痰沫，头目昏运。

白术陆两　赤茯苓去皮　干姜炮　肉桂去粗皮　半夏汤洗柒次　人参去芦头　枳实去穰，麸炒　肉豆蔻面裹煨香，柒味各贰两

右为细末，用神曲碾细，煮糊和圆如梧桐子大。每服伍拾圆，生姜汤下，不拘时候。

益中圆　建脾暖胃，消冷化痰。治中满胀闷，噫气吞酸，心腹时痛，不进饮食。

神曲贰两，炒黄　干姜贰两，炮　枳壳去穰，麸炒，半两　陈橘皮去白，壹两　高良姜贰两，炒　大麦蘖贰两，炒香熟　肉豆蔻面裹煨，半两　丁香半两

右件为细末，面糊为圆如梧桐子大。每服伍拾圆，温米饮或熟水下，不拘时候。

小理中圆　宽中理气，温暖脾胃。治腹胁胀满，呕逆恶心，全不思食。

荜澄茄　高良姜炒　姜黄已上叁味各壹两　青橘皮去白，壹两半　木香壹分　草豆蔻捌枚，和皮用　阿魏壹皂子大，用好醋壹茶脚许泡开，用白面和为饼子，炙熟用

右件为细末，煮面糊为圆如绿豆大。每服叁拾圆至伍拾圆，温熟水送下，不拘时候。

消谷圆 治脾胃气弱，饮食多伤，胸膈痞闷，不思饮食。

肉豆蔻壹枚，面裹煨　槟榔尖者壹枚　神曲贰两，炒　青橘皮去白　京三棱炮，切　陈橘皮去白　大麦蘖炒，肆味各壹两　木香半两

右件为细末，用汤浸蒸饼为圆如梧桐子大。每服伍拾圆，橘皮汤下，食后。

小七香圆 消化宿食，治中酒恶心，膈脘不快，呕吐酸水，不思饮食。

香附子炒，贰两　京三棱炮，切　丁香皮　缩砂仁　蓬莪茂煨，切　益智仁已上伍味各壹两　甘松洗去土，焙干，称半两　甘草微炙，半两

右件为细末，煮小粉糊为圆如绿豆大。每服伍柒拾圆，细嚼壹半，吞壹半，温熟水送下，不拘时候。

煮朴圆 建脾胃，疗中寒，止腹痛，进饮食。

厚朴去粗皮　益智连壳　青橘皮去白　陈橘皮去白　青盐已上伍味各肆两　生姜壹斤，洗净，连皮薄切　大枣贰佰枚，去核

右件柒味，以水贰升，酒贰升，醋壹升，慢火煮令水、酒、醋尽，焙干，为细末，别用枣肉为圆如梧桐子大。每服伍拾圆，温米饮送下，空心、食前。

谷神圆 治脾胃气弱，饮食不消，胸膈痞闷，呕逆恶心，腹胁胀满，脐腹疠痛，便利不调，而面黄肌瘦。

神曲炒　麦蘖炒　陈橘皮去白　缩砂仁　丁香皮已上伍味各壹两　甘草炙，半两

右件为细末，煮面糊为圆如梧桐子大。每服伍拾圆，温米饮送下，不拘时候。

枳实圆 治脾胃积寒，气不升降，中脘痞闷，心腹作痛，发歇不常。

枳实麸炒黄，壹两半　陈橘皮去白，壹两半　萝卜子壹两，炒　人参去芦头，半两　木香半两

右件为细末,面糊为圆如梧桐子大。每服伍拾圆,浓煎木瓜汤下,食后。

四倍圆 壮脾胃,去寒湿,治泄泻,疗吐逆,除心腹痛,美进饮食。

人参去芦头,壹两 甘草贰两,炙 干姜肆两,炮 白术捌两

右件为细末,炼蜜为圆如梧桐子大。每服壹佰圆,温米饮下,空心、食前。

妙应圆 治脾胃虚冷,饮食迟化,心腹刺痛,噫气吞酸,两胁膨胀,胸膈痞闷,四肢倦怠,不美饮食。

荜拨 木香 破故纸炒,叁味各壹两 附子贰枚,重陆钱者,每壹枚剜去心,入硇砂壹钱,用附子末塞口,外以面裹,煨令面焦黄,取出,去面不用

右件同为细末,面糊为圆如绿豆大。每服伍圆至柒圆,木香汤下,不拘时候。

神曲补中圆 治脾胃虚寒,饮食迟化,胸膈痞闷,腹胁胀满,口苦无味,恶心咽酸,倦怠嗜卧,滑泄下利。

神曲伍两,炒 干姜叁两,炮 川椒炒出汗去目,叁两

右件同为细末,别用神曲末叁两煮糊,和圆如梧桐子大。每服伍拾圆,温米饮下,食前。

姜附圆 逐寒去湿,温脾胃,止泄泻。

附子叁枚,柒钱重者,炮,去皮、脐 白术肆两 干姜贰两,炮

右件为细末,面糊为圆如梧桐子大。每服叁拾圆,温米饮下,食前。

缩砂圆 温中散滞,消饮进食。治胸膈噎闷,心腹冷疼。大能暖化生冷果食,夏月不可缺。

天南星汤浸洗柒遍,焙干称 高良姜贰味各肆两 缩砂仁壹两

右为细末,生姜自然汁煮面糊为圆如梧桐子大。每服伍拾圆至壹佰圆,生姜汤下,不拘时候。

厚朴煎圆 补脾健胃,强中逐寒,大去冷痰,兼止吐泻,倍进饮食。

厚朴壹斤，紫色厚者，去粗皮，碎剉如指面大。用生姜半斤，连皮切作片子，以水叁升，慢火煮尽水，焙干，去姜不用　干姜肆两，炮　附子炮，去皮、脐，称贰两

右件同为细末，生姜煮枣肉为圆如梧桐子大。每服叁拾圆至伍拾圆，空心，米饮下。

姜枣圆　安和脾胃，美进饮食。治中脘不快，呕吐无时。

干生姜壹斤　大枣肆斤，去核，汤水洗，拌匀，焙干　陈橘皮去白，壹两

右件为细末，别用枣壹斤，生姜壹斤，切作片子，同枣煮烂，不用生姜，只将枣去皮、核取肉，和前药末圆如梧桐子大。每服佰百圆，温米饮送下，空心、食前。

椒朴建脾散　建脾温胃，消谷嗜食，育气养神，厚固脏腑。

川椒去目，微炒出汗称　厚朴去粗皮，姜汁制　肉豆蔻面裹煨熟　诃子煨，去核称　缩砂仁　丁香　木香　附子炮，去皮、脐　高良姜炒　干姜炮　甘草炙。已上壹拾壹味各壹两　荜澄茄　赤石脂　半夏生姜汁制　陈橘皮去白　神曲炒　大麦蘖炒。已上陆味各柒钱半

右件咬咀。每服肆钱，水壹盏半，生姜伍片，枣叁枚，同煎至壹盏去滓，稍热服，食前。

豆蔻橘红散　温脾养胃，消谷嗜食，升降阴阳，调和正气，大进饮食。

丁香壹两　木香壹两　白豆蔻仁　人参去芦头　白术　厚朴生姜汁制　神曲炒　干姜炮　半夏曲炒　陈橘皮去白　甘草炙　藿香叶去土。已上壹拾味各半两

右件为细末。每服叁钱，水壹盏，生姜叁片，枣壹枚，同煎至柒分。温服，空心、食前。

沉香磨脾散　治脾胃虚寒，心腹胀满，呕逆恶心，泄利腹痛。

沉香壹分　人参去芦头，壹分　丁香叁分　藿香叶去土，壹两　檀香　甘草炙　白豆蔻仁　木香　缩砂仁　白术　肉桂去粗皮　乌药已上捌味各半两

右件为细末。每服叁钱，水壹盏，生姜叁片，盐壹捻，煎至捌分。乘热服，沸汤调下亦得，不拘时候。

香术散 和脾胃，养三焦，美饮食，化痰饮，破滞气。

木香　人参去芦头　白术　白茯苓去皮　草豆蔻仁　陈橘皮去白　肉桂去粗皮　枳壳去穰，麸炒。已上捌味各半两　细辛去叶、土，壹分　神曲壹两，炒　诃子陆枚，煨，去核

右件为细末。每服叁钱，水壹盏，生姜叁片，盐少许，同煎至柒分。热服，空心。

人参散 治脾胃虚弱，不思饮食，肢体倦怠。

人参去芦头，壹两　白术壹两　大麦蘖炒　陈橘皮去白　五味子　白茯苓去皮　黄耆蜜炙　附子炮，去皮、脐　木香　肉桂去粗皮。已上捌味各半两　甘草叁分，炙

右件为粗末。每服伍钱，水壹盏半，生姜伍片，枣贰枚，煎至壹盏。去滓，食前温服。

豆蔻煮散 建脾和胃。治呕逆恶心，不思饮食。

草豆蔻仁　白术　白茯苓去皮。已上叁味各壹两　高良姜贰两，炒　白豆蔻仁　人参去芦头　甘草炙，叁味各半两　丁香　陈橘皮去白　木香叁味各壹分

右件为粗末。每服肆钱，水壹盏半，乌梅壹枚，煎至壹盏。去滓，空心、食前温服。

大丁香煮散 治脾经受冷，胃脘停寒，胸膈痞闷，腹胁攻刺疼痛，痰逆恶寒，咳嗽中满，脏腑虚鸣，饮食减少，四肢逆冷。

丁香　附子炮，去皮、脐　干姜炮　高良姜剉，油炒　红豆去皮　益智仁　青橘皮去白　陈橘皮去白　甘草炙。已上玖味各壹两　胡椒半两

右件㕮咀。每服伍钱，水壹盏半，生姜柒片，盐壹捻，煎至壹盏。去滓，温服食前。

快脾饮子 治脾胃虚弱，中脘停寒，不进饮食，四肢无力。

草果子去壳称　人参去芦头　白术　陈橘皮去白　半夏生姜自然汁壹盏

煮干　厚朴去粗皮，姜汁制　甘草炙　乌梅肉炒　缩砂仁已上玖味各壹两　附子捌钱重者壹枚，炮，去皮、脐

右件㕮咀。每服伍钱，水壹盏半，生姜拾片，大枣贰枚，煎至捌分。去滓，温服食前。

草果饮子　温脾养胃，顺气消饮。生津液，美饮食。

草果子仁　乌梅肉焙　紫苏叶去土　赤茯苓去皮　厚朴去粗皮，生姜制，炒干　陈橘皮去白　甘草炙　肉桂去粗皮　人参去芦头

右件各等分，㕮咀。每服肆钱，水壹盏半，生姜叁片，同煎至壹盏。去滓，温服，不拘时候。

陈橘皮散　治脾气虚弱，心腹胀满，脏腑不调，可思饮食，四肢无力，腹胁作痛。

陈橘皮去白，壹两半　甘草炙，半两　胡椒半两　肉桂去粗皮，叁分　附子炮，去皮、脐　高良姜　诃子煨，去核，叁味各壹两　厚朴去粗皮，贰两，姜汁炙令熟

右件为细末。每服贰钱，温米饮调下，食前。

八味汤　治脾胃虚寒，气不升降，心腹刺痛，脏腑虚滑。

吴茱萸汤洗柒次　干姜炮，贰味各贰两　木香　橘红　肉桂去粗皮　丁香　人参去芦头　当归洗，焙，陆味各壹两

右件㕮咀。每服伍钱，水贰盏，煎至壹盏。去滓，温服，不拘时候。

六君子汤　治胸膈痞塞，脾寒不嗜食，服燥药不得者，正宜服此。

枳壳去瓤，麸炒　陈橘皮去白　人参去芦头　白术　白茯苓去皮　半夏汤洗柒遍，切作片子

右各等分，为粗末。每服伍钱，水贰盏，生姜伍片，同煎至壹盏。去滓，温服，不拘时候。

丁香平胃散　理一切气，温和脾胃，大进饮食，止腹痛，疗泄泻。

厚朴去粗皮，生姜汁制，称陆两　白术陆两　甘草炙，贰两半　陈橘皮去白，贰两半　缩砂仁贰两　丁香贰两

右件为细末。每服叁大钱，水壹盏，生姜柒片，枣叁枚，同煎至捌分。温服，食前。

正脾散 治大病之后，脾气虚弱，中满腹胀，四肢虚浮，状若水气，此药主之。

蓬莪茂炮,切　香附子炒　茴香炒　陈橘皮去白　甘草炙

右各等分，为细末。每服贰钱，煎灯心木瓜汤调下。

建脾散 治脾胃不和，心腹疼痛，呕逆恶心。

陈橘皮去白,柒两　高良姜伍两,炒　干姜叁两,炮

右件为细末。每服贰钱，水壹盏，生姜叁片，枣贰枚，同煎至捌分。热服，不拘时候。

二气散 治阴阳痞结，咽膈噎塞，状若梅核，妨碍饮食。久而不愈，即成翻胃。

山栀子炒　干姜炮,贰味各壹两

右件为粗末。每服贰钱，水壹盏，同煎至伍分。去滓，食后热服。

煮猪肚散 暖脾胃，治虚冷，补脏气，进饮食，生精血。

附子炮,去皮、脐　干姜炮　甘草炙　陈橘皮去白　肉桂去粗皮　肉苁蓉酒浸,炙　缩砂仁　茴香炒　肉豆蔻面裹煨　高良姜　荜拨已上壹拾壹味各壹两

右件为细末。每药伍钱，用㺄猪肚壹枚，去脂，水洗叁伍度，入药在内。更以葱白柒茎，盐贰钱，同入猪肚内，以线系定，用淡浆煮令烂为度。切作片子，任意食之，食前。

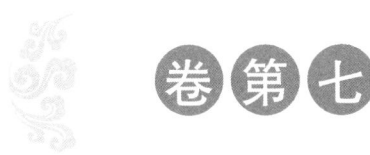

泄泻方贰拾道

参连圆 治肠胃虚弱，冷热不调，泄利肠鸣，日夜无度。

艾叶用糯米糊拌，焙，取细末，称壹两半　干姜炮，取末贰两，同艾末用米醋壹升半，慢火熬成稠膏　宣黄连壹两半，剉如豆大，用吴茱萸壹两半同黄连炒紫色，拣去吴茱萸不用　木香壹两半，别用黄连壹两半为粗末，水壹升，慢火煮尽水，去黄连不用，将木香薄切，焙干　人参去芦头　白术　乌梅去核，焙干称　酸石榴皮炒　白茯苓去皮　地榆　百草霜别研　当归洗，焙，捌味各壹两半　龙骨壹两叁分，火煅通红　赤石脂壹两叁分　诃子煨，去核，壹两　阿胶贰两，蛤粉炒　罂粟壳贰两，蜜炙

右件为细末，将前项艾膏和，为圆如梧桐子大。每服伍拾圆，陈米饮下，食前。

黄连乌梅圆 治饮食不节，荣卫不和，风邪进袭脏腑之间，致肠胃虚弱，泄泻肠鸣，腹胁膨胀，里急后重，日夜频并，不思饮食。

黄连去须　阿胶蛤粉炒成珠子　当归洗净，叁味各贰两　人参去芦头　龙骨煅红　赤石脂　干姜炮　白茯苓去皮　乌梅肉焙干　陈橘皮去白　诃子煨，去核　肉豆蔻面裹煨香　木香　罂粟壳蜜炙。已上壹拾壹味各壹两　白矾枯，半两

右件为细末，醋煮面糊为圆如梧桐子大。每服伍拾圆，米饮下。如腹痛，煎当归汤下；下血，煎地榆汤下。食前。

厚肠圆 治脏气虚寒，下利不止，里急后重，脐腹疗痛。

钟乳粉贰两　宣黄连去须　人参去芦头　白术　诃子煨，去核　肉豆蔻面裹煨　厚朴生姜汁制　白茯苓去皮　茴香炒　阿胶蚌粉炒。玖味各壹两

右件为细末,入钟乳粉同研匀,汤浸蒸饼为圆如梧桐子大。每服壹百圆,糯米饮下,空心服。

大断下圆 治脏腑停寒,肠胃虚弱,腹痛泄泻,全不思食。

附子炮,去皮、脐,壹两　细辛去土、叶,柒钱半　干姜炮,壹两半　高良姜壹两半　肉豆蔻壹两,面裹煨　诃子煨,去核,壹两　酸石榴皮去瓤、子,净壹两半,醋浸壹宿取出,炙令焦黄　龙骨壹两半,研　赤石脂壹两半,研　牡蛎火煅,称壹两,研　白矾枯,壹两

右件为细末,醋煮面糊和圆如梧桐子大。每服叁拾圆,温米饮下,食前。

茱萸已寒圆 治脏腑久弱,肠胃宿寒,泄泻频并。

青橘皮去白,贰两　陈橘皮去白,贰两　附子炮,去皮、脐　川乌头炮,去皮、脐、尖　干姜炮　高良姜　吴茱萸炒黄　肉桂去粗皮。已上陆味各壹两

右件为细末,醋煮面糊为圆如梧桐子大。每服叁拾圆至伍拾圆,温米饮下,食前。

白术圆 治泄泻呕吐,脾胃不和,痰多气逆。

白术　半夏曲　干姜炮　人参去芦头,肆味各贰两　丁香半两　高良姜油炒,半两　木香壹两

右件为细末,生姜汁煮面糊圆如梧桐子大。每服伍拾圆,温米饮下,食前。

温肠圆 治肠胃受湿,泄利频并,米谷不化,腹胀肠鸣,脐腹筑痛,肠滑洞下。

黄连去须　干姜炮　肉豆蔻面裹煨香　赤石脂　龙骨　吴茱萸汤洗微炒。已上陆味各半两　诃子煨,去核,壹两半

右件为细末,粳米饭为圆如梧桐子大。每服叁拾圆,米饮下,空心、食前。

荜拨圆 治脾胃虚冷,心腹疼痛,肠鸣泄泻,不思饮食。

人参去芦头　肉桂去粗皮　胡椒　诃子煨,去核,肆味各叁分　荜拨　白茯苓去皮　干姜炮,叁味各半两

右件为细末,炼蜜为圆如梧桐子大。每服伍拾圆,米饮送下,空心、食前。

实肠圆 治肠胃虚弱,腹胀泄泻,时时刺痛。

黄连壹两,去须　肉豆蔻面裹煨香　丁香　干姜炮　白茯苓去皮　当归洗,焙　诃子煨,去核,陆味各半两　木香壹分

右件同为细末,用猪胆汁煮面糊为圆如梧桐子大。每服伍拾圆,米饮下,食空。

养脏圆 治肠胃虚寒,泄泻无度,不进饮食。

生硫黄壹两,另研　干姜炮　肉豆蔻面裹煨香　附子炮,去皮、脐　山药　鹿角霜已上伍味各叁两

右件为细末,以面糊为圆如梧桐子大。每服叁拾圆,渐加至伍拾圆,温米饮下,空心、食前。

玉粉丹 治肠胃虚寒,下利清谷,或便纯白,肠滑不禁,少气羸困,全不思食。

伏火硫黄伏火硫黄法:先用硫黄伍两,水飞,去砂石称,研为末,用瓷合子盛。以水和赤石脂封口,盐泥固济,晒干。地内先埋一小罐子,盛水令满,置合子在上,用泥固济,慢火养柒日柒夜。候日足加顶火一煅,候冷取,研为细末,称贰两入药用　白龙骨细末　钟乳粉　附子炮,去皮、脐,取末　白石脂细研。已上肆味各贰钱

右件并细研匀,汤浸蒸饼为圆如梧桐子大。每服伍拾圆,米饮送下,次以温粥压之,空心、食前。

诃黎勒圆 治脾胃虚损,泄泻不止,脐腹疗痛。

肉豆蔻面裹煨香　草豆蔻去壳　诃黎勒煨,去核,叁味各贰两　高良姜叁两　干姜叁两。已上贰姜用好醋壹升,同煮醋尽,晒干,入余药　赤石脂贰两

右件为细末,粳米饭圆如梧桐子大。每服伍拾圆,米饮送下,食前。

四神圆 治脾胃受湿,肠虚下利,频并不止。

附子炮,去皮、脐,壹两　肉豆蔻面裹煨香,叁分　诃子煨,去核,半两　干姜炮,半两

右件为细末，蒸枣肉搜和为圆如梧桐子大。每服伍拾圆，陈米饮下，食前。

附子赤石脂圆 治老人、虚人肠胃虚寒，洞泄泄不禁。

附子炮，去皮、脐，取末贰两　赤石脂研细，壹两

右件拌匀，醋煮面糊为圆如梧桐子大。每服伍拾圆，温米饮下，食前。

枣附圆 治胃气虚弱，大肠冷滑，脏腑泄泻，米谷不化，饮食无味，乏力短气。常服益脾壮气。

附子柒钱已上者，称壹拾两，不去皮，同大枣贰升于银石器内，用水，慢火同煮，药上常令有两指许水面，水耗则旋添热汤，煮壹日，取出。附子每个切作叁片，再同枣一处，又煮半日。取附子削去皮，薄切片，焙干为末。别煮枣肉，烂研和圆如梧桐子大。每服伍拾圆，渐加至壹佰圆，空心、米饮下。

木香散 治脾胃久虚，泄泻不止，全不思食，脐腹作痛，虚阳上冲，口中生疮。及妇人产后虚冷，下泄冷痢，悉皆治之。

木香壹两　破故纸壹两，炒　高良姜　缩砂仁　厚朴生姜汁制炒，已上叁味各柒钱半　赤芍药　陈橘皮去白　肉桂去粗皮　白术已上肆味各半两　胡椒壹分　吴茱萸汤洗柒次，壹分　肉豆蔻肆枚，面裹煨香　槟榔壹枚

右件为细末。每服叁钱，用猕猴肝肆两去筋膜，批为薄片，重重掺药。银石器内入浆水壹碗，醋壹茶脚，盖覆煮肝熟。入盐壹钱，葱白叁茎，细切生姜壹弹子大，同煮水欲尽。放温，空心为壹服。初服微泻不妨，此是逐下冷气，少时自止。

抵圣散 治脾胃虚弱，泄泻不止，腹痛肠鸣，水谷不化，不思饮食。

肉豆蔻捌枚，面裹煨香　人参去芦头　陈橘皮去白　木香　白茯苓去皮，已上肆味各半两　肉桂去粗皮，壹两　附子炮，去皮、脐，壹两　甘草柒钱半，炙　诃子壹拾陆枚，煨，去核

右件为细末。每服叁钱，水壹盏半，生姜叁片，枣子壹枚，煎至壹

盏。温服，空心、食前。

煨肝散 治脏腑久虚，挟寒滑泄，全不入食，口生白疮。

川椒_{去目,出汗} 茴香_炒 缩砂仁 丁香 木香 肉豆蔻_{面裹煨香。已上陆味各半两} 附子_{炮,去皮、脐} 白术_{已上贰味各壹两,入生姜肆两,用醋煮拾数沸,焙干}

右件为细末。每服叁钱，用猯猪肝或羊肝贰两，切作片子，批开掺药末在内，更用好纸叁两重裹，慢火煨，候肝熟取出。细嚼，温酒送下，不拘时候，日叁服。

茱萸汤 治肠胃虚寒，泄泻不止。

当归_{洗,焙,叁钱} 干姜_{炮,叁钱} 肉桂_{去粗皮,贰两} 附子_{炮,去皮、脐,贰两} 吴茱萸_{壹两,汤洗柒次}

右件为粗末。每服肆钱，水壹盏煎至柒分。去滓温服，食前。

肉豆蔻散 治脾虚泄泻，肠鸣不食。

肉豆蔻_{壹枚，剜小窍子，更入乳香叁小块在内}

右以面裹煨，面熟为度，去面，碾为细末。每服壹钱，米饮调下，小儿半钱。

痢疾方壹拾玖道

曲蘖圆 治赤白痢久不瘥者。

神曲_{炒,贰两半} 大麦蘖_{炒,叁两半} 乌梅肉_焙 干姜_炮 黄连_{去须} 肉桂_{去粗皮,肆味各贰两} 附子_{炮去皮、脐} 当归_{洗,焙} 吴茱萸_{汤洗,已上叁味各壹两} 川椒_{去目,出汗,叁分}

右件为细末，煮粟米糊为圆如梧桐子大。每服伍拾圆，米饮下，不拘时候。

内灸圆 治肠胃虚寒，里急后重，痢下赤白，脐腹疞痛。

高良姜_{肆两,切成片子,水贰碗,慢火煮水尽为度} 肉桂_{去粗皮} 当归_{洗,焙} 茴香_{微炒} 干姜_炮 肉豆蔻_{面裹煨香。已上伍味各贰两} 半夏_{壹两半,生姜}

制 附子炮，去皮、脐，壹两

右件为细末，面糊为圆如梧桐子大。每服伍拾圆，温酒送下，空心、食前。

坚肠圆 治一切疾痢，不问赤白脓血，并主之。

黄连半两，去须　龙骨　赤石脂　厚朴姜汁涂炙叁遍。已上叁味各叁分　乌梅肉壹分　甘草炙，壹分　阿胶贰钱，蚌粉炒

右件为细末，用汤浸蒸饼圆如梧桐子大。每服伍拾圆，米饮送下，食前。

渗肠圆 治泄泻不止，久痢不瘥，不问赤白脓血，并皆治之。

附子炮，去皮、脐　阿胶蛤粉炒　白术　诃子煨，去核　白龙骨　赤石脂　干姜炮。已上柒味各等分

右件为细末，煮面糊为圆如梧桐子大。每服伍柒拾圆，温米饮下，空心、食前。

二香圆 治冷痢久不瘥，诸药不能治者。

肉豆蔻面裹煨香　丁香　木香　干姜炮，肆味各等分

右件一处用白面裹定，慢火煨令面熟为度，取出，去面不用。同为末，煮面糊为圆如梧桐子大。每服叁拾圆，温米饮下，食前。

万应圆 治久挟积滞，固伤生冷，遂作痢疾，或赤或白，经久不瘥。

白牵牛　槟榔　肉豆蔻面裹煨。叁味各等分

右件为细末，炼蜜圆如绿豆大，每服伍拾圆。赤痢，甘草汤；白痢，干姜汤；赤白痢，甘草干姜汤下。食前。

缚虎圆 治休息痢，经壹贰年不瘥，羸瘦。兼治脾冷腰痛。

砒成块好者，半两，研极细　黄蜡半两

右将黄蜡溶开，下砒，以柳枝柴条，逐条搅，头焦即换壹条，候柒条用遍，取起，旋圆如梧桐子大。每服壹圆。痢疾，冷水下；脾疼，亦冷水下；腰痛，冷酒下。并食前。小儿服参米大壹圆。

敛红圆 治伏热下血，里急后重。

腊茶不以多少

右件为细末，以上等酽醋和圆，每壹两作壹拾伍圆。每服壹圆，浓煎乌梅汤化下，空心、食前。

育肠汤 治肠胃虚弱，内挟风冷，脐腹撮痛，下利虚滑，或变脓血。

人参去芦头　白术　高良姜　肉桂去粗皮　赤石脂煅过　当归洗，焙　附子炮，去皮、脐　甘草炙　厚朴去粗皮，生姜汁制炒　肉豆蔻面裹煨香

右件各等分，为粗末。每服伍钱，水贰盏，入粳米贰佰粒，同煎至壹盏。去滓温服，食前。

御米饮子 治久痢赤白，脐腹刺痛，发歇无时，昼夜频并，及下血不止。

当归洗，焙　干姜炮　黄檗去粗皮，炙，叁味各半两　枳壳去穰，麸炒　罂粟　甘草炙，叁味各壹两　罂粟壳蜜炙微黄，贰两

右件并为粗末。每服叁钱，用水壹盏半，入连根薤白贰茎拍碎，同煎至壹盏。滤滓，通口服。年老及柒捌岁儿每服壹钱半；贰叁岁，每服壹钱。水壹盏，依前煎至陆分盏服，食前。

地榆散 治下痢纯血，脐腹疼痛，裹急后重，昼夜频并。

枳壳去穰麸炒，半两　诃子柒枚，煨，去核　甘草半两，炙　地榆壹两　黄芩壹分　赤芍药壹分　白芍药壹分　罂粟壳拾肆枚，蜜炙焦黄

右件为细末。每服叁钱，陈米饮调下，空心。

断下散 治久新血痢，日夜无度。

熟干地黄洗，焙　当归洗，焙　川芎　赤芍药　黄连去须　槐花炒　罂粟壳微炙

右件各等分，为粗末。每服叁钱，水壹盏半，入粟米壹撮，同煎至壹盏。去滓温服，空心、食前。

五奇汤 治久患痢疾，不问赤白，并皆治之。

诃子两枚，壹枚生用，壹枚用面裹煨香熟，去核、面不用　肉豆蔻两枚，壹枚生用，壹枚面裹煨香熟，去面不用　草豆蔻两枚，壹枚生用，壹枚面裹煨，去面不用

木香壹块，如大枣大　甘草壹寸，如指面大，炮令赤色

右件为细末。每服贰钱，米饮调下，不拘时候。

香粟散　治久新痢疾。

罂粟壳蜜炙，贰两　地榆　木香　陈橘皮去白　干姜炮　甘草炙，伍味各半两

右件为粗末。每服叁钱，水壹盏半，枣壹枚，同煎至壹盏。去滓，通口服，食前。

天浆散　治下痢腹痛，脓血相杂。

罂粟壳伍枚，蜜炙　乌梅半枚　甘草半寸　干姜壹块，炮　酸石榴皮壹片，如钱大

右只作壹服，用水贰盏，煎至壹盏。温服，不拘时候。白痢，不用甘草；赤痢，不用干姜；赤白痢，依此方服之。

参香散　治腹痛下痢，日夜频并。

罂粟壳蜜炙，肆两　木香贰两　人参去芦头，壹两　乳香半两，别研

右前叁味为细末，次入乳香和匀。每服贰钱，米饮调下，食前。

贯众散　治血痢不止，或如鸡鸭肝片，或如小豆汁者，悉能治之。

黄连去须，半两　贯众去土，细剉，贰钱半

右件同炒令变色，地上出火毒，碾为细末。每服叁钱，米饮调下，空心服。

粟煎散　治久痢不瘥，或赤或白，或瘀血作片，后重疼痛，日夜无度。

罂粟壳壹拾枚，蜜炙黄色　甘草叁寸半，擘破，壹半炙令黄，壹半生用

右件为粗末。每服叁钱，用水壹盏半，入粟米壹撮，同煎至壹盏。去滓服，空心、食前。

圣枣子　治一切恶痢。

木香壹分　乳香壹钱，别研　没药壹钱，别研　肉豆蔻贰枚，面裹煨

右件为细末。每服壹钱，用大干枣壹枚去核，先入半钱药末在枣

内，次入水浸巴豆半枚，又入药末半钱合定，油饼面裹壹指厚，火煨面熟为度。去面并巴豆不用，只细嚼枣药，米饮下，食前。

泄泻方伍道

软红圆 消虚积，治冷热不调，下痢赤白，脓血相杂。

乳香别研　硇砂别研。贰味各壹皂子大　续随子肆拾玖枚，去皮　蝎贰枚，去毒　巴豆贰拾枚，去皮不去油，研成膏　朱砂壹钱，别研，留壹半为衣　粉霜别研　腻粉别研　黄丹别研　黄蜡肆味各半钱

右件为细末，于瓷器内熔蜡成汁，入麻油半茶脚许，后入余药，和圆如绿豆大。每服贰圆，乳香汤下。小儿，如黄米大每服壹圆，乳香汤下，食前。

针头圆 治水泻积痢。

杏仁肆拾枚，去尖，烧留性　巴豆肆拾枚，去皮，烧留性　砒贰字，别研　草乌头贰枚，烧留性　百草霜肆钱

右件为细末，酒煮蜡壹两和圆如芥子大。每服伍圆，小儿叁圆。赤痢，煎甘草汤下；白痢，干姜汤下；赤白痢，甘草干姜汤下；水泻，米饮下。食前。

茱连圆 治泄泻及赤白痢。

黄连　吴茱萸　罂粟壳蜜炙，去顶，叁味各等分

右件为细末，醋煮面糊为圆如梧桐子大。每服叁拾圆至伍拾圆。泄泻，米饮下；赤痢，甘草汤下；白痢，干姜汤下；赤白痢，甘草干姜汤下。食前。

朱砂圆 治大人、小儿暴下水泻及积痢。

杏仁贰拾粒，汤浸，去皮、尖　巴豆贰拾粒，去心、核、油令尽

右件研细，蒸枣肉为圆如芥子大，朱砂为衣。每服壹圆，倒流水下，食前。

三神圆 治清浊不分，泄泻注下，或便赤白，昼夜频并。

草乌头_{叁枚，各去皮，将壹枚生用，壹枚炮熟，壹枚烧化灰}

右件为细末，醋煮面糊为圆如萝卜子大。大人每服伍圆，小儿叁圆。水泻，倒流水送下；赤痢，甘草汤下；白痢，干姜汤下；赤白痢，干姜甘草汤下。并食前。

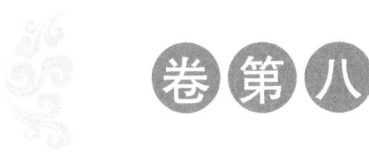

痰饮方壹拾捌道

灵砂丹 治痰涎留滞，结积成癖，上攻头目，昏痛眩运，目暗耳鸣，肢体烦倦，项背拘急，手足战掉，肌肉瞤动，麻痹不仁，应一切风痰积饮，悉皆治之。

皂角_{不蚛肥实者，去皮、弦、子，贰斤。用河水叁升、生姜自然汁半升，揉皂角，取浓汁，滤去滓，于银石器内慢火熬成膏}　天南星_{生用}　半夏_{汤洗去滑}　白附子_{生用}　白矾_{枯，肆味各肆两}　猪牙皂角_{肥实者，去皮、弦，涂酥炙赤色，称贰两}　朱砂_{壹两半，研如粉}

右件同为细末，入朱砂同研匀，将前皂角膏子搜和，圆如梧桐子大，别用朱砂为衣。每服叁拾圆，生姜汤下，食后。如积年经久痼冷痰疾，加附子肆两，生去皮、脐用。

祛涎圆 治风痰壅盛，头目昏痛，旋晕欲倒，呕哕恶心，恍惚健忘，神思昏愦，肢体烦疼，颈项拘急，头面肿痒，手足不举，或时麻痹。

天南星_{肆两}　半夏_{玖两半}　白附子_{贰两陆钱}　川乌头_{柒钱半}

已上肆味并生，为细末，用生绢袋盛，以井花水揉洗澄滤，有滓更研，再入袋摆洗尽。瓷盆中日晒夜露，每至晓澄去宿水，别换井花水，搅匀晒。春伍日，夏叁日，秋柒日，冬拾日。去水晒干如玉片，方入后诸药：

白花蛇_{酒浸去皮、骨，焙干，称壹两}　剑脊乌梢蛇_{酒浸壹宿，去皮、骨，焙干，称壹两}　白僵蚕_{壹两，炒去丝觜}　全蝎_{壹两，去毒，微炒}　川芎_{贰两}　天麻_{贰两}

右件同为细末，生姜自然汁煮糊为圆如绿豆大。以飞研细朱砂壹两、麝香末贰钱为衣，风干，密器中盛之。每服叁拾圆，食后，生姜薄荷汤送下。

五生圆 消风化痰。治头目旋运，呕吐涎沫。

天南星_{生姜汁浸壹宿，焙干} 半夏_{汤洗柒次} 附子_{炮，去皮、脐} 白附子 天麻 白矾_{枯。陆味各壹两} 朱砂_{贰钱，别研为衣}

右件为细末，生姜自然汁煮面糊为圆如梧桐子大，朱砂为衣。每服叁拾圆，食后，生姜汤送下。

天麻白术圆 治风湿痰饮，攻冲头目，昏运重痛，咽膈壅滞不利，应一切痰饮，悉皆主之。

天麻_{去苗} 白术 天南星_炮 半夏_{汤洗净} 白附子_炮 川芎 白僵蚕_{炒去丝嘴} 寒水石_{煅过} 薄荷叶_{去土} 赤茯苓_{去皮} 旋覆花_{已上壹拾味各等分}

右件为细末，以生姜自然汁煮面糊为圆如梧桐子大，细研雄黄为衣。每服肆拾圆，温生姜紫苏汤送下，食后。

白附子化痰圆 治风痰积于胸膈，头疼目晕。

半夏_{汤洗柒次，生姜自然汁制} 天南星_炮 石膏 细辛_{去叶、土} 白茯苓_{去皮} 肉桂_{去粗皮} 白僵蚕_{炒去丝嘴} 白附子_炮 川芎_{已上玖味各等分} 香白芷_{壹分} 麝香_{壹钱，别研}

右件为细末，同麝香研匀，取生姜汁煮面糊为圆如梧桐子大。每服叁拾圆，食后，熟水送下。

渫白圆 治膈脘痰涎不利，头目昏运，吐逆涎沫。

天南星_{生用} 半夏_{生用} 生硫黄_{别研。叁味各壹两} 附子_{壹枚重陆钱者，生，去皮、尖} 元精石_{半两} 盆硝_{半两}

右件为细末，入细面叁两，水和为圆如梧桐子大。每服叁拾圆，沸汤内煮令浮，漉出，生姜汤下，食后。

木乳圆 治风痰上盛，咳嗽连声，唾出稠黏。

皂角_{去皮、弦、子，焙干} 天南星_{生用} 半夏_{汤洗柒次，焙干} 白附子_{生用} 晋矾_{生用。已上伍味各壹两}

右件为细末，用生姜自然汁煮面糊和圆如梧桐子大。每服贰拾圆至叁拾圆，浓煎生姜汤下，食后，临卧。

蠲饮枳实圆 逐饮消痰，导壅清膈。

枳实_{麸炒，去穰} 半夏_{汤洗，浸壹宿，切，焙干} 陈橘皮_{去白，叁味各贰两} 黑牵牛_{半斤，取头末叁两，余滓不用}

右件为细末，煮面糊为圆如梧桐子大。每服伍拾圆，生姜汤下，不拘时候。

温肺圆 治肺胃不和，胸膈停痰，呕吐恶心，吞酸噫醋，心腹痞满，咳嗽不止，头目昏痛。

白术_{壹两} 丁香_{壹分} 半夏_{贰两，汤浸洗柒遍，生姜汁浸壹夜，焙干} 干姜_{壹两，炮}

右件同捣罗为细末，生姜汁煮面糊和圆如绿豆大。每服贰拾圆，生姜汤下。腹痛，食前；呕逆，食后。

青金丹 治风涎壅嗽，咽膈不利。

晋矾_生 半夏_{生，贰味各叁两} 焰硝_{贰两} 天南星_{生用，壹两}

右件为细末，生姜自然汁煮面糊为圆如梧桐子大，青黛为衣。每服贰拾圆，生姜汤下，食后。

生犀半夏圆 治心肺冷热不和，痰盛气促咳嗽。

生犀屑_{半两，入药臼中捣为细末} 半夏_{肆两，用生姜肆两，去皮细切，同捣令烂，制作曲} 白茯苓_{去皮，壹两} 桂心_{柒钱半}

右件为细末，以生姜自然汁煮面糊为圆如绿豆大。每服叁拾圆，生姜人参汤送下，食后。

生姜橘皮圆 升降滞气，消饮去痰，温中散寒，快膈美食。

陈橘皮_{去白，壹斤} 生姜_{洗，壹斤，薄切，焙} 神曲_{微炒，贰两}

右件同为细末，面糊为圆如梧桐子大。每服伍柒拾圆，加至百圆，米饮、熟水任下，食后。无问老幼皆可服。

圣金圆 治停痰宿饮，上喘咳嗽，呕逆头疼，全不入食。

半夏_{用生姜自然汁浸两宿，取出切作片子，新瓦上焙干} 威灵仙_{净洗去根土，}

焙干称

右件各叁两为细末，用不蛀皂角伍柒钱，河水壹碗、井水壹碗，揉皂角为汁，滤去滓，用银石器内熬成膏，和右件药圆如绿豆大。每服柒圆，加至拾圆，生姜汤下，空心、日午、临卧各壹服。服至壹月，饮食增进为验。忌茶。

大降气汤 治上盛下虚，膈壅涎实，咽干不利，咳嗽喘粗，腹肋满闷。

紫苏子微炒 川芎 细辛去叶、土 前胡 当归洗，焙 厚朴去粗皮，生姜制 桔梗去芦头 白茯苓去皮 半夏曲炙 陈橘皮去白 肉桂去粗皮 甘草炙。已上拾贰味各等分

右件㕮咀。每服贰钱，水壹大盏，入生姜伍片，紫苏五叶，煎至捌分。去滓热服，空心、食前。

丁香茯苓汤 治久积陈寒，留滞肠胃，呕吐痰沫，或有酸水，全不入食。

丁香壹两 木香壹两 干姜壹两半，炮 附子炮，去皮、脐 半夏汤洗柒次 陈橘皮去白 肉桂去粗皮。已上肆味各壹两 缩砂仁半两

右件㕮咀。每服伍钱，水贰盏，生姜柒片，枣壹枚，煎至壹盏。去滓温服，不拘时候。

白术半夏汤 治胃虚停饮，痰逆恶心，中满疠刺，胁肋疼痛，头目昏运，肢节倦怠，全不思食。

白术壹两 丁香壹两 赤茯苓去皮，壹两 半夏贰两，汤洗柒次，焙干 肉桂去粗皮，半两 陈橘皮去白，壹两半

右件㕮咀。每服伍钱，水贰盏，生姜壹拾片，同煎至壹盏。去滓温服，不拘时候。

枳实半夏汤 治痰饮停留，胸膈痞闷，或咳嗽气塞，头目昏重，呕哕恶心，项背拘急。

半夏壹两，切作片子，汤洗柒次，去滑 陈橘皮去白，壹两 枳实汤浸去穰，薄切，麸炒黄，半两

右件呚咀。每服伍钱，水壹盏半，生姜拾片，煎至壹盏。去滓温服，不拘时候。

水玉汤 治眉棱骨痛不可忍者，此痰厥也。

半夏不以多少，汤洗柒次，切作片子

右件呚咀。每服叁钱，水壹盏半，生姜拾片，煎至捌分。去滓温服，食后。

咳嗽方叁拾柒道

人参紫菀煎 治肺感寒邪，咳嗽喘急，胸膈痞闷，肢体烦疼。

人参去芦头　紫菀　百合　贝母炮　款冬花　杏仁汤浸去皮、尖，麸炒　甘草炙　桔梗已上捌味各壹两　细辛去叶、土，半两

右件为细末，次研杏仁令细，同前药和匀，炼蜜为圆，每壹两作壹拾伍圆。每服壹圆，细嚼，温熟水送下，食后，临卧。

款冬花膏 治肺气虚寒，咳嗽不止，痰唾并多，或吐血、咯血、劳嗽，并皆治之。

款冬花　紫菀　百部已上叁味各半两　人参去芦头　白术　甘草炙，已上叁味各壹两　干姜贰两，炮

右件为细末，炼蜜为圆，每壹两作壹拾伍圆。每服壹圆，含化，食后，临卧。

蛤蚧圆 治肺脏内伤，咳嗽气急，积久不除，渐加羸瘦。

蛤蚧壹对，炙，去口、足　诃子煨，去核　阿胶蛤粉炒成珠子　熟干地黄洗，焙　麦门冬去心　细辛去叶、土　甘草炙。已上陆味各半两

右件为细末，炼蜜为圆，每壹两作壹拾伍圆。每服壹圆，含化，食后。

大五味子圆 治肺胃受寒，咳嗽不已，呕吐痰沫，胁肋引痛，喘满气短，睡卧不安。

五味子壹两　干姜壹钱，炮　肉桂去粗皮，叁分　甘草壹钱半，炙　款冬

花贰钱　紫菀壹钱半

右件为细末，炼蜜和圆，每壹两作壹拾伍圆。用热汤化下，食空。

杏仁煎　治久患肺喘，咳嗽不止，睡卧不得者，服之即定。

杏仁去皮、尖，微炒，半两　胡桃肉去皮，半两

右件入生蜜少许，同研令极细，每壹两作壹拾圆。每服壹圆，生姜汤嚼下，食后，临卧。

天门冬煎　治肺脏风壅，咳嗽稠痰，咽膈气塞，头目不清。

天门冬去心，贰两　麦门冬去心，贰两　款冬花去枝梗　桔梗去芦头　紫菀去土　白前已上肆味各壹两，陆味为细末　生地黄汁伍合　杏仁壹两，去皮、尖，研如膏　白蜜伍合

右件前陆味，将地黄汁、杏仁膏、白蜜叁味于银石器内同熬成膏，入前药末搜和为圆，每壹两作贰拾圆。每服壹圆，细嚼，温熟水送下，食后。

梅膏圆　化痰止咳嗽，定喘消停饮。

乌梅肆两　巴豆拾肆粒，去壳，用水叁碗，同乌梅一处煮水尽，留巴豆柒粒，同乌梅肉研为膏　白矾壹两，生用　半夏贰两，汤洗柒次，焙干　葶苈子炒　款冬花　皂角炙令黄，去黑皮称　马兜铃　人参去芦头。各壹分

右件为细末，入膏子内圆如绿豆大。每服伍柒圆，用生姜汤送下，食后服。如喘促痰咳，煎桑白皮萝卜汤送下。

栝楼圆　治风热咳嗽，痰涎壅盛，头目不利，鼻塞不通。

栝楼壹枚大者，去瓤　天南星炮　半夏汤洗柒次　细辛去叶、土　防风去芦头　当归洗，焙　寒水石　白矾已上柒味各半两

右件除栝楼外，余柒味为末，入在栝楼内，用纸数幅紧裹，于饭上蒸两次后却于新瓦上焙干，碾为细末，醋糊为圆如绿豆大。每服贰拾圆，生姜蜜汤送下，食后。

阿胶圆　治肺受风寒，咳嗽不止，痰涎并多，上喘气促，睡卧不安。或肺经客热，咳而面赤，久不已者，亦宜服之。

阿胶壹分，用蚌粉炒令黄色　贝母柒枚中等者，炮　天南星壹枚，重壹分，

炮令黄　款冬花壹分　紫菀壹分，净洗　知母壹分　白矾壹分，熬干

右件为细末，炼蜜为圆如绿豆大。每服贰拾圆，煎生姜汤下，食后。

钟乳养肺圆　治肺藏虚损，咳嗽不已，渐至羸瘦。

钟乳粉贰两　人参去芦头　紫菀去土，洗，焙　黄耆蜜炙　款冬花已上肆味各半两　桑白皮壹分，剉

右件为细末，炼蜜为圆如梧桐子大。每服叁拾圆，米饮下，食后。

紫金圆　治虚劳咳嗽，咯血，涎痰壅盛。

新绵灰满抄壹钱　汉防己壹两　甘草炙，半两　阿胶半两，蛤粉炒　麝香半钱，别研　乳香半钱，别研

右件为细末，研匀，滴水为圆如梧桐子大。每服贰拾至叁拾圆，腊茶清下，食后或临卧。

半夏圆　治痰嗽，膈上不利。

栝楼肥者，叁枚　半夏肆拾玖枚，汤洗柒次，搥碎，焙干为度

右件栝楼取子去壳，焙干，与半夏一处为细末。次用栝楼瓤同熟水熬成膏，和前药末为圆如梧桐子大。每服贰拾圆，生姜汤送下，食后。

马兜铃圆　消壅化痰，治嗽定喘。

马兜铃贰两　半夏贰两，汤浸去滑　杏仁壹两半，研　巴豆贰拾粒，去油

右件为末。用不蚛皂角伍铤，炮过去皮，用水壹大碗楺皂角汁，滤去滓，于锅内慢火熬成膏子，入右件药末和，为圆如梧桐子大，用雄黄为衣。每服伍柒圆，乌梅汤下，临卧。

姜汁圆　治肺气壅盛，喘满咳嗽，呕吐饮食，便溺不利。

半夏汤洗柒次　干生姜各壹两　巴豆贰钱半，去皮、心、膜、油，取霜

右贰味为细末，入巴豆霜再研匀，姜汁面糊为圆如黍米大。每服拾圆，生姜汤下，食后。

齑汁圆　治嗽并酒食所伤。

杏仁柒粒，去皮、尖　巴豆壹粒，去皮、膜　朱砂少许

右件一处研成膏，圆如黄米大。每服叁圆，淡齑汁下，临卧服。小

儿服壹圆。如酒积,温酒送下。

款冬花散 治肺经积寒,咳嗽涎多,上喘气急,发热自汗。

人参去芦头　白茯苓去皮　五味子　马兜铃　款冬花　贝母炮　知母　柴胡去苗　苦葶苈微炒　甘草炒　细辛去土、叶　陈橘皮去白。已上壹拾贰味各半两　杏仁肆两,炒,去皮、尖　肉桂去粗皮,壹两　鳖甲壹两,醋炙

右件㕮咀。每服贰钱,水壹盏,生姜伍片,乌梅壹枚,煎至柒分。去滓温服,食后。

神草汤 治肺与大肠俱受风冷,咳嗽喘急,不进饮食,大便泄利,时作寒热。

人参去芦头　白术　白茯苓去皮。已上叁味各壹两　当归去芦头,切,酒浸壹宿,焙干,称壹两半　黄耆贰两　五味子贰两　细辛去叶、土,壹两　干姜壹两,炮　陈橘皮去白　肉桂去粗皮,壹两半　白芍药壹两　桑白皮捌钱,微炒　甘草捌钱,炙

右件㕮咀。每服伍钱,水壹盏半,入生姜叁片,乌梅壹枚,同煎至捌分。去滓温服,不拘时候。

七星散 治肺气虚寒,咳嗽不已,渐成劳证者。

成炼钟乳粉别研　款冬花　佛耳草　肉桂去粗皮,肆味各半两　白矾叁钱,飞过　甘草叁钱,炙

右件为细末。每服半钱,分柒处,用芦管逐一吸之,用温白汤少许送下,食后。

宁肺汤 治荣卫俱虚,发热自汗,气短怔忪。安肺消痰,定喘止嗽。

人参去芦头　白术　当归去芦头,洗,焙　熟干地黄　芎䓖　白芍药　甘草炙　麦门冬去心　五味子　桑白皮　白茯苓去皮。各半两　阿胶壹两,蚌粉炒

右件㕮咀。每服伍钱,水壹盏半,生姜伍片,同煎至柒分。去滓温服,不拘时候。

玉华散 治咳嗽上喘,调顺肺经,清利咽膈,安和神气。

甜葶苈叁两，纸上焙香　桑白皮半两　天门冬半两，去心　百部贰钱半　马兜铃半两　半夏半两，汤洗柒次，姜制　紫菀去土，半两　杏仁半两，去皮、尖　贝母半两，炮　百合半两　甘草贰钱半，炒　人参去芦头，半两

右件㕮咀。每服叁大钱，水壹盏，枣伍枚，同煎至陆分，去滓热服，不拘时候。

泻白散　治肺气上奔咽膈，胸胁隘满，喘急不止。甚者头面浮肿，腹胀，小便不利。

桑白皮炙　紫苏叶　人参去芦头　汉防己　甜葶苈微炒　半夏汤洗柒次　麻黄去根、节。已上柒味各壹两　甘草半两，炙　陈橘皮去白，叁分　吴茱萸汤洗柒次，焙干，叁分

右件㕮咀。每服伍钱，水壹盏半，生姜叁片，煎至壹盏，去滓温服，食后。

杏苏饮子　治咳嗽声重，胸满气喘，面目虚浮，鼻塞清涕，肢节烦疼及脚气发动，脚肿脚弱，疼痛寒热，并宜服之。

紫苏叶肆两半　五味子去梗　大腹皮　乌梅肉叁味各叁两　杏仁贰两肆钱，去皮、尖　陈橘皮去白，壹两捌钱　覆盆子壹两捌钱　桑白皮壹两半　麻黄去根、节，壹两半

右件㕮咀。每服叁钱，水壹盏，生姜叁片，黑豆叁柒粒，同煎至柒分。去滓热服，食后、临卧。

蜡煎散　治久嗽不止，痰多气喘，或虚劳咯血，并宜服之。

百合去苗　人参去芦头　麦门冬去心，焙称　干山药　贝母去心，微炒称　白茯苓去皮　甘草炙　黄明鹿角胶炙，如无，以阿胶代之　杏仁去皮、尖、双仁者不用，麸炒黄称，别研

右件玖味各等分，㕮咀，将杏仁别研拌匀。每服贰钱，水壹中盏，入黄蜡壹皂子大，煎至柒分。去滓温服，食后、临卧。

平肺汤　治咳嗽上喘。

知母　半夏汤洗柒次　杏仁去皮、尖，炒　麻黄去节　阿胶蛤粉炒　贝母已上陆味各壹两　桑叶　款冬花　甘草炙。已上叁味各半两

右件吹咀。每服叁钱,水壹盏半,生姜伍片,同煎至捌分。去滓温服,食后。

九珍散 治肺脏乘寒,咳嗽喘急,喉中有声。

细辛去叶、土　射干　半夏汤洗柒次　麻黄去根、节　黄芩　白芍药　五味子　款冬花　甘草炙

右件玖味各等分,吹咀。每服叁钱,水壹盏半,生姜柒片,煎至捌分。去滓热服,食后、临卧。

八味香苏散 治肺感风寒,咳嗽不已,痰涎喘满,语声不利,面目浮肿,肺气不顺。

紫苏叶　半夏曲　紫菀　五味子　陈橘皮去白　甘草炙。已上陆味各半两　杏仁贰两,汤浸去皮、尖,麸炒　桑白皮壹两半

右件吹咀。每服肆钱,水壹盏,生姜叁片,同煎至柒分。去滓,食后、临卧热服。

一捻金散 治虚损劳嗽,咯血吐血,心胸不利,上气喘急,寒热往来,盗汗羸瘦,肢节酸痛,肌肉枯槁,咳嗽不已,痰涎壅盛,夜卧不安。截劳气,定喘满,化痰涎。及疗暗风,痫病倒卧,不省人事,口吐涎沫。

半夏　天南星到　巴豆已上叁味各贰两　皂角子陆两　阿胶贰两,到　黄明胶叁两,到　杏仁陆两　白矾壹两半

右件药都入藏瓶内,外留一眼子出烟,盐泥固济,候干。用炭半秤,煅令烟尽为度,却用泥塞合出烟眼子,放冷壹宿,研为细末。每服半钱,生姜自然汁调成稠膏,入䈎汁半盏和服,临卧。

紫菀散 治肺感寒邪,咳嗽不止,风壅相搏,头疼声重。

紫菀茸　二桑叶　人参去芦头　甘草炙,肆味各半两　杏仁去皮、尖,麸炒、别研细　桔梗去芦头,微炒,贰味各壹两　麻黄去根、节,汤煮叁两沸,焙干,称叁分

右件吹咀。每服伍钱,水壹盏,煎至捌分。去滓温服,食后。

立安散 治一切咳嗽喘急,坐卧不宁。

麻黄玖两，去根不去节，炒焦黄　　石膏壹两半，生用　　罂粟壳壹两，蜜炒　苦葶苈半两，微炒　　藿香半两　　人参去芦头，壹分

右件为细末。每服贰钱，白沸汤调下，食后、临卧。

桃仁散　治远年一切肺疾，咯吐脓血，渐成劳证。

白茯苓去皮　　五灵脂去砂土　　马兜铃已上叁味各半两　　杏仁叁拾枚，去皮、尖，蛤粉炒　　桃仁贰拾枚，去皮、尖，蛤粉炒

右件为细末。每服贰钱，水壹盏半，入萝卜叁片，同煎至壹盏。去滓，入黄蜡壹块如皂子大，再煎候蜡熔。通口服，食后、临卧。

麻黄散　治肺感寒邪，暴生咳嗽，涎痰上喘。

阿胶蛤粉炒　　皂角去皮，炙令黄色　　杏仁去皮、尖，炒　　甘草炙　　麻黄去节称。已上伍味各半两

右件为细末。每服贰钱，临卧，白汤调下。

细辛五味子汤　治肺受风邪，胸膈停寒，头目昏运，鼻塞声重，咳嗽哕逆，心腹痞满，胁下刺痛。

五味子玖两，炒　　细辛去叶、土，伍两　　陈橘皮去白，贰两　　高良姜壹两，剉，炒　　甘草贰两，剉，炒

右件咬咀。每服叁钱，水壹盏半，煎至柒分。去滓热服，不拘时候。

玉蝉散　治肺气发喘，坐卧不得。

人参去芦头　　蓖麻叶经霜者　　桑叶经霜者　　诃子肉已上肆味各半两　　钟乳粉壹两

右件为细末。每服贰钱，糯米饮调下，食后。

如圣饮子　治肺气虚寒，咳嗽喘急。

人参去芦头，壹两　　款冬花壹两　　罂粟壳去穰，贰两炙　　乌梅壹两，捶碎

右件咬咀。每服伍钱，用水贰盏，煎至壹盏。去滓热服，食后、临卧。

团参圆　治肺气不利，咳嗽上喘。

人参去芦头　　款冬花　　紫菀洗去土。各等分

右件为细末。每服贰钱,水壹盏,乌梅壹枚,同煎至柒分。温服、食后。

葶苈散 治咳嗽,痰涎喘急。

葶苈半两　半夏生姜汁浸软,切作片子,半两　巴豆肆拾玖粒,去皮。同上贰味一处炒,候半夏黄为度

右件除巴豆不用,只用上贰味为细末。每服壹钱,以生姜汁入蜜少许同调下,食后。

止红散 治心肺客热,咳嗽吐血。

柴胡去苗,壹两　胡黄连　宣连各半两

右件为细末,入朱砂少许研匀。每服贰钱,水壹盏,煎至半盏。通口服,食后。

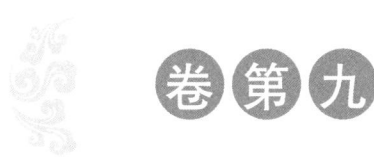

卷第九

补益方叁拾陆道

赐方腽肭脐圆 补虚壮气，温暖下元，益精髓，调脾胃，进饮食，悦颜色。治五劳七伤，真气虚惫，脐腹冷痛，肢体酸疼，腰背拘急，脚膝缓弱，面色黧黑，肌肉消瘦，目暗耳鸣，口苦舌干，腹中虚鸣，胁下刺痛，饮食无味，心常惨戚，夜多异梦，昼少精神，小便滑数，时有遗沥，房室不举，或梦交通，及一切风虚痼冷，并宜服之。

腽肭脐壹对，慢火酒炙令熟，为末　精羊肉熟，细切碎，烂研　羊髓取汁，贰味各壹斤　沉香剉为末　神曲炒，为末，贰味各肆两　法酒壹斗，同上药于银器内，慢火熬成剂膏，放冷，入下项药　肉苁蓉肆两，净洗，片切，焙干　附子半斤，炮，去皮、脐，用青盐半钱，水壹斗伍升煮水尽，切，焙干　肉桂去粗皮　槟榔　大腹子　沙苑蒺藜炒。肆味各贰两半　巴戟去心　荜澄茄　舶上茴香炒　木香　丁香　肉豆蔻面裹煨熟　紫苏子炒　葫芦巴炒　川芎　人参去芦头　青橘皮去白　天麻去苗　枳壳麸炒，去瓤　补骨脂酒炒　成炼钟乳粉　阳起石用浆水煮壹日，细研，飞过，焙干用。已上壹拾陆味各贰两　山药壹两半　白豆蔻去壳，壹两

右件为细末，入前膏子内搜成剂，于臼内捣千余下，圆如梧桐子大。每服叁拾圆，空心，温酒下，盐汤亦得。

赐方鹿茸圆 治真元虚惫，五劳七伤，小腹拘急，四肢酸疼，面色黧黑，唇口干燥，目暗耳鸣，心忪气短，精神困倦，喜怒无常，饮食无味，举动乏力，小便滑数，或时出血，并宜服之。

鹿茸火燎去毛，酒浸炙　附子炮，去皮、脐　五味子　肉苁蓉酒浸壹宿，切，焙　牛膝酒浸壹宿。伍味各壹两　熟干地黄洗，焙，伍两　干山药叁两

杜仲壹两半，炒去丝

右件为细末，面糊和圆如梧桐子大。每服叁拾圆，温酒或盐汤送下，食前。

保真圆 补虚羸，接真气，充实骨髓，益寿延年。

肉苁蓉酒浸壹宿，切，焙　菟丝子酒浸壹宿，焙　茴香　川楝子肉炒　威灵仙去土净，剉　菖蒲九节者，剉　五味子　破故纸炒香　葫芦巴炒　苍术米泔浸壹日，焙干　白龙骨生　独活　木香已上拾叁味各贰两　牛膝酒浸壹宿，焙　覆盆子拣净者　天仙子炒香　杜仲去粗皮，细切，微炒去丝　熟干地黄洗，焙　白姜炮　枸杞子　川椒炒去汗　萆薢　赤石脂　巴戟去心称　青盐研，和药　麝香别研。已上拾叁味各壹两

右件为细末，将别研者再同研匀，用好酒煮面糊为圆如梧桐子大。每服伍柒拾圆，温酒或盐汤下，空心、食前。

神仙一井金圆 补益真元，大壮腰脚。久服髭鬓不白，牙齿牢壮，美进饮食，明目聪耳，行步轻快。

牛膝叁两，酒浸壹宿，焙　肉苁蓉叁两，酒浸壹宿，切，焙　川椒炒　白附子炮　附子炮，去皮、脐　乌药　何首乌同黑豆半升煮豆熟为度，去豆不用。已上伍味各贰两　木鳖子去壳　萆薢黑豆半斤同煮豆熟为度，去豆不用　舶上茴香　防风去芦头　白蒺藜炒去刺　覆盆子　绵黄耆蜜炙　赤小豆　骨碎补去毛　金毛狗脊去毛　全蝎去毒，微炒　五味子　青矾火飞，枯尽　地龙去土，炒　天南星炮　羌活去芦头。已上壹拾陆味各壹两

右件为细末，酒煮面糊为圆如梧桐子大。每服伍拾圆，煎五味子酒下，空心、食前、日午各壹服。

保命延龄圆 安神养气，补填骨髓，起弱扶衰，润泽肌肤，聪明耳目。久服黑髭发，牢牙齿，能夜读细书，心力不倦。

苣胜子去皮，九蒸九曝　补骨脂酒浸壹宿，焙　牛膝酒浸壹宿，焙　甘菊花　天门冬去心　菟丝子酒浸壹宿，湿杵作饼，火焙再杵　枸杞子　人参去芦头　肉苁蓉酒浸壹宿，切，焙　白茯苓去皮　巴戟去心，生用　酸枣仁　柏子仁　山药　覆盆子　五味子　楮实　天雄炮，去皮、尖。已上壹拾捌味各

壹两　肉桂去粗皮，肆两　生干地黄捌两，切细，新瓦上炒令干

右件为细末，春夏用炼白沙蜜，秋冬用蒸枣肉为剂，入好胡桃拾枚去皮，同药剂于臼中捣千余下，圆如梧桐子大。每服叁拾圆，加至伍拾圆，空心、食前，温盐汤送下。

麋角既济圆　治水火不济，精神恍惚，梦寐纷纭，阳道不兴，耳内虚鸣，小便白浊，遗沥失精。常服，能使火不上炎而神自清，水不下渗而精自固。壮阳固气，益血驻颜，功效特异。

麋角壹具，净水浸叁日，刮去粗皮，镑为屑，盛在瓷瓶内，银瓶尤佳，以牛乳浸壹日，乳耗更添，直候不耗。于角屑上乳深贰指以来，用大麦，只看瓶器大小，临时安顿甑内，约厚叁寸，上置瓶。更用大麦周回填实，唯露瓶口，不住火蒸壹伏时。如锅内水耗，旋添汤，直候角屑蒸得细腻如面相似，即住火取出，细研，别用下项药　龙骨　山药　人参去芦头　远志去心　山茱萸　石菖蒲　赤石脂　朱砂别研　五味子　全蝎艾叶炒，去毒。已上壹拾味各贰两　巴戟去心　附子炮，去皮、脐　补骨脂炒　菟丝子酒浸壹宿，焙　天雄炮，去皮、脐。伍味各叁两　柏子仁别研　熟干地黄洗，焙　肉苁蓉酒浸壹宿，切，焙。叁味各肆两

右件为细末，以麋角膏子和匀，捣壹千下，圆如梧桐子大。每服壹佰圆，空心，温酒下。

鹿角胶圆　治真气虚弱，下元冷惫，脐腹疼痛，夜多小便，腰脚无力，肢体倦怠，怔忪恍惚，头昏目运，面色黧黑，耳内蝉鸣，饮食减少。常服补养元阳，滋荣气血，驻颜美食。

肉苁蓉贰两，酒浸壹宿，切，焙　牛膝贰两，酒浸壹宿　菟丝子汤浸去浮，别用酒浸取软　附子炮，去皮、脐　桑寄生　覆盆子　熟干地黄洗，焙　山药　五味子　山茱萸　白蒺藜炒　当归洗，焙　肉桂去粗皮，已上壹拾壹味各贰两　川萆薢肆两　破故纸贰两半，炒　柏子仁贰两　茴香贰两半，炒　鹿角胶贰两，蚌粉炒焦　茯神去木，贰两

右件为细末，酒煮面糊为圆如梧桐子大。每服伍拾圆，空心、食前，温酒或盐汤送下。兼治妇人诸虚不足，一切冷病，久娠不成，发落面黑，温醋汤下。

煮鹿角胶法_{须用两锅，壹锅常要温沸，准备添用}

鹿角_{不用自死者，不以多少，叁寸许截断，去粗皮}

右将鹿角于河水内浸柒日，其水每日一易，候日足洗净，锅中煮。每鹿角伍斤用桑白皮半斤，楮实壹斤，舶上硫黄贰两，朱砂贰两同煮之。如水尽即旋添汤，及一伏时自然已软。或火不相继，未软，再煮一伏时。如软，放冷取出，于当风处挂起便可。入药，用煮角水，滤去诸药，慢火再熬，便可为胶。

世宝圆 治下元虚损，久积寒冷，目运耳鸣，形体羸弱，阴痿自汗，遗沥泄精。及肺痿喘嗽，咯唾有血，怯风畏寒，手足多冷，但一切虚劳气劣，并宜服之。

附子_{炮，去皮、脐} 牛膝_{酒浸壹宿，焙} 肉桂_{去粗皮} 白茯苓_{去皮} 椒红 五味子 茴香_炒 枳壳_{汤浸，去穰麸炒} 人参_{去芦头} 熟干地黄_{洗，焙}

已上拾味制净，各称壹两半为细末，次用：

精羯羊肉_{肆两，细切} 肉苁蓉_{洗净，贰两，细切} 羊脂_{贰两，细切} 黄蜡_{贰两，细切} 杏仁_{去皮、尖，贰两，炒，切} 乌梅肉_{壹两} 葱白_{叁两}

右件后柒味，用法酒伍升同入银石器中，慢火煮令肉烂，研成膏，入前药末一处捣和为圆如梧桐子大。每服叁拾圆，加至肆伍拾圆，温酒或盐汤送下。肺痿咯血，煎糯米阿胶汤送下。常服，补益元气，轻健腰脚，实骨髓，耐风寒，滋养气血。空心、食前。

仁寿圆 治真元气虚，脚膝缓弱。及素有风，手足拘挛，口眼㖞斜，气血衰少，饮食不进。

牛膝_{贰两，酒浸壹宿} 附子_{炮，去皮、脐} 肉桂_{去粗皮} 续断 巴戟_{去心} 白茯苓_{去皮} 山茱萸 枸杞子 菟丝子_{酒浸壹宿，细研，焙干} 五味子 防风_{去芦头} 杜仲_{去粗皮，切，炒令断丝} 肉苁蓉_{酒浸壹宿，切，焙} 熟干地黄_{洗，焙}。已上壹拾叁味各壹两

右件为细末，炼蜜为圆如梧桐子大。每服伍拾圆至柒捌拾圆，米饮或酒空心下。

三仁五子圆 治血气耗虚，五脏不足，睡中惊悸，盗汗怔忪，梦遗

失精，四肢倦懈，肌肤瘦弱，或发寒热，饮食减少。常服养心益肝，生血补气，润泽肌肤，倍进饮食。妇人亦宜服之。

菟丝子酒浸壹宿，别捣，焙干　五味子　枸杞子　覆盆子　车前子　柏子仁　酸枣仁炒　薏苡仁微炒　沉香　鹿茸酥涂炙黄，剉　肉苁蓉酒浸壹宿，切，焙　巴戟去心　当归洗，焙　白茯苓去皮　乳香别研　熟干地黄洗，焙。已上壹拾陆味各壹两

右件为细末，次入研者药和匀，炼蜜为圆如梧桐子大。每服伍拾圆，温酒或盐汤送下，空心。

固真圆　补益五脏，接助真阳。治诸虚不足，滋润肌肤，悦颜色。久服不生诸疾。

川乌头剉，盐炒黄色，去盐不用　熟干地黄洗，焙　秦艽叁味各贰两　肉桂去粗皮　茴香酒浸，炒　威灵仙去土　仙灵脾　山药　五味子炒。陆味各壹两　草薢　附子炮，去皮、脐　白茯苓去皮　当归浸，焙　牛膝酒浸壹宿　石菖蒲已上陆味各半两

右件为细末，炼蜜为圆杵千余下，圆如梧桐子大。每服伍拾圆，温酒、盐汤任下，空心、食前。

胡椒青盐圆　治下焦虚弱，脚膝无力，多倦瘦怯，不美饮食。

附子两枚，玖钱重者，炮，去皮、脐，切细　青盐贰两，别研　厚朴去粗皮，生姜汁浸，炙　人参去芦头　木香　白术　沉香剉　丁香　茴香炒　破故纸炒　川楝子去核，取肉称，炒　肉豆蔻面裹煨香　黄耆蜜炙　杜仲去粗皮，生姜汁浸壹宿，微炒焙干　胡椒已上壹拾叁味各壹两

右件为细末，却入青盐，酒煮面糊为圆如梧桐子大。每服壹佰圆，盐汤送下，空心。

还少圆　大补本气虚损及脾胃怯弱，心忪恍惚，精神昏愦，气血凝滞，饮食无味，肌瘦体倦，目暗耳聋。

干山药壹两半　牛膝酒浸壹宿，焙干，壹两半　白茯苓去皮　山茱萸　楮实　杜仲去粗皮，生姜汁和酒炙令香熟　五味子　巴戟去心　肉苁蓉酒浸壹宿，切，焙干　远志去心　茴香玖味各壹两　石菖蒲　熟干地黄洗，焙　枸

杞子_{叁味各半两}

右件为细末，炼蜜入蒸熟，去皮核枣肉和匀，圆如梧桐子大。每服伍拾圆，空心、食前，温酒、盐汤下，日叁服。若只壹服，倍加圆数。伍日有力，拾日眼明，半月筋骨盛，贰拾日精神爽，壹月夜思饮食。此药无毒，平补性温，百无所忌。久服牢齿，身轻目明，难老，百病俱除，永无疟痢，美进酒食，行步轻健。

二至圆 补虚损，生精血，去风湿，明目聪耳，强健腰脚，和悦阴阳，既济水火。以[1]服，百疾不生。

鹿角_{镑细，以真酥贰两，无灰酒壹升煮干，慢火炒令干} 苍耳_{酒浸壹宿，炒干} 麋角_{镑细，以次真酥贰两，米醋壹升煮干，慢火炒干，叁味各半斤} 当归_{伍两，细切，酒浸壹宿，焙干} 山药 白茯苓_{去皮} 黄耆_{蜜炙，叁味各肆两} 人参_{去芦头} 沉香 沙苑蒺藜_{拣去土，净洗，焙干} 远志_{去心} 肉苁蓉_{酒浸壹宿，切，焙干，伍味各贰两} 附子_{炮，去皮、脐，壹两}

右件为细末，用酒叁升，糯米叁合，煮烂和捣圆如梧桐子大。每服伍拾圆至壹佰圆，温酒、盐汤任下，空心。

十补圆 治元脏虚冷，脐腹刺痛，胁肋胀满，泄泻肠鸣，困倦少力，及小肠气痛等疾，并皆治之。

延胡索_炒 葫芦巴_炒 荜澄茄 茴香_炒 木香 补骨脂_炒 巴戟_{去心} 肉苁蓉_{酒浸壹宿，切，焙} 川楝子肉_{炒，玖味各壹两} 附子_{炮，去皮、脐，半两}

右件并为细末，面糊为圆如梧桐子大，以朱砂为衣。每服伍拾圆，温酒或盐汤任下，空心、食前。

葫芦巴圆 治下焦伤惫，脐腹冷痛，小便白浊，肌肤消瘦，饮食减少，及膀胱疝气，并宜服之。

葫芦巴_炒 破故纸_炒 川楝子_{去核，炒} 茴香_炒 川椒_{取红} 青盐_{别研} 山药 青橘皮_{去白} 陈橘皮_{去白} 附子_{炮，去皮、脐}

---

[1] 以：元刊补抄本同。文义可通，然据前后上下文其他各方，或疑为"久"字之误。《普济方》卷二百二十四《三至丸》，主治症及方组与本方一致，确实作"久"，供参考。

右件各等分，为细末，酒煮面糊为圆如梧桐子大。每服伍拾圆，温酒下，空心、食前。

韭子圆 治水火不足，气不升降，夜梦遗泄，精滑不禁。

鹿茸_{火燎去毛，酥炙黄，剉} 茴香_炒 补骨脂_{微炒。叁味各壹两半} 远志_{去心} 龙骨_{轻紧者，醋淬柒遍} 葫芦巴_{微炒} 附子_{炮，去皮、脐} 韭子_{炒香熟} 金铃子_{去核麸炒。陆味各壹两} 麝香_{壹钱，别研}

右件为细末，将麝香同研匀，酒煮面糊为圆如梧桐子大。每服伍拾圆，煎人参白茯苓汤下，日叁服，空心、食前。

香茸圆 滋补精血，益养真元。治下焦伤竭，脐腹绞痛，饮食减少，目视茫茫，夜梦鬼交，遗泄失精，肌肉消瘦。

鹿茸_{火燎去毛，酥涂炙} 麋茸_{火燎去毛，酥涂炙，贰味各贰两} 沉香 五味子 白茯苓 白龙骨_{火煅} 肉苁蓉_{酒浸壹宿，切、焙干，伍味各壹两} 麝香_{半两，别研}

右件为细末，和匀，用熟干地黄叁两焙干，令为细末，同酒贰升熬成膏，搜药入臼内杵千百下，如硬更入少酒，圆如梧桐子大。每服伍拾圆，温酒、盐汤任下，空心、食前。

八仙圆 疗元脏气虚，头昏面肿，目暗耳鸣，四肢疲倦，步履艰难，肢节麻木，肌体羸瘦，肩背拘急，两胁胀满，水谷不消，吃食无味，恍惚多忘，精神不清。

肉苁蓉 牛膝 天麻_{去苗} 木瓜_{去子，切，肆味各肆两，并用好酒浸叁日，取出焙干} 当归_{洗，焙，贰两} 附子_{炮，去皮、脐，贰两} 鹿茸_{壹两，火燎去毛，涂酥炙} 麝香_{壹分，别研}

右件为细末，炼蜜和圆如梧桐子大。每服伍拾圆，温酒送下，空心、食前。

青盐椒附圆 治元脏气虚，脐腹刺痛，饮食减少，脏气不调，倦怠嗜卧，及妇人血海久冷，带下赤白，崩漏不止。

青盐_研 香附子_炒 川椒_{拣去闭口并黑仁，炒黄} 附子_{炮，去皮、脐} 茴香_炒 陈橘皮_{不去白} 延胡索 苍术_{米泔浸壹宿，碎剉，炒}

右件各等分，为细末，面糊圆如梧桐子大。每服伍拾圆，温酒或米饮下，空心、食前。

育真圆 治男子妇人诸虚不足。补暖腑脏，祛逐风寒。利腰膝，强筋骨，黑髭发，驻容颜。

苍术_{肆两，米泔浸壹两宿} 川乌头_{炮，去皮、脐} 川楝子肉_{去核炒，贰味各贰两半} 破故纸_炒 龙骨_研 茴香_{炒，叁味各半两}

右件为细末，酒煮面糊为圆如梧桐子大，朱砂为衣。每服伍拾圆，温酒下，盐汤亦得，空心、食前。

龙骨圆 治下虚胞寒，小便白浊，或如米泔，或若凝脂，腰重少力。

牡蛎_{煅为粉} 熟干地黄_{洗，焙} 菟丝子_{酒浸壹宿，别捣，焙干} 白茯苓_{去皮，肆味各半两} 龙骨_{伍色者} 肉桂_{去粗皮} 白石脂 五味子_{肆味各贰钱半}

右件为细末，炼蜜为圆如梧桐子大。每服伍拾圆，温酒或盐汤送下，空心、食前。

茯苓圆 治真元气弱，荣卫俱虚，精滑不固，神气消耗。久服，滋养血气，蠲除风冷，使诸疾不生。

白茯苓_{去皮，叁两} 菟丝子_{伍两，酒浸壹宿，别捣，焙干} 龙齿 益智_{去壳} 破故纸_炒 远志_{去心} 人参_{去芦头} 石菖蒲_{已上陆味各贰两}

右件为细末，炼蜜为圆如梧桐子大。每服壹佰圆，煎灯心汤送下，空心、食前。

附子鹿角霜圆 涩精养神，益阴助阳。治小便频数，遗泄诸疾。

鹿角霜_{贰拾两，令末} 杜仲_{去粗皮，细剉，用生姜汁制，炒令断丝，为末} 青盐_研 山药_{令取末} 附子_{炮，去皮、脐，令末} 阳起石_{火煅醋淬柒次，令末} 鹿角胶_{陆味各贰两}

右件用好酒贰升，慢火熬，先下鹿角胶，次逐味下，不住手搅，可圆即圆如梧桐子大。每服伍拾圆，温酒、盐汤任下，空心、食前。

菟丝子圆 治精血不足，筋骨无力，怔忪盗汗，梦遗失精。

鹿角霜 菟丝子_{酒浸壹宿，别捣，焙干} 熟干地黄_{洗，焙} 柏子仁_{别研，各伍两}

右件为细末，炼蜜为圆如梧桐子大。每服伍拾圆，温酒下，空心。

如元气虚冷，久服此药。觉小便少，以车前子半两，略炒过为末，每服贰钱，水壹盏煎至陆分，温服，小便即如常。久服身轻、驻颜、益寿，其功不可具述。

仙茅圆 大补益，壮元阳，久服延年益寿。

仙茅　白茯苓_{去皮}　山药　九节菖蒲_{肆味各壹两}

右件并剉，内仙茅不犯铁器，以法酒拌匀，于饭上蒸，以饭熟为度。晒干、捣罗为细末，枣肉为圆如梧桐子大。每服伍拾圆至壹百圆，温酒、盐汤任下，空心。

沉香鹿茸圆 补虚，益真气，暖下焦。助老扶弱，久服强健。

鹿茸_{贰两，酒炙}　附子_{炮，去皮、脐，半两}　沉香_{半两}　麝香_{壹钱壹字，别研}

右件肆味为细末，将肉苁蓉壹两半，酒煮烂研细，别入酒熬成膏，和圆如梧桐子大。每服伍拾圆，温酒、盐汤任下，空心、食前。

玉锁丹 治梦遗漏精。

鸡头肉末　莲花蕊末　龙骨_{别研}　乌梅肉_{焙干取末，各壹两}

右件煮山药糊为圆如鸡头大。每服壹粒，温酒、盐汤任下，空心。

茯神丹 治小便白浊，梦遗漏精，日久不瘥。

朱砂_{半两，光明成颗块者}　獖猪心_{壹枚}

右将朱砂入在猪心内，却用麻皮缚定，汤煮壹伏时，取出。将朱砂细研，不用猪心。别碾茯神末为糊，圆如梧桐子大。每服伍粒，煎人参酸枣仁汤送下，空心、食前。

桑螵蛸圆 治下焦虚冷，精滑不固，遗沥不断。

附子_{炮，去皮、脐}　五味子　龙骨_{叁味各半两}　桑螵蛸_{柒枚，切细，炒}

右件为细末，醋糊为圆如梧桐子大。每服叁拾圆，温酒、盐汤任下，空心。

水仙丹 治水火不足，精神恍惚，怔忪健忘，遗精白浊，小便淋沥，消渴，吐血、衄血、溺血，及虚烦发热，并皆治之。

朱砂_{不以多少，细研，水飞过，候干}　木通_{令为细末，壹两}　白及_{壹两，剉}

用麻油壹小盏同入铫子内煎，令药焦黑色为度。去药更煎油良久，以木箸点油向冷水

中，成花子不散是成。如未，更煎良久。倾入盏内收之

右件将煎来油和研细朱砂、木通末，看多少和如软面剂相似，用浓皂角水洗药剂数遍，令油尽，却以清水浸之。每日空心旋圆如梧桐子大，每服叁粒至柒粒，新水下。无忌。其浸药水壹日壹换。

二宜丹 治水火不足，耳内虚鸣，健忘怔忪，头目旋晕。

磁石 肆两坚者，火煅酒淬柒遍，汤洗，焙干，研如粉，贰两　　辰砂 水飞，壹两

右件研匀，糯米粉糊为圆如鸡头大，阴干。每服壹圆，人参汤下，空心、食前。

羊肉汤 治男子妇人一切虚损不足，肌体羸弱，不思饮食。

生羊肉 半斤精者，分作捌段　　生姜 半斤，薄切片子　　当归 洗，焙　　川芎

人参 去芦头　　白术　　附子 炮，去皮、脐　　肉豆蔻 面裹煨香，已上陆味各贰两

右件㕮咀。每壹料分作捌服，水叁盏，煎至壹盏。稍热服，食前。

萆薢分清散 治真元不足，下焦虚寒，小便白浊，频数无度，漩面如油，光彩不定，漩脚澄下，漩如膏糊。或小便频数，虽不白浊，亦能治疗。

益智仁　　川萆薢　　石菖蒲　　乌药

右件各等分，为细末。每服叁钱，水壹盏半，入盐壹捻，同煎至柒分。温服，食前。

茯苓散 治梦中虚滑遗精。

白茯苓 去皮，贰两　　缩砂仁 壹两

右件为细末，入盐贰钱，用精羊肉批作大片，掺药在上，炙熟。空心食之，然后饮酒壹贰盏。

痼冷方壹拾道

白泽圆 治脏腑虚寒，真元不固，肠虚泄利，心腹撮痛，气逆呕吐，自汗无时[1]。

---

[1] 时：原为一字阙，据《普济方》卷二百七"白泽丸"补。

阳起石壹两半，煅令通赤，研　附子炮，去皮、脐，取末壹两半　钟乳粉成炼好者，贰两　白檀香末，壹两　滴乳香别研，壹两　麝香壹钱，别研

右件和匀，滴水和成剂，分作陆拾圆。每服壹圆，水壹盏化开，生姜叁片，煎至柒分。通口温服，空心、食前。

黑锡丹　治上实下虚，真元衰惫，阳气耗损，阴气独盛。上喘气促，泄泻呕逆，自汗心忡，小便频数，一切虚寒，并皆主治。

黑锡肆两，新铫中以火熔开，用香匙拨去锡滓，入硫黄半两同炒过，取出，碾为细末，称贰两，别入硫黄末贰两，贰味和，入铫中炼成汁，取下铫，候冷再见火。如此叁次，候冷，研为细末　舶上茴香略炒　附子炮，去皮、脐　木香略炒　川楝子肉炒　破故纸炒　肉豆蔻面裹煨。已上陆味各壹两

右为细末，却将黑锡末一处和匀，酒煮面糊为圆如梧桐子大。每服伍拾圆，病势重加至壹佰圆，空心、食前，温米饮送下。毕，以少干物压之。

来复丹　治男子妇人阴阳不分，真元虚损，或挟宿寒，霍乱吐泻，粥药不下，面白唇青，手足逆冷，及治上实下虚，昏乱燥闷，烦渴引饮，腹胁疼痛，胸膈痞塞，短气喘促。但有一点胃者，服之无不见效。

舶上硫黄研细　硝研细　太阴元精石研细。已上叁味各壹两

已上先用铁铫内以太阴元精石慢火炒，次下硫黄、硝石，候叁味炒和匀成汁，将铫离火，以铁香匙炒之。候冷再上火炒熔，再离火，以铁匙炒。冷，取出，别研如粉。

五灵脂拣去砂石　陈橘皮去白　青橘皮去白。已上叁味各壹两

右件将后叁味先为细末，入前叁味一处和匀，面糊为圆如梧桐子大，每服伍拾圆。病势重者，加至柒捌拾圆至壹佰圆，米饮送下。小儿，别圆如麻子大，贰叁拾圆，量岁数加减服之。米饮送下，空心。

钟乳石圆　治脏寒腹痛，下利不禁。

成炼钟乳粉半两　硫黄半两，别研　白矾火飞，壹分　阳起石壹分，别研

右件为细末，煮面糊为圆如小豆大。每服壹拾圆，粟米饮下，空心、食前。

阳起石圆 治元气虚惫，耳焦面黑，腰背疼痛，遗泄淋沥，手足多冷，肌肤干瘦。久服大进饮食，补下元，暖腰脚。

阳起石 盒子内固济，以火煅令通赤，细研，称壹两　香白芷 半两　黄蜡 半两　生砒 壹分，别研

右件同研令匀，以黄蜡为圆如梧桐子大。每服叁圆，空心，冷盐汤或冷酒下。不能饮冷者，微温不妨，但不可令热。仍忌热物少时。

固本丹 治男子一切虚损衰弱，夜梦颠倒，遗精失溺，小便白浊。妇人血海久冷，崩中带下，久无子息，皆可服之。

牡蛎 白者，生为细末，别用好醋和为圆子，入火烧令通赤，放冷，称肆两　白石脂 贰两　硫黄 壹两半　阳起石 壹两

右件同研为细末，用熟汤和圆如梧桐子大，阴干。入盒子内，以赤石脂封口，外用盐泥固济，候干，煅令鬼焰[1]绝，埋黄土内出火毒，叁时辰取出。每服拾伍圆至叁拾圆，温酒或米饮送下，空心。

艾硫圆 去邪养正，补真益脾。治髓冷血虚，腰疼脚弱，及伤冷心腹疼痛，霍乱吐利，自汗气急，下元久虚，小便频数。妇人冲任不足，月水愆期，腹胁刺痛，崩漏带下，全不思饮食。兼治伤寒阴证，手足厥冷，脉微自汗。

熟艾 拾两，用糯米壹升煎成粥，浇在艾上，用手拌令匀，于日中晒干　附子 炮，去皮、脐，贰两　生地黄 别研极细，贰两　干姜 拾两，炮

右件为细末，面糊为圆如梧桐子大。每服叁拾圆或伍拾圆，温米饮下，食前。

替灸膏 治下焦虚冷，真气衰弱，泄利腹痛，气短不食。

附子 壹两　吴茱萸　马蔺花　蛇床子 叁味各壹分　木香 壹钱　肉桂 去粗皮，贰钱

右件为细末。每用壹大匙，先以生姜汁入少面作糊，方调药摊纸上，贴脐并脐下，须臾觉脐腹热为度。

---

[1] 鬼焰：指矿物药燃烧时产生的蓝色火焰。宋《云笈七签》卷七十六《方药·四壁柜朱砂法》："以火锻之，待鬼焰出尽后，放冷研。"固本丹四个药物中，硫黄燃烧会产生蓝色火焰。

外灸膏 治一切虚寒下利赤白，或时腹痛，肠滑不禁。

木香　附子炮，去皮、脐　蛇床子　吴茱萸　胡椒　川乌头已上陆味各贰钱

右件为细末。每用药末叁钱，白面贰钱，生姜自然汁打作糊，摊在纸上，当脐上贴之，衣物盖定，用熨斗盛文武火熨之，痢止为度。

硫黄熨法 治脏腑冷泄利不止，及阳虚阴盛，真气脱弱，欲灸不能胜火力者，宜用此法。

硫黄半两，研细　蓖麻子柒枚，去皮细研

右件同研令细。每用抄贰叁钱填在脐心令满，以衣被盖定，用熨斗盛文武火慢慢熨之，白日须是熨半日，夜间熨半夜，尽多时为妙。

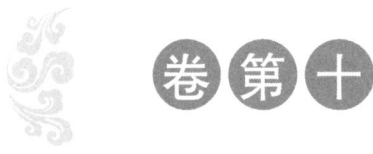

虚劳方壹拾贰道

柴胡鳖甲圆 治虚劳客热，荣卫不和，全不思食，寒热相间，咳嗽痰涎，肢体倦怠。及伤寒汗后，余热不解，潮作寒热，日渐消瘦，并宜服之。

柴胡_{去苗} 鳖甲_{醋浸壹宿，炙黄} 地骨皮 人参_{去芦头} 枸杞子 白茯苓_{去皮} 白芍药 知母 贝母_{去心} 麦门冬_{去心} 黄耆_{蜜炙} 山栀子仁_炒

右件壹拾贰味各等分，为细末，炼蜜为圆如梧桐子大。每服叁拾圆，煎乌梅青蒿小麦汤送下，不拘时候。

香肚圆 治虚劳羸瘦，潮热盗汗，肢节酸疼，行步少力。

鳖甲_{壹枚，九肋者，醋浸壹宿，炙黄} 柴胡_{去苗，贰两} 杏仁_{半斤，汤浸，去皮、尖} 青蒿_{半斤，洗净焙干} 青橘皮_{去白，肆两}

右件㕮咀。用猪肚壹枚去皮膜，酿药在内，用绵缝合，以童子小便肆升煮烂如泥，切碎，同药焙干，碾为细末。次入黄连末叁两，麝香研细贰钱，酒煮面糊为圆如梧桐子大。每服伍拾圆，温熟水送下，空心、食前。

内补散 治五脏劳气，肌肉消瘦，发热盗汗，不进饮食。

沉香 丁香 木香 安息香_{酒化，去砂石} 麝香_{已上伍味各贰钱半} 鳖甲_{酒炙黄色} 柴胡_{去苗} 熟干地黄_{洗，焙，已上叁味各壹两} 京三棱_{炮，切} 白茯苓_{去皮} 人参_{去芦头} 附子_{炮，去皮、脐} 槟榔 五味子 白芍药 甘草_炙 厚朴_{去粗皮，生姜汁浸炙} 桃仁_{汤浸，去皮、尖} 肉豆蔻_{面裹煨，已上壹拾壹味各半两} 秦艽 知母 牛膝_{酒浸壹宿，焙干} 白术 地骨皮_{已上伍味各叁分} 大黄_{壹分，湿纸裹煨}

右件为细末。每服叁钱，水壹盏半，生姜伍片，枣叁枚，同煎至壹盏，温服。一方，减大黄、附子。空心、食前。

人参蛤蚧散 治虚劳咳嗽，咯血，潮热盗汗，不思饮食。

蛤蚧壹对，蜜炙 人参去芦头 百部 款冬花去梗 紫菀茸已上肆味各半两 贝母去心 阿胶蛤粉炒 柴胡去苗 肉桂去粗皮 黄耆蜜炙 甘草炙 鳖甲醋炙 杏仁汤浸去皮、尖 半夏生姜汁制。已上玖味各壹分

右件为细末。每服叁钱，水壹盏半，生姜叁片，煎至壹盏。温服，不拘时候。

五枝散 取一切传尸劳虫。

青桑枝 石榴枝 桃枝 梅枝 葱白伍味各柒寸 杨柳枝伍寸 青蒿壹握，如无，以子壹合代之 安息香壹分，酒化，去砂石 阿魏壹分

已上除阿魏，余并剉用，小便壹升半煮诸药，耗及壹半去诸药滓，将药汁化阿魏，再煮拾数沸，再滤去滓。放温分作贰服，调后药：

朱砂别研，半两 槟榔末半两 麝香别研，半分

右叁味为细末，研极匀。分贰服，用前药汁调下。五更初壹服，三点再壹服，辰巳间取下虫，急以铁钳投热油铛内煎之，可绝根本。如见虫色白者，此病必安；如带黑色，斯已传入脏，不可疗也。服药后只以淡粥补之，并不动元气。效验无比，切须秘之。大凡病传尸者，必须先服此药取虫，然后随证调治，不可一概用药。如初取下虫色已黑，纵服妙药亦无补也，然犹能使不传它人。

知母散 治虚劳心肺有热，咳嗽唾脓血。大能解劳除热，调顺荣卫。

黄耆壹两，蜜炙 白芍药 生干地黄 黄芩 麦门冬去心 人参去芦头 白茯苓去皮 桔梗去芦头 知母已上捌味各叁分 甘草炙，半两

右件㕮咀。每服伍钱，水贰盏，入生姜叁片，淡竹叶叁拾叶，小麦伍拾粒，同煎至壹盏。去滓温服，不拘时候。

人参紫菀散 治虚劳咯血，痰涎上盛，咳嗽喘急，寒热往来，肩背拘急，劳倦少力，盗汗发渴，面目浮肿，并皆治之。

人参去芦头，壹两　　紫菀洗，去芦头，壹两　　陈橘皮去白，壹两　　贝母去心，贰两　　甘草半两，炙　　紫苏叶肆两　　桑白皮贰两　　白茯苓去皮，半两　　杏仁去皮、尖，半两，用麸炒令熟　　五味子贰两

右件为细末。每服叁钱，水壹盏，生姜伍片，煎至柒分。温服，不拘时候。

秦艽扶羸汤　治肺痿，骨蒸劳嗽，或寒或热，声嗄羸瘦，自汗，四肢怠堕，不美饮食。

紫胡去苗，贰两　　人参去芦头　　鳖甲米醋炙　　秦艽　　地骨皮已上肆味各壹两半　　半夏汤洗柒遍　　紫菀茸　　甘草炙。已上叁味各壹两　　当归洗，焙，壹两壹分

右件咬咀。每服伍钱，水壹盏半，生姜伍片，乌梅、大枣各壹枚，煎至捌分。去滓，通口服，食后。

青蒿散　治虚劳骨蒸，咳嗽胸满，皮毛干枯，四肢懈堕，骨节疼痛，心中惊悸，咽燥唇焦，颊赤烦躁，涕唾腥臭，困倦少力，夜多盗汗，肌体潮热，饮食减少，日渐瘦弱。

天仙藤　　鳖甲醋炙　　香附子炒去毛　　桔梗去芦头　　柴胡去苗　　秦艽　　青蒿已上柒味各壹两　　乌药半两　　甘草炙，壹两半　　川芎贰钱半

右件为细末。每服贰钱，水壹盏，生姜叁片，同煎至柒分。温服，不拘时候。小儿骨蒸劳热，肌瘦减食者，每服壹钱，水半盏，入小麦叁拾粒，同煎至叁分，温服。

解劳散　治虚劳积气，坚硬噎塞，胸胁引背彻痛。

白芍药壹两半　　柴胡去苗　　鳖甲醋浸炙黄　　枳壳去穰麸炒，已上叁味各壹两　　甘草半两，炙　　赤茯苓去皮，半两

右件咬咀。每服伍钱，水壹盏半，入生姜叁片，枣子壹枚，煎至柒分。温服，食后。

前胡散　治童男室女骨蒸潮热，及热在肌肉，及吐血等疾。

柴胡去苗　　前胡去芦头　　胡黄连　　乌梅肉

右件各等分，咬咀。每服伍钱，水、酒、童子小便共壹盏半，猪胆

壹枚取汁，猪脊髓壹条，葱、薤白各叁寸，同煎至捌分。去滓，冷服，食前。

神仙夺命丹 钓传尸劳虫。

石燕子_{壹枚，火烧令红，醋淬柒次} 母丁香_{壹钱半} 水磨雄黄_{贰钱} 酒蜡[1]_{半两} 鳖血_{壹蛤蜊壳}

右件为细末，将酒蜡、鳖血同化开为膏子，次入余药和成剂，圆如绿豆大。每用壹圆装在钩子上，钩上系绯线壹丈贰尺，再用雪糕少许裹缠药圆，令患人先吃糕两口，后用壹口同药吞下，良久线动，用力拽出，急以铁钳投热油铛内煎。伍月伍日，日未出时合药，不得人见。

心气方壹拾道

琥珀圆 安神养志，宁睡，固精血，悦颜色，滋益荣卫。

人参_{去芦头，壹斤，切碎，用井水叁升，银锅内熬去水壹半，滤过，取人参汁再熬成膏，和众药} 附子_{壹枚，重捌钱者，炮，去皮、脐} 龙骨_{飞过} 远志_{汤浸，去心} 沉香 安息香_{酒煮，滤去砂石，熬成膏} 琥珀_{别研。已上伍味各壹两} 巴戟_{汤泡，去心} 防风_{去芦头} 半夏曲 莲子心 紫石英_{研细，飞过} 白茯苓_{去皮} 石菖蒲 熟干地黄_{洗，焙} 茯神_{去木} 柏子仁 乳香_{别研} 麦门冬_{去心} 牡蛎_{火煅取粉} 辰砂_{研细，飞过} 酸枣仁_{炒。已上壹拾伍味各半两}

右件为细末，次入辰砂、乳香、琥珀、安息香膏子、人参膏子，和圆如梧桐子大。每服伍拾圆，日午及临卧，温熟水送下。

天王补心圆 宁心保神，益血固精，壮力强志，令人不忘。清三焦，化痰涎，祛烦热，除惊悸。疗咽干口燥，育养心气。

熟干地黄_{洗，焙，肆两} 白茯苓_{去皮} 茯神_{去木} 当归_{洗，焙} 远志_{去心} 石菖蒲 黑参 人参_{去芦头} 麦门冬_{去心} 天门冬_{去心} 桔梗_{去芦头} 百部 柏子仁 杜仲_{姜汁炒} 甘草_炙 丹参_洗 酸枣仁_炒 五味子_{去梗}

---

[1]酒蜡：指封酒瓶、酒坛或酒瓮之蜡，带有酒香或酒的活血作用。

已上拾柒味各壹两

右件为细末，炼蜜为圆，每壹两作壹拾圆，金箔为衣。每服壹圆，煎灯心、枣汤化下，食后、临卧。

定志圆 治怔忪健忘，精神恍惚，睡卧不宁，一切心疾。

人参去芦头　白茯苓去皮　石菖蒲　远志去心　龙齿　酸枣仁微炒　铁粉别研　麦门冬去心，焙干　朱砂飞过　乳香别研　麝香别研　琥珀别研

右件各等分，为细末，次入朱砂、铁粉同研匀，绞生地黄汁，浸蒸饼为圆如梧桐子大，别用朱砂为衣。每服贰拾圆，温熟水送下，食后、临卧。

养心圆 治忧思太过，健忘怔忪，睡多恐惕，梦涉峻危，自汗不止，五心烦热，目涩昏倦，梦寐失精，口苦舌干，日渐羸瘦，全不思食。

茯神去木　人参去芦头　绵黄耆蜜炙　酸枣仁去皮称，别研成膏，已上肆味各壹两　熟干地黄洗，焙　远志去心　五味子　柏子仁别研成膏，已上肆味各半两　朱砂叁分，研细水飞

右件为细末，入贰膏和匀研细，炼蜜为圆如梧桐子大。每服伍拾圆，食后、临卧，浓煎人参汤送下。

远志圆 治忧愁思虑过多，苦劳心神，恍惚健忘，睡卧不宁。

远志去心　石菖蒲　茯神去木。已上叁味各壹两　天竺黄　酸枣仁炒，贰味各半两　朱砂叁分，别研　犀角屑　龙齿别研，贰味各壹分

右件除别研外，并为细末，炼蜜为圆如梧桐子大。每服叁拾圆，温熟水送下，食后、临卧。

灵砂宁神圆 治男子妇人大病之后，伤损荣卫，或发汗吐下太过，或失血过多之后，精气亏损，不能复常，心神恍惚，不得睡眠，饮食全减，肌体瘦弱，怠堕倦乏，嗜卧无力，四肢酸痛。常服，补虚益气，滋养荣卫，令人肌体充实，饮食进美，悦泽颜色，精神爽，诸疾不生。

辰砂贰两，不夹石，用夹绢袋子盛，于银石器内悬。于器内用椒红叁两，取井花水调椒红盛于器内，可柒捌分。更用锅子坐盛朱砂器在内，重汤煮令鱼眼沸，叁昼夜为度。取出辰砂，研，水飞　人参去芦头　白术　茯神去木　鹿茸燎去毛，涂酥炙

令黄　黄耆蜜炙。已上伍味各叁两　石菖蒲贰两

右件为细末，次入辰砂研匀，用枣肉和杵壹贰千下，令匀熟，圆如梧桐子大。每服贰拾圆至叁拾圆，温酒或米饮送下，空心、食前。

真珠圆　治心气不足，及上焦有热，涎壅上盛，睡卧不宁，身体发热，口燥咽干。

真珠末　白术　朱砂别研，壹半入药，壹半为衣　白茯苓去皮。已上肆味各半两　人参去芦头，壹两　麝香别研　脑子别研。贰味各壹钱

右件为细末，用猪心血为圆如梧桐子大，朱砂为衣。每服叁拾圆，煎人参汤送下，食后。

茯神圆　治心虚血少，神不守舍，多惊恍惚，睡卧不宁。

人参去芦头　茯神去木　黄耆蜜炙　熟干地黄洗，焙　当归洗，焙　酸枣仁去皮，炒　朱砂别研，壹半入药，壹半为衣

右件各等分，为细末，炼蜜为圆如梧桐子大。每服叁拾圆，煎人参汤下，不拘时候。

定神圆　治心气虚弱，神志不宁，睡卧不安。

白茯苓去皮，贰两　人参去芦头，壹两　白附子壹两，炮　酸枣仁壹两半，炒　麝香壹分，别研　辰砂半两，别研

右件为细末，汤泡蒸饼为圆如绿豆大，金箔为衣。每服叁拾圆，煎人参汤送下，食后、临卧。

四味补心圆　益血补心，安神定志。治怔忪惊悸，恍惚健忘。

当归酒洗，焙干，贰两　朱砂壹两，别研　肉苁蓉酒浸壹宿，焙干，贰两　杏仁壹佰伍拾枚，汤泡，去皮、尖，研成膏

右件为细末，以杏仁膏同和，如干，以浸药酒煮薄糊添和，杵千余下，圆如绿豆大。每服叁拾圆，用米饮或温酒下，不拘时候。

消渴方陆道

铅丹散　治消渴，止小便。

栝楼根　甘草贰味各壹两　泽泻　石膏　赤石脂　白石脂肆味各伍钱　铅丹火飞　糊粉炒，贰味各贰钱

右件为细末。每服叁钱，冷水调下，日叁服。渴甚者夜贰服，腹痛者减之。多服令人腹痛，忌盐及酒色百日。不拘时候。

栝楼根散　治消渴饮水不止。

熟干地黄　生干地黄　葛根　栝楼根

右件各等分，焙干，为细末。每服贰钱，温米饮调下，不拘时候。

猪肚圆　治消渴。

栝楼根壹两半，生用　牡蛎粉　黄丹别研，各半两　水银　黑铅贰味各捌钱，结砂子　苦参　蜜陀僧　知母叁味各壹两

右件为细末。男子患，用米生养草猪肚壹枚；妇人患，用猕猪肚壹枚。贮药在内，以线缝合，用绳子拾字系在壹口，新砖上煮，不令得转。更别取栝楼根半斤，细切，在水中一处同煮，自卯至午取出。细切肚子，研令如泥，看硬软，同诸药末杵为圆如梧桐子大。每服叁拾圆，米饮下，空心、日午、临卧。其药阴干，不得日晒。忌热面、猪肉、葱白、炙爆物及酒色壹佰日，永不发动。

缩水圆　治消渴。

甘遂半两，用麸炒透里黄褐色　黄连去须，壹两

右件为细末，水浸蒸饼为圆如绿豆大。每服贰圆，薄荷汤下，不拘时候，忌甘草叁日。

神授圆　止消渴。

蜜陀僧贰两，研　黄连去须，壹两

右件为细末，汤浸蒸饼为圆如梧桐子大。每服伍圆，日加伍圆至叁拾圆止，用出了蚕者空茧子，并茄子根煎汤下，临卧服，渴止住药。

独连圆　治消渴。

鸡爪黄连去须，肆两，米醋壹升于研钵内熬尽，取出晒干

右为细末，米醋煮面糊为圆如梧桐子大。每服叁拾圆，温熟水送下，不拘时候。

水气盅胀方壹拾伍道

导水圆 治男子妇人水气肿满，众药不能治者。

人参去芦头　木香　丁香　槟榔　青橘皮去白　陈橘皮去白　香白芷　郁李仁去皮　杜仲生用　桔梗去芦头　大戟　泽泻　黑牵牛生用　木通　樟柳根　桑根白皮　大黄湿纸裹煨，熟用　干漆炒烟尽　甘遂麸炒令黄　榆根白皮

右件各等分，为细末，每药末贰两，炼蜜为圆，分作肆圆。每服壹圆，临卧，用冷荆芥茶清嚼下。忌盐百日，并甘草叁日。

禹余粮圆 治十种水气。凡脚膝微肿，上气喘满，小便不利，即水气之候。

蛇黄大者叁两，以新铫子盛，入壹秤[1]炭火中烧，蛇黄与铫子、炭火一般通赤，用钳取铫子出，使倾蛇黄入酽米醋贰升，候冷取出，研如粉即止　禹余粮叁两　针砂伍两真者。卖者多杂以铁屑，宜精搜之。以水淘令极净，控干，入铫子同禹余粮一处，用酽米醋贰升同煮，醋干为度。并铫子入壹秤炭火中烧，贰物与铫子、炭一般通赤，倾贰药于净砖上候冷，一处研至无声如粉即止

已上叁味为主，其次量人虚实，入下项药。治水多是用转下冷药，惟此方右件叁物，既非大戟、甘遂、葶苈、芫花之比，又有下项药扶持，故老人、虚人皆可服。

羌活去芦头　木香　白茯苓去皮　牛膝去苗，酒浸壹宿，焙干　川芎　肉豆蔻面裹煨香　茴香略炒　蓬莪茂炮，切　肉桂去粗皮　干姜炮　青橘皮去白　京三棱炮，切　白蒺藜炒去刺　附子炮，去皮、脐　当归洗，焙

已上各半两，量人虚实老壮斟酌多少，入前叁味物。如虚人老人，全用半两；少壮人随病浅深加减。

右件为细末，杵匀，汤浸蒸饼和圆如梧桐子大。每服伍拾圆，加至

---

[1] 一秤：旧秤一秤约为30市斤，即15千克。

壹佰圆，温熟水送下，空心、食前。切忌盐味。如不能食淡，候水气退后，以醋少许调和食可也。不能忌盐，勿服此药，徒劳无功。若果欲去病，死中求生，即须依此忌盐至诚。服药只于小便内旋去，并不动脏腑。水病初去后，仍须且服此药，每日壹两服，兼以温和调补脾胃气血药将理。

十水圆 治十种水气，四肢肿满，面目虚浮，以手按之，少时方起，喘急不得安卧，小便赤涩。

远志去心　石菖蒲壹寸，玖节者　椒目炒焦　羌活去芦头　巴戟去心　肉豆蔻面裹煨香，陆味各壹两　泽泻　木猪苓去皮　甜葶苈纸衬炒黄　白牵牛炒黄，肆味各半两

右件为细末，面糊为圆如梧桐子大。每服贰拾圆，加至叁拾圆，温米饮送下，空心、食前。

茯神琥珀圆 治水气乘肺，遍身浮肿，中焦痞隔，气不升降，咳嗽喘促，小便不利。

赤茯神去木　汉防己贰味各壹两半　陈橘皮去白，壹两叁钱　苦葶苈拣令净，称叁两半，隔纸炒　紫苏子拣净　真琥珀别研，贰味各壹两　郁李仁拣净，称壹两柒钱半，汤浸，去皮　杏仁汤浸，去皮、尖及双仁者，麸炒，壹两壹分

右件将前叁味为细末，后伍味各研为膏，同前药拌匀，炼蜜为圆如梧桐子大。每服叁拾圆，煎人参汤送下，不拘时候。

消肿圆 治水气腹胀，小便赤涩，头面、四肢、阴囊皆肿，喘急咳嗽，睡卧不得。服之小便自利，肿胀悉消。须忌盐酱藏淹之物。

淡豉贰两，新好者，研　巴豆壹两，去壳，河水半升煮干，去心、出油，取霜　京三棱煨，切　大戟新者　杏仁烧留性，研细。叁味各半两　五灵脂去砂石，壹分

右件为细末，以生面水调，搜和杵千下，圆如绿豆大。每服伍圆，浓煎桑白皮汤送下，食后服。大便秘者，加至拾圆；喘急者，用杏仁去皮、尖，研细，浓煎汤送下。忌甘草叁日。

塌胀圆 治水病浑身肿胀，喘急，小便不利。

白樟柳根叁两，剉细　赤小豆伍两　陈橘皮去白，贰两　木香壹两

右件为细末，滴水和圆如绿豆大。每服叁拾圆，煮赤小豆汤下，不拘时候。

冬瓜圆　治十种水气，浮肿喘满。

大冬瓜壹枚，先于头边切壹盖子，取去中间瓤不用。以赤小豆水淘净，倾满冬瓜中，再用盖子合了，用竹签签定，以麻线系，纸筋黄泥通身固济，窨干。用糯壳破取糠片两大箩，埋冬瓜在内，以火着糠内煨之，候火尽取出。去泥刮冬瓜令净，薄切作片子，并豆一处焙干

右为细末，水煮面糊为圆如梧桐子大。每服伍拾圆，煎冬瓜子汤送下，不拘时候，小便利为验。

海蛤汤　治水气肢体肿满，元气发动，遍身壮热，小便不通。

海蛤　泽泻　木猪苓去皮　木通　滑石　桑白皮　葵菜子柒味各壹两

右件为细末。每服贰钱，水壹盏，入灯心拾茎，通草贰寸，同煎至柒分。温服，食前。

茯苓汤　治脾气不实，手足浮肿，小便秘涩，气急喘满。

白茯苓去皮　泽泻　香附子　橘红　大腹皮　干生姜　桑白皮细剉，炒，柒味各等分

右件㕮咀。每服伍钱，水壹盏半，煎至柒分。去滓温服，不拘时候。

桃仁散　治脾弱下虚，气不升降，荣卫不调，水道不利，三焦不顺，面目虚浮，环脐肿胀，坐卧不安。

桃仁汤浸，去皮、尖，麸炒黄　大腹子面裹煨黄色　白术　赤茯苓去皮　紫苏子伍味各壹两　木香　甘草炙，贰味各半两

右件为细末。每服贰钱，煎紫苏汤调下，不拘时候。

木通散　治胁肋刺痛膨胀，小便赤涩，及大便不利，或作浮肿。

紫苏梗　木通　陈橘皮去白。已上叁味各贰两　甘草壹两，炙

右件㕮咀。每服叁钱，水壹盏，入生姜叁片，枣壹枚，灯心拾茎，同煎至柒分。去滓温服，不拘时候。

商陆散 治十种水气，取水。

商陆根取自然汁，壹盏　甘遂末壹钱

右用土狗壹枚，自死者，细研，同调上药，只作壹服。空心服，日午，水下。忌食盐壹佰日，忌食甘草叁日。

分水散 治面浮水肿。

土狗壹枚　轻粉壹字

右件为细末。每用少许搐鼻中，其黄水尽从鼻中出。

消胀圆 治蛊胀，推气退肿。

法曲肆两，焙　干葛贰两　肉桂去粗皮，壹两　蕤仁叁拾粒　巴豆贰拾伍粒，去皮、油，生用　陈橘皮去白，壹两　槟榔半两　木香壹两　缩砂仁壹两　黑牵牛壹升，用无灰酒半升浸壹宿，取出焙干

右件为细末，用㹠猪肚壹枚净洗，将前件牵牛盛在内，用无灰酒伍升，慢火煮之，酒尽肚烂取出，于臼中捣极烂，和前药末一处杵为圆如绿豆大。每服伍拾圆，空心、日午、临卧，温酒送下。更量虚实加减服之。

萝卜子圆 治蛊气胀满，四肢虚浮，上气喘急，大小便秘涩。

萝卜子肆两，炒令黄色　雷元壹两，炒，煮　白附子壹两半，炮　槟榔半两　陈橘皮去白，贰两　蓝根贰两，炒黄

右件为细末，酒煮面糊为圆如绿豆大。每服拾圆至叁拾圆，橘皮汤送下。

小肠疝气方贰拾肆道

神仙保真圆 治真元不足，脏气虚弱，触冒寒气，闭塞下元，心腹绞痛，自汗厥逆；及奔豚发痛，上下有声，小腹急胀。

川楝子去核，壹两，炒　蓬莪茂煨，切，半两　肉豆蔻去核，面裹煨香　木香半两　槟榔叁枚　当归柒钱半，先焙　神曲半两，炒香　茴香拣选者半两，将壹半炒香，壹半生用　附子壹两，炮裂，去皮、脐，令取细末称　硇砂光明不夹

石者叁分，用无灰法酒壹大建盏，将硇砂入酒内，银石器内慢火熬化开，滤去滓，放冷，将附子细末再打糊，搜和余药末

右件除附子、硇砂外，余药并为细末，将熬下附子、硇砂糊搜和右件细末，为圆如梧桐子大。每服伍拾圆，细嚼，炒桃仁柒枚，同药用温酒壹盏送下，盐汤亦可，空心、食前。如大痛时，并进贰服。

金铃子圆 治小肠气发动疼痛。

金铃子去核，炒，肆两　茴香　益智仁　石菖蒲　巴戟去心　破故纸炒　葫芦巴炒，已上柒味各贰两　陈橘皮去白　白茯苓去皮　木香叁味各壹两

右件为细末，酒煮面糊为圆如梧桐子大。每服叁拾圆至伍拾圆，米饮送下，食前。

三茱圆 治膀胱疝气，时发疼痛，久而不除，渐至坚大，此药以内消。

山茱萸　吴茱萸汤洗柒次　食茱萸　青橘皮去白　茴香微炒　肉桂去粗皮　金铃子去核，炒　陈橘皮去白　木香各等分

右件为细末，酒煮面糊为圆如梧桐子大，朱砂为衣。每服叁拾圆，温酒或盐汤送下，食前。

内消圆 治小肠膀胱疝气，下部等疾。

木香　茴香　沉香　硫黄别研　附子炮，去皮、脐。已上伍味各半两　硇砂贰钱，别研　全蝎肆拾玖枚，去毒，炒

右件为细末，汤浸蒸饼为圆如绿豆大。每服柒圆，绵灰温酒下，食前。

必效圆 治偏坠膀胱疝气，小肠气痛不可忍者。

桃仁半斤，用茱萸肆两炒桃仁令紫色，去茱萸，令碾桃仁为细末，却入和后众药　茴香炒　破故纸炒香熟。贰味各贰两　延胡索　穿山甲用蛤粉炒赤色，不用蛤粉　地胆虫洗，去泥土、头、翅、足，焙干，叁味各壹两

右件为细末，面糊为圆如梧桐子大。每服伍圆，空心，温盐汤送下。仍用前件炒药茱萸，捣为细末，用津液调傅患处。

消疝圆 治寒在下焦，脐腹牵痛，膀胱重坠，久而不愈，渐至肿

大，甚者生疮，时有脓汁，焮硬赤痛，不可忍者。

金铃子 去核，炒黄　赤朴儿[1] 焙　茴香 炒，称，叁味各贰两　肉桂 去粗皮，半两　甜瓜子 微炒，壹两

右件为细末，酒煮面糊为圆如梧桐子大。每服伍拾圆至壹佰圆，空心、食前，温酒或盐汤下。

气宝圆　治一切气滞，心胸痞满；及酒食所伤，脾胃积滞；膀胱疝气，攻注腰脚。

茴香 炒，称贰两　陈橘红 壹两　木香 壹分　黑牵牛 肆两，以吴茱萸贰两，慢火炒，候茱萸焦取出，不用茱萸，只用牵牛头末，壹两

右件为细末，拌匀，炼蜜为圆如梧桐子大。每服贰拾圆至叁拾圆，生姜汤下。更看虚实加减，食前服。

解铃圆　治奔豚气疼痛，手足蜷缩，不可忍者。

茴香 壹两，用青盐壹两研细同炒，和盐用　蝎梢 壹分，去毒，炒　蓬莪茂 用纸数重裹，油内浸，灯上烧过，碎判，壹两

右件为细末，酒煮面糊为圆如梧桐子大。每服叁拾圆，温酒、盐汤送下，空心、食前。

橘核散　治寒温腰痛，小肠气。壮筋骨，暖下元。

五灵脂 去砂石，用醋少许炒干　延胡索　破故纸　茴香 盐炒黄色　莔蔺草 去梗生用　橘核　黑牵牛 生用。已上柒味各壹两　棠球子 肆两，生用，俗呼为山果子　川楝子 去核，半两，生用

右件为细末。每服贰钱，热酒调下，不拘时候。

茴香散　治一切气疾，脐腹满，膀胱疝气，小肠气痛。

京三棱 炮，切　蓬莪茂 炮，切　金铃子 去核，麸炒赤。叁味各壹两　茴香 炒　青橘皮 去白　甘草 炙。叁味各半两　木香　当归 洗，焙。贰味各壹两

右件为细末。每服贰钱，水壹盏，生姜贰片，煎至柒分温服。如小肠撮痛，炒生姜酒调下，如人行伍柒里再服壹服，空心、食前。

---

[1] 赤朴儿：药有赤朴，即厚朴，但加"儿"字，恐非厚朴。金铃子治疝，常连用者有"荔枝核"，荔枝果红，核亦棕红，但却未见有赤朴儿之名。存疑。

泽泻散 治膀胱疝气，小肠气痛。

马蔺花　川楝子肉炒　茯苓皮　泽泻　茴香炒　麦门冬去心　石燕子煅红，醋淬柒次

右件各等分，为细末，入麝香少许。每服壹钱，用盐酒调下，空心、临卧。

香橘散 治小肠气发作，攻筑疼痛，及诸般冷气刺痛，并皆治之。

茴香炒　青橘皮汤浸，去白　京三棱炮，切　槟榔鸡心者，肆味各壹两　木香半两

右件为细末。每服贰钱，入盐壹捻，沸汤点服，不拘时候。

香壳散 治小肠疝气。

黑牵牛叁钱　茴香壹两，炒　延胡索半两，炒　枳壳去穰半两，麸炒

右件为细末。每服贰钱，热酒调下，食前。

胡桃散 治小肠气。

胡桃肉汤浸去皮　破故纸炒　大枣煮去皮、核

右件各等分，为细末。每服贰钱，温酒调下，食前。

七疝汤 治男子七种疝气，攻注小肠，急痛牵搋，不可忍者。

川乌头壹枚，重叁钱者，炮，去皮、脐　干蝎全者，拾肆枚，去毒，炒　盐炒，叁钱

右件㕮咀，水壹碗，煎至柒分壹盏。去滓，放温作壹服，空心、食前。

金铃子散 治膀胱疝气，闭塞下元，大小便不通，疼痛不可忍者。

金铃子肉肆拾玖枚，剉碎如豆大，不令碎细。用巴豆肆拾玖枚，去皮不令碎，与金铃子肉同炒，至金铃子深黄色，不用巴豆　茴香壹两，炒

右件除巴豆不用外，将贰味为细末。每服贰钱，温酒调下，食前。

木香圆 治膀胱寒疝，肿硬疼痛。

地胆虫去头、翅、足　斑猫去头、翅、足　红娘子去头、翅、足　巴豆肆味各拾枚，以糯米壹盏同炒，候米深黄色，去药肆味不用，只用糯米　川楝子去核，麸炒　川椒去目，炒出汗，贰味各壹两　茴香贰两，盐炒　木香半两

右件同糯米为细末，次用木瓜肉肆两，猪腰子壹对去筋膜，同好酒贰升熬烂，研成膏子，入前药末和圆如梧桐子大。每服叁拾圆，盐汤或温酒送下，空心、食前。

猪胞圆 治膀胱疝气肿大，牵引作痛。

猪胞壹枚，酒煮，切、焙　甘遂生用　泽泻炒　黑牵牛炒，叁味各贰钱　续随子去壳，半两　木猪苓半两，盐水煮　斑猫用糯米炒黄，去米并头、足、翅，称壹钱

右件为细末，酒煮面糊为圆如梧桐子大。每服贰拾圆，嚼茅香酒送下取效，小便如米泔是效。常服伍柒圆，忌甘草叁日，食前。

寻气圆 治小肠疝气，偏坠疼痛。

甘遂贰钱，炒　石燕子雌雄各壹枚　斑猫叁枚，去翅、足，炒

右件为细末，酒煮面糊为圆如绿豆大。每服叁圆，麝香温酒送下，空心、食前、临卧服。忌热物壹时，甘草壹日。

应痛圆 治疝气痛甚者。

胡椒壹佰贰拾粒　巴豆柒枚，去壳　斑猫贰拾壹枚，去头、足、翅用

右件为细末，煨蒜为圆如绿豆大。每服叁圆，温酒或熟水送下，食空服，或痛时便服。

止痛圆 治疝气、小肠气，并妇人血气，痛不可忍者。

芸薹子壹两　斑猫去翅、足，肆拾玖枚。贰味一处慢火炒深黄色，勿令焦，拣去斑猫肆拾贰枚不用，只用柒枚

右件为细末，酒煮面糊为圆如梧桐子大，每服壹圆。小肠气，炒茴香酒下；血气，炒生姜醋汤下。食前。

神仙导气散 治小肠气发作疼痛不可忍者，并脚气等疾。

甘遂贰两半　木香壹两半，剉碎

右件入水贰升，一处文武火熬令干，为细末。每服贰钱，用猪腰子壹只，入药末在内，以湿纸裹，煨熟，细嚼，温米饮下，临卧。更量虚实加减，忌甘草叁日。

逐寒散 治膀胱肿硬，下部痒痛，阴汗不止。

蛇床子贰两　藁本　山茵陈贰味各壹两　防风半两

右件㕮咀。每用称半两，以水伍升，同煎伍柒沸，放温去滓，淋洗。

金谷散　治疝气疼痛，淋渫下部。

谷精草　枇杷叶各壹两半　郁金壹两

右件㕮咀。每用壹两半，水伍升，煎数沸，乘热熏之，去滓，通手淋洗。

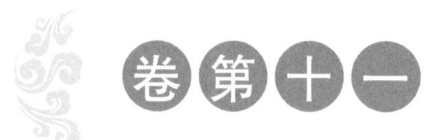

卷第十一

眼目方贰拾捌道

冀州郭家明上膏 治远年日近不睹光明，内外障眼，攀睛瘀肉，连睑赤烂，隐涩难开，怕日羞明，推眵有泪，视物茫茫，时见黑花。或睑生风粟，或翳膜侵睛，时发痒疼，并皆治疗。此药神妙无比，不可尽述。

白沙蜜壹斤　黄丹肆两　硇砂别研　脑子别研　乳香别研　青盐别研　轻粉别研　硼砂别研。已上各贰钱　麝香半钱，别研　金星石　银星石　井泉石　云母已上各壹两　黄连去须　乌贼鱼骨各半两

右件药于净室中，不得鸡、犬、妇人见。用银石器内，慢火先炒黄丹令紫色，次下蜜，候熬得沫散，其色皆紫。次入腊雪水叁升，再熬贰拾余沸。将其余药碾成末，一处同熬，用箸滴在指甲上，成珠不散为度。以厚皮纸叁张铺在筲箕内，倾药在纸上，滤过，用瓶子盛放。在新水内浸贰昼夜，浸去火毒，其水日壹易之。看病眼轻重，临晚用箸蘸药点大眦头，眼涩时为度。若治内障眼，用生面水和成条，捏作圈子，临睡置眼上，倾药在内。如此用之，壹月见效。

琥珀金丝膏 治一切眼疾，退翳除昏。

黄连去须，贰两　草龙胆　黄檗去粗皮　山栀子已上叁味各壹两，一处捣碎　青竹叶叁佰叶，大者剪碎　乳香壹分，别研　硼砂壹分，别研　白沙蜜半斤

右件为柒味，用水叁升同浸壹伏时，于银石器内慢火熬至壹升，退火放冷，用夹绢袋作伍柒次绞取药汁，滓脚不用，于不透风处放壹伏时，澄下脚滓，又去之。次日再倾取清药汁，更于银器内再以慢火熬去壹半，次入白沙蜜同搅，不得住手，候有蜜香，用杖子挑出药试之，放

冷再挑起，有丝为度。用夹绢袋子又滤去滓，以瓷合盛之，方入研细生脑子壹字，同膏子搅令匀。每用少许，以铜箸点之。

熊胆膏 退瞖膜遮障，除昏涩隐痛；及风毒上攻，胬[1]肉侵睛，或暴赤肿痛。

羯羊胆壹枚，大者　白沙蜜半两　杏仁柒枚，去皮、尖，研　黄连去须，叁寸，捶研　南硼砂半钱，别研　乳香少许，别研　轻粉少许　马牙硝半钱，别研

右先将胆汁并蜜倾在瓷盏内，次入黄连、杏仁，浸壹宿，绵滤过，次下余药。用纸两叁重紧封口，掘地坑伍寸，入药盏坐定盖之，叁柒日取出，点之。

增明膏 治眼生瞖膜，隐涩难开，或暴发赤眼肿痛。

盆硝半两　硼砂叁钱　马牙硝壹钱　青盐半钱　轻粉半钱　脑子半钱　麝香壹字　硇砂壹字

右件同研令极细，每用粟米大点眼内。

春雪膏 治风毒气攻冲眼目，瞖膜遮障，隐涩难开，或发肿痛，攀睛胬肉，并皆治之。

蕤仁贰钱，去皮，细研　脑子壹钱，别研　杏仁拾肆粒，去皮、尖　朴硝别研　硼砂别研，贰味各半钱

右将蕤仁、杏仁研细，次入诸药研匀成膏子。每用壹粟米许点之。

滴金膏 治眼迎风冷泪不止。

用乌鸡胆汁，临卧点眼中。

如圣水 治赤眼肿痛生疮。

干艾叶烧灰，抄半钱　黄连去须，捣细末，抄半钱

右件入新瓷器内，用无油沸汤浸，稀稠得所，新水内沉令极冷，入青古老钱壹文，浸两时辰。每临睡仰卧，用古老钱蘸药点眼，候口中觉味苦即验。

卷帘散 治久新病眼，昏涩难开，瞖膜瘀肉，连睑赤烂，常多冷

---

[1]胬：原作"努"，据文义改，后同。

泪,或暴发亦眼肿痛,并皆治之。

炉甘石肆两,碎　黄连柒钱,捶碎,水壹碗煮数沸,去滓　朴硝半两,研细

先将炉甘石末入坩埚内,歇口煅[1]令外有霞彩为度。次入黄连、朴硝,水中浸,飞过,候干;又入黄丹半钱,水飞过,候干,次入:

青盐　胆矾　铜青已上叁味各半钱　硇砂别研　腻粉别研　白丁香别研　乳香别研　铅白霜伍味各壹字　黄连末半两　白矾贰钱,半生半飞过

右件并为细末,同前件药合和匀,每用少许点眼。

光明散　疗肝经风热,目赤睛痛,隐涩难开,经久不瘥。大能截赤眼,定疼痛。

秦皮去粗皮　黄檗去粗皮　黄连去须　甘草生用　五倍子

右件各等分,㕮咀。每用壹大匙,水壹中碗,入砂糖壹弹子大,同煎至捌分,绵滤令净,乘热洗至冷,觉口中苦为度。药冷再暖,两次洗。

青玉散　退翳除昏,消瘀肉,止眵泪,疗隐涩。

龙骨壹钱　白垩土壹钱　铜青半钱　轻粉壹字　脑子壹字

右件并研令细,每用壹字,白汤泡洗。

黄连散　治眼睑赤烂。

乳香壹钱半,别研　黄连去须,壹两　荆芥壹佰穗　灯心壹佰茎

右件㕮咀。每用叁钱,水贰盏,煎至壹盏,滤去滓,热洗。

通圣散　治妇人血风眼。

乌贼鱼骨贰钱　铜青壹钱

右为细末。每用壹钱,热汤泡洗。如冷,再荡令热,更洗壹次。

祛风散　治风眼连睑赤烂,隐涩疼痛。

干姜壹两,洗净　铜绿壹钱

右件为细末。每用壹字,于铜盂内以沸汤浸,澄清洗眼,渐渐闪开

---

[1] 歇口煅:由于部分中药在煅制过程中需要观察烟色的变化,所以往往需要在盖子上面打一小孔或在固济时留出缝隙。如《本草纲目》"狸"载:"同入罐内盖定,瓦上穿一孔,盐泥固济,煅令干。作一地坑,以十字瓦支住罐子,用炭五秤,煅至黑烟尽、青烟出取起。"《鸡峰普济方》卷四载:"坩埚子上用瓦子一片盖,微歇口一分,以来候烟色渐青。"这种煅制法,就称为歇口煅。

眼，放药入眼内，连睑通洗，直至药冷住，闭眼少时方开。洗之半月，赤烂自除。如冷，再荡令热，更洗壹次。

攻毒散 治风毒上攻，两眼暴赤肿痛，隐涩难开。

干姜_{不以多少}

右件㕮咀。每用贰钱，以薄绵紧裹，沸汤泡，乘热洗之。如冷，再荡令热，洗壹次。

铜青圆 治暴赤眼，肿痛难开，或生翳障。

铜青_{壹钱} 杏仁_{肆枚，去皮、尖} 轻粉_{少许}

右并研令细，搜和分作肆圆。每用壹圆，汤化开洗。

如胜散 治暴赤眼，昏涩羞明痒痛。

白矾_{生，贰钱半，研} 川乌头_{去皮，贰钱半，瓦上焙} 黄连_{去须，贰钱}

右件为细末，入白面半钱和匀，取生姜、薄荷汁调作靥子，贴太阳穴。

顽荆散 治一切眼疾。

顽荆叶 全蝎_{去毒，炒} 踯躅花 川芎_{肆味各壹分} 香白芷 细辛_{去叶、土} 鹅不食草_{叁味各半钱} 薄荷叶_{肆钱} 郁金_{贰钱。已上玖味同为细末} 雄黄_{别研} 没药_{别研} 乳香_{别研，叁味各半钱} 盆硝_{肆钱，别研} 脑子_{壹字，别研}

右件细末，入研者药令匀。每用少许，含水搐鼻中。

通顶散 治风毒攻眼，并夹脑风。

川芎 细辛_{去叶、土} 香白芷 藿香叶_{去土。肆味各柒钱} 踯躅花 谷精草_{贰味各半两}

右件为细末。每用先含新汲水壹口，然后挑少许搐在鼻内，以手揉两太阳穴。

曾青散 治风热攻眼，赤肿疼痛，眵泪难开。

盆硝_{壹两} 青黛_{贰钱} 没药_{壹分} 乳香_{壹分}

右件研匀，每用少许搐入鼻中。

车前子圆 治肝脏气虚，下元不足，眼目常昏，或生翳障。

车前子壹两　菟丝子酒浸取末，壹两　蔓荆子炒　决明子拣净，炒　白茯苓去皮　黄连去须　白芍药伍味各壹两半　地骨皮净洗去土　牛膝酒浸壹宿，焙干　黄耆叁味各壹两贰钱半　附子炮，去皮、脐，壹两

右件为细末，炼蜜为圆如梧桐子大。每服伍拾圆，温酒、盐汤下，不拘时候。

补青圆　养肝益精，滋荣目力。

菟丝子壹斤，洗净，用酒浸叁宿，炒，别杵末　熟干地黄洗，焙，壹斤　车前子炒　枸杞子拣净　地骨皮洗净去土　白茯苓去皮　甘菊花伍味各半斤

右件为细末，炼蜜为圆如梧桐子大。每服伍拾圆，温酒、盐汤任下，食后。

菊精圆　治眼目昏暗，视物不明，眵泪难开。久服能夜看细书。

巴戟水浸去心，壹两　肉苁蓉贰两，酒浸壹宿，切，焙　五味子叁两　枸杞子拣净，肆两　甘菊花伍两

右件为细末，炼蜜为圆如梧桐子大。每服伍拾圆，盐酒送下，食空。

蝉花散　治肝经蕴积风毒，上攻眼目，肿痛昏暗。或生翳膜，视物不明。

蝉蜕去土，半两　苍术贰两半，米泔浸壹宿，切，焙　荆芥穗　甘草炙　木贼去节。叁味各壹两半　密蒙花　甘菊花　旋覆花　黄连去须　石决明火煅　草决明　黄芩　谷精草　仙灵脾　青葙子　薄荷叶去土　羌活去芦头　川芎　防风去芦头　白蒺藜炒去刺。拾伍味各壹两　细辛去叶、土，半两　羯羊肝壹具，切，焙干

右件为细末。每服贰钱，用川椒汤调下，茶清亦得，食后。

糖煎散　治风热毒气，上攻眼目，赤肿疼痛，视物不明，隐涩难开。

草龙胆　汉防己　大黄微煨　荆芥穗　赤芍药　当归洗，焙　甘草炙　防风去芦头。已上捌味各壹两　山栀子仁半两　川芎半两

右件咬咀。每服肆钱，水壹盏，入砂糖如弹子大，同煎至柒分。去

滓温服，食后。

防风荆芥散 治风毒攻注眼目，常多昏暗，冷泪不止。

当归洗，焙　川乌头炮，去皮、尖　羌活去芦头　防风去芦头　栝楼根　荆芥穗　木贼去节。柒味各壹两　甘草半两炙　乌贼鱼骨壹两半

右件为细末。每服叁钱，茶清调下，食后。

复明散 治大人、小儿斑疮入眼，或成翳膜，或眼睛高出而不枯损者，虽年岁深远，并可治之。

草龙胆去芦头　麻黄去节

右贰味各等分，为细末。每服叁钱，食后，炙鼠肝香熟蘸药食之，日贰服。服药伍陆日后，眼白睛与翳膜皆粉红色，眼觉痒涩，不得揉动，亦不可疑，此是翳膜渐退也，频频用温盐汤洗之。病大者，日叁服。小儿更量大小，加减服之。如不食鼠肝，只用第贰次淘粟米生泔水调下。

煮肝散 治内外障翳眼。

右用猪肝贰两，批开，以夜明砂末贰钱匕掺在肝内，麻线缠定，用水壹盏，煮令肝转色白，取出烂嚼，用煮肝汤送下，食后。

开明饼子 治夜眼[1]。

乌贼鱼骨半斤　黄蜡叁两

右乌贼鱼骨为细末，熔黄蜡共和圆，捏如小钱大。每服壹饼，用猪肝贰两，竹刀子批开，置药在肝内，用麻皮扎定，米泔水半碗煮熟，先食肝，次用元煮药汤送下，食后。

咽喉方壹拾壹道

夺命丹 治缠喉风、急喉痹，牙关紧急不能开者。重舌、木舌、单

---

[1] 夜眼：即夜盲。李时珍《本草纲目》卷四十四"乌贼鱼"条引《杨氏家藏》（本书）："雀目夜眼，乌贼骨半斤为末，化黄蜡三两和，捏作钱大饼子。每服一饼，以猪肝二两，竹刀批开，掺药扎定，米泔水半碗，煮熟食之，以汁送下。"

双肉娥[1]，并误吞竹木、鸡骨、鱼刺，并皆治之。

白僵蚕炒去丝嘴　寒水石煅　贯众　缩砂仁　紫河车　山豆根　干燕脂　马屁勃捌味各壹两　白茯苓去皮　乌贼鱼骨　磁石叁味各半两　乌芋壹两半，俗呼为勃脐　南硼砂壹钱　象牙末壹钱　甘草壹两，炙　飞罗面叁两　金星凤尾草壹两　麝香壹钱，别研

右件为细末，滴水为圆，壹两可作壹拾伍圆，蛤粉为衣。每服壹圆，用冷水半盏，放药在内滚动，候沫起。吃水不吃药，细细呷之，壹圆救数人，不拘时候。

菖蒲大圆　治风热壅盛，咽嗌肿痛，语音嘶嗄，咽物艰难。常服清上焦，发音声。

水菖蒲　白术各壹两　防风去芦头　川芎各壹两半　甘草炙　桔梗去芦头，微炒，各贰两　木通半两　杏仁半两，汤浸去皮、尖，细研，以竹纸裹压，去油取霜　肉桂去粗皮，贰钱半　缩砂仁贰钱半　薄荷叶去土取末，拾两

右件为细末，次入杏霜、薄荷叶研匀，炼蜜为圆，每壹两作壹拾圆。每服壹圆，含化咽津，食后。

川芎圆　治咽喉不利，音声不出，及风热上壅，面赤鼻塞，不闻香臭。

石菖蒲半两　桔梗去芦头　荆芥穗　蒲荷叶去土　川芎　牛蒡子炒。已上伍味各壹两　甘草炙，半两

右件为细末，炼蜜和圆，每壹两作壹拾伍圆。每服壹圆，含化，食后、临卧。

通声圆　治寒邪客搏肺经，咽嗌窒塞，语声不出，咳嗽。及忧思恚怒，气道闭涩，噎塞不通，胸满气短。

石菖蒲　肉桂去粗皮　杏仁去皮、尖，炒　干姜炮　木通伍味各等分

右件为细末，炼蜜为圆，每壹两作壹拾圆。每服壹圆，含化咽津，

---

[1] 单双肉娥：娥，通"蛾"。肉娥，即乳蛾。病证名。指以咽喉两侧红肿疼痛，甚则化脓生白点为主要表现的病证，因其形似蛾腹，故名乳蛾。病发单侧为单乳蛾，病发双侧为双乳蛾。《普济方》卷六十："热气上行，结缠于喉之两旁近外肿作，以其形似，是谓乳蛾。"

食后、临卧。

消毒圆 治喉痹口疮，腮颊肿痛。

白僵蚕_{炒去丝觜} 牛蒡子_{微炒}

右件各等分，为细末，炼蜜为圆，每壹两作壹拾伍圆。每服壹圆，含化，食后。

乌龙膏 治喉痹，缚喉风。

皂角_{柒铤，捶碎，用水伍升按汁，滤去滓} 草乌头_{剉碎} 天南星_{剉碎} 大黄_{剉碎，叁味各壹两}

右件并入皂角水内煮至贰升，滤去滓不用，再熬成膏子，入新瓷器内盛，候微凝入朴硝末壹两，搅匀候冷，入白僵蚕末壹两，如前收之。如患喉痹，每服半匙头，以甘草汤或茶清化下，灌入口内，立愈。如药干，以好酒少许润之，不拘时候。

绛雪散 治咽喉肿痛，咽物妨闷，及口舌生疮。

龙脑_{壹钱} 硼砂_{壹钱} 朱砂_{半两} 寒水石_{火煅，半两} 马牙硝_{半钱}

右件为细末，每用壹字掺之，咽津。或用甘草膏为圆如绿豆大，每服叁圆，含化亦得，食后。

铅霜散 治咽喉肿痛，清凉咽膈。

南硼砂 柿霜 糖霜 铅白霜

右件各等分，为细末。每服半钱，逐旋掺，咽下，食后。

一字散 治喉痹，气塞不通欲死者。

雄黄_{壹分，别研} 蝎梢_{柒枚} 猪牙皂角_{柒铤} 白矾_{生研，壹钱} 藜芦_{壹钱}

右件为细末。每用壹字，吹入鼻中，即时吐出顽涎，立瘥。

吹喉散 治咽喉肿痛。

朴硝_{肆两，别研} 甘草末_{壹两，生}

右件研匀，每用半钱，干掺口中。如肿甚者，用竹筒子吹入喉内。

贴脐散 治元脏气虚，浮阳上攻，口舌生疮。

吴茱萸_{醋炒香熟，半两} 干姜_{炮，半两} 木鳖子_{伍枚，去壳}

右件为细末，每用半钱，冷水调，以纸靥贴脐上。

口齿方贰拾壹道口疮附

九宝散 治牙疼。

青盐　细辛_{去叶、土}　延胡索　高良姜　荜拨　胡椒　麝香_{别研}　乳香_{别研}　雄黄_{别研}

右件各等分，为细末，次入别研药令匀。每用少许，微微擦痛处。

祛痛散 治元脏气虚，风热内攻，牙龈浮肿，疼痛发歇。

细辛_{去叶、土}　鸡肠草　旱莲子　茴香　白矾　诃子_{煅，去核}　晚蚕砂　青盐　皂角　茜根　麻糁_{已上拾壹味各壹两}

右件剉成小块，入壹大瓶内，盐泥厚固济，于瓶口留壹窍子出烟，用炭半秤煅，候青白烟出，去火。候冷取药，细研如粉。揩牙如常法。

升麻散 治风蚛牙疼，齿根动摇。

升麻　细辛_{去叶、土}　荜拨　胡椒　川芎　川椒　甘松_{洗去土}　香白芷

右件各等分，为细末。每用少许擦患处，良久漱去。若甚者，用沸汤调药贰钱，乘热盥漱，涎出立愈。

香荚散 治牙疼。

猪牙皂角　细辛_{去叶、土}　川乌头_{生用，不去皮、尖}　升麻　荜拨　香附子_{陆味各贰钱}　乳香_{壹钱，别研}

右件为细末，次入乳香研匀。每用壹钱，揩贴患处，仍频用。

麝香矾雄散 治大人、小儿牙齿动摇，龈腭宣露，骨槽风毒，宣蚀溃烂，不能入食者。

胆矾_{贰钱}　雄黄_{贰钱}　麝香_{壹钱，别研}　龙骨_{壹钱}

右件同研令极细。每用壹字，以鹅毛蘸药扫患处，日用壹贰次。若小儿走马疳，唇龈蚀烂者，先泡青盐汤洗净，后用新绵拭干，掺药。

蝎附散 治牙疼不止。

附子底　蜈蚣头　川乌头尖_{已上叁味各贰枚}　蝎梢_{柒枚，不去毒}

右件为细末，先用竹杖刺动牙龈，次以纸捻醮药壹粟米许，甚者不过两叁次用。

止痛散 治牙疼。

大蒜壹瓣，去皮生用，细研　巴豆壹粒，去壳细研　盐豉柒粒，细研

右件同研匀，入瓷器内盛之，密封勿令透气。每用少许擦患处，日叁两次用。

香椒散 治牙疼。

草乌头生用　胡椒　乳香别研　蝎梢不去毒

右件各等分，为细末。擦牙痛处，吐涎立瘥。

西硼散 治牙齿动摇。

草乌头紧实者壹枚，炮令柒分熟　西硼砂壹两

右件为细末，每用少许擦牙。

仙桃散 治风牙疼，有脓血并口气。

防风去芦头　桃根节　香白芷　细辛去叶、土。肆味各壹两　川椒去目，半两

右件为细末。每用叁钱，水柒分，煎至伍分。热呷满口，候冷吐去。或每日揩牙，温水漱之。

荆芥散 治风虫牙痛，牙槽浮肿。

荆芥穗　薄荷叶去土　细辛去叶、土　甘草炙

右件各等分，为细末。每服贰钱，茶调下。或用药伍钱，水壹大碗，煎叁伍沸，通口慢慢盥漱亦得。

露蜂房散 治牙疼。

露蜂房　天仙藤各等分

右件咬咀。每用贰钱，水半盏煎数沸，去滓漱之。

圣蟾散 治风虫牙疼。

蟾酥热汤少许化开

右用新绵少许，蘸药粟米大，塞痛处。

定痛散 治风虫牙疼。

附子壹枚，生去皮、脐，为细末

右每用半钱，生姜汁调擦患处，良久温盐汤盥漱。

失笑散 治牙疼，不问久新。

细辛去土、叶　良姜　香白芷　荜拨

右各等分，为细末。左边牙疼，口含水搐左鼻；右边牙疼，搐右鼻。如擦牙亦得。

立应散 治风虫牙疼。

杨梅根皮厚者壹两，去粗皮　川芎叁钱　麝香少许，别研

右件为细末，研匀。每用壹字，先含温水壹口，次用药于两鼻内搐之，涎出痛止为效。

透关散 治牙疼。

蜈蚣头　蝎梢去毒　草乌头尖如麦粒大　川乌头底如钱薄。已上肆味各柒枚　胡椒柒粒　雄黄柒粒，如麦粒大，别研

右件为细末。用纸捻子蘸醋点药少许，于火上炙干，塞两耳内，闭口少时，立效。

雄黄定疼膏 治牙疼。

大蒜壹枚　细辛去叶、土，贰钱　猪牙皂角肆钱　盆硝贰钱，别研　雄黄壹钱，别研

右件为细末，同大蒜一处捣为膏子，圆如梧桐子大。每用壹圆，将薄新绵裹药。左边牙疼，放药在左耳内；右边牙疼，放药在右耳内。良久痛止，壹圆药可数治。

如神散 取虫牙。

肥赤马肉叁斤或伍斤，每肉壹斤入硇砂贰两，同拌和，以器物盛之，于有日处顿放，候作成蛆，令自干，研为细末。每蛆末壹两，入粉霜半两，同研匀。如用时先以针拨动牙根四畔空虚，次用灯心蘸药少许，点于牙根下，良久其牙自动落。

赴筵散 治口疮。已下口疮方。

黄檗去粗皮，蜜炙　细辛去叶、土

右件等分,为细末,掺疮,涎出即瘥。

绿云散 治舌上生疮。

铜青　铅白霜

右件等分,为细末。每用少许,干掺舌上。

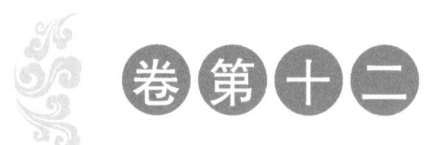

卷第十二

疮肿方柒拾贰道 发背痈疽拾玖　恶疮肆　拔毒生肌伍
风热肿毒伍　托里伍　瘰疬陆　疥癣捌　淋洗柒　聤耳贰　痤痱贰
秃疮壹　臁疮叁　下脏风贰　下痔疮叁

独圣膏　专治发背。已下发背痈疽方，已下陆方系一宗方

凡背上初觉肿痛，或痒，或已成疮者，便用牛皮胶，不以多少，剉碎，入少水熬令稀稠得所，如膏摊在纸上，贴患处。次用软白布贰条于酽米醋内煮令热，更互漉出，于胶纸上乘热蒸熨。若疮痒时，乃是药攻其病，须是忍痒，不住蒸熨，直候脓出将尽，即浓煎贯众汤，放温洗去胶纸。次日复看疮中，若尚有脓出，即是未效，却再如前法，以胶纸、醋煮布追令脓出尽，然后用贯众汤如前洗去胶纸。次日复看疮中，若尚有脓，又如前法蒸熨。虽连数日蒸熨不妨，只要疮中脓尽，疮干为度，次用后药。

红玉散　生肌止痛，合疮口。

寒水石贰两，炭火烧通红，候冷细研　黄丹半两

右件同研细，干掺在疮内，后用万金膏贴，每日壹上或再上。如疮肿硬难消，单用煅过寒水石细末，水调少许涂在肿高处，后用万金膏贴之，每日壹上。用此药之后，肿硬便软，结疮头，更用柒圣散于膏药周回扫之。如疮破，恶肉未化作痛，肌肉未生者，即用煅过寒水石叁两研细，入腻粉半钱、麝香壹字同研细，每用少许掺恶肉处，却用万金膏贴之，每日壹上。如疮内脓多，每日两上。

万金膏　治痈疽发背及一切诸般恶疮，并皆治之。

黄连　黄檗　黄芩　白及　白敛　龙骨　当归洗，焙　厚朴去粗皮

川芎　没药研　槐枝　柳枝　猪牙皂角　鳖甲　苦参　香白芷　木鳖子仁　草乌头　乌贼鱼骨已上拾玖味各壹分，同剉碎　乳香壹钱，研　黄丹壹两半　清麻油肆两，冬月用半斤

右除黄丹外，银石器中将诸药油内慢火煎得油色紫赤，滤去药不用。入壹半黄丹在油内，不住手搅，煎得彻黑，更入壹半黄丹，不住手搅，只是用慢火熬得紫黑色，滴在水上不散，捻不黏手，然后更入黄丹少许再熬。如捻着硬时，却更入油少许，但不黏手即止。如寻常膏药摊在纸花上，看疮大小傅贴。一方，专治诸般恶疮，内加自然铜、肉桂各壹分。

七圣散　消热毒赤肿，疼痛不可忍者。

黄芩壹两　大黄壹分　白滑石肆两，别研

右件为细末。用冷水调，扫肿处。如干更扫，疼痛定即止。

麝香圆　治发背痈疽，肿毒痔漏等疮。

麝香别研　轻粉　定粉已上叁味各半钱　粉霜壹字半　巴豆叁枚大者，去皮　白丁香肆拾贰枚，拣直者

右件先研巴豆细，却入诸药同研极细为度。如痔疮有眼者，用水和药作铤子，任[1]在疮口内，后用万金膏贴，每日壹上，如脓多两上。如恶疮、发背、鱼眼疔疮，有紫恶肉，只做散子干掺在恶肉上，后用万金膏贴。每日壹上或再上，且少掺药。如不痛，更加药少许。

追毒散　治一切恶疮，追死肉恶水。

甘草　干砂糖　糯米粉

右件各等分，为细末。净洗疮口，干掺，恶水出尽为度，并上药数遍。有死肉即追用前红玉散，干掺疮口，次用万金膏贴之。

一醉膏　治发背、脑疽，一切疮。当先用托裹药，使毒气皆出。已下肆方，系一宗药。

甘草半两，为粗末　没药壹分，研　大栝楼壹枚，去皮

右件用无灰酒叁升熬至壹升，放温顿服。如壹服不尽，分作两叁

---

[1] 任：通"纴"。

服，连服尽。

白玉膏

杏仁贰拾壹粒，去皮、尖，研　川椒肆拾玖粒，去目，为末　清麻油壹两　酒蜡半两

右件同熬至紫黑色，新绵滤过。用无灰薄纸，看疮大小剪作梳样，摊药在上，于疮晕尽处两边围绕贴之。如晕又收，即又再移近里贴，仍频换。候晕收尽，见疮根脚或疮口，即用次方圣效散。凡贴大恶毒疮，毒气方盛，不可以药当上贴，恐赶散毒气，疮益大。此药能收晕见疮也。

圣效散

槟榔鸡心者，半两　川黄连去须，半两　穿山甲大者，拾片，烧灰留性

右件同为细末，先用好腊茶清拂过，次用药厚傅疮，日叁伍次，以脓出为度。如见疮口后，用此药数次了，却用万金膏贴之。候脓尽恶肉溃，即用生肌散。

生肌散

黄犬脑盖骨贰两，烧灰留性。此极难得，须预收　桑白皮末壹两　腻粉壹分

右件同为细末，用生麻油调，涂疮上。

灵应膏　治诸般疮疖，消肿定疼。

蓖麻子去壳研　当归洗，焙，切　木鳖子去壳，研　郁金剉　香白芷剉　草乌头炮裂，去皮、脐　甘草剉，炒　大黄剉　赤芍药剉　自然铜火煅、醋淬，研　白僵蚕取末　苏枋木剉　白及剉　白敛剉，已上拾肆味各壹两　黄丹陆两　乳香别研，壹钱　没药别研，壹钱　麻黄去根、节　天南星剉　沥青别研　定粉别研，已上肆味各半两　葱白拾茎　麻油贰斤

右件除没药、乳香、黄丹、僵蚕外，将余药入油内，熬令诸药赤黑色，然后滤去诸药。次将没药等肆味研令极细，徐徐下入油内，用槐、柳枝各拾条，长伍陆寸，不住搅之，渐加火，熬令滴入水中不散，成膏子为度。每遇患者，量痛肿大小，摊在纸花上贴之，日易壹次。

通灵黄金膏　治打扑伤损、驴伤马坠、痈疽、瘰疬、鬼箭、骨疽、

漏疮、软疖、眉疽、发背、脑疽、脚膝生疮、远年恶疮、臁疮、缠喉风、五般痔、漏耳、鼻内生疮、牙疼等疾。须是腊前柒日浸药，于腊日合。

木香　当归洗，焙　金毛狗脊去毛　防风去芦头　白及　白敛　香白芷　白术　乳香别研　松脂别研　枫香别研　杏仁去皮、尖，别研。已上拾贰味各壹两

右件除乳香、枫香、松脂外，各焙干细剉。用清油叁斤，炼熟放冷，浸药于银石器内，文武火养叁日，勿令大沸，恐损药力，常似鱼眼，候香白芷黄为度。滤过，别入净锅内，入黄蜡捌两，细罗黄丹贰两，次入已研者枫香、乳香，用槐、柳枝子不住手搅，再上慢火熬少时，候凝即成。每先用膏药半分，蛤粉为衣，温酒送下，次用药摩病处。如损折者，以竹夹夹直，用药摩之。患缠喉风服药不下者，先用药于喉外摩之，候喉宽，然后服之。牙疼、齿浮出血者，以药填齿缝，如有清水吐之。耳内停风气，疼痛作声，纸捻纴药在耳内。

神效血竭膏　治痈疽发背，一切恶疮，不问年月深浅，及软疖成脓，贴之即效。蛇、虎、犬、蝎、汤火、刀斧损伤，并可内服外贴。

香白芷　白敛　川芎　黄蜡熔去滓，净者　甘草炙。已上伍味各肆两　当归洗，焙　丁香　干蟾叁味各半两　木鳖子贰拾捌枚，去壳　鼠头贰枚，腊月者佳　绯绢壹尺，烧灰　黄丹拾两　室女发壹两　杏仁玖拾捌枚，研，不去皮、尖　没药壹两半，别研　乳香贰两半，别研　血竭壹两半，别研

右件除黄蜡、黄丹、乳香、没药、血竭外，其余药并细剉，用好酒拌湿，淹壹宿。倾在铛内，入清油贰斤，慢火煎，候药黑色滤去滓。别入净铛内，慢火煎少时，即入黄蜡，候熔，次以黄丹作两次下，以柳枝不住手搅，滴入水中成珠子为度，方下乳香、没药、血竭，搅匀候冷，以净瓷器收之。如患发背未结脓者，取旧艾壹小把，水叁斗，煮拾沸，放温洗疮。后用膏子壹钱，分作叁服，温酒化下，仍外贴之，脓即随药出。如患肠、肺痈疽恶疖，用半两，分伍服，甘草汤化下。妇人血劳，用膏子圆如梧桐子大，每服拾圆，用生姜地黄汁和童子小便下。破伤风并伤折内损，并用温酒下梧桐子大拾圆。圆时，以蛤粉衬手。

没药膏 治痈疽恶疮，久新不差。活血拔毒，生肌止痛，及贴灸疮。

乳香别研　没药别研　血竭别研，叁味各壹钱　木鳖子洗，焙，细剉　当归洗，焙，细剉　杏仁去皮、尖，剉，已上叁味各半两　乱油头发贰两　黄丹陆两　麻油壹斤

右先将麻油于石器中炼令熟，除乳香、没药、血竭、黄丹外，其余药壹时入油内，慢火煎熬令黄焦发碎，油可耗去叁肆分，绵滤去滓。再熬热，下黄丹，以柳木篦子拾数条，更互不住手搅，候黑色滴于水中成珠子，硬软得所，下研者药叁味，搅匀。瓷合内盛，置阴地上，以盆覆，出火毒。临时摊于纸上，贴疮，日壹换之。

善应白膏 治痈疽发背，一切肿毒恶疮，骨节疼痛，筋脉拘挛。及诸打扑伤损，并皆治之。

光粉壹斤，别研　商陆粉贰两，生　续断贰两　当归洗，焙　赤芍药白芍药各壹两　柳皮贰两　香白芷　川芎各半两

右剉如麻豆大，用清麻油壹斤，以铁铫或瓷器内入上药，以文武火煎药黑色为度，然后去药滓，留清油。再上火煎，次入光粉以柳枝子搅匀，与油相和得所，滴入水内试之，以不散为度。倾入新水内澄凝，然后取出，以帛子拭干。再入钵内以文武火再煎，熔入蜡半两，乳香末叁钱，再以柳枝子搅匀，倾入新水内，方取出拭干，入瓷器收之。若一切疮肿伤折，并于所患处贴之。

神明膏 治痈疽发背，一切疮肿，打扑伤损，汤火金疮，并皆治之。

栝楼壹枚，去皮、穰，只取仁子　赤芍药　甘草微炙　黄耆　杏仁汤浸，去皮、尖　香白芷　当归洗，焙　桃仁汤浸，去皮、尖，已上柒味各壹分　人参去芦头　川芎　苍术米泔浸壹宿，焙　桑白皮已上肆味各壹分　沉香　零陵香　藿香叶去土，已上叁味各半两

右件并剉细，用清麻油拾伍两，浸药肆拾玖日。候日满先倾油入银锅中，慢火炼令香熟，放冷。却入诸药，以文武火养壹日，候药色半

焦。滤去滓，却用鹅梨叁枚取汁，黄蜡壹两半，麝香壹分，细研，并入药内重炼，候油不滚起，乃成膏也。用新绵滤过，待冷，入研细生龙脑壹分，搅匀，入新瓷器中盛之。若内伤，用药壹钱匕，酒化服；口疮，含化少许；恶疮多年不生肌者，先以葱汤洗净，用药傅之；鼻内有肉铃子者，以纸捻子蘸药点之，壹月可取下；干湿癣、风痒顽麻，并以药摩之。

灵宝膏 治阴阳二证。发背、脑疽、痈疖、一切毒疮、奶痈，疼痛不可忍者。

陈栝楼拾枚，取瓤并子，新瓦上炒香，不得犯铁器，细研　胡桃拾伍枚，取肉同栝楼研细　乳香壹两，研　白沙蜜壹斤

右件以银石器内慢火熬成膏。每服两大匙，温酒调下，不拘时候。

却痛散 治发背及一切恶疮。

雌、雄蜈蚣[1]壹对，酥炙　乌贼鱼骨大者贰斤，去皮生用　甘草叁寸，生用　脑子壹钱，别研　麝香壹钱，别研

右件前叁味为细末，入脑、麝研匀。先煎甘草汤，放温洗疮了，后用药干掺，或用油调傅亦得。

绿云一醉散 治五毒发背及一切恶疮。

金星凤尾草肆两，如新采者，即瓦上炒。叶背有细点如金星相对者　甘草肆两，生剉，焙干

右件为细末。分作肆服，先以好酒贰升煎叁两沸，倾在壹器中，更用冷酒壹升相和，调药末贰两令温，只作壹服。饮令尽，便以物枕着痛处睡，良久遂下毒气恶物。次日减药末并酒壹半，再进壹服。

百花散 治一切痈疽及诸恶疮。已下恶疮方。

黄蜀葵花柒枚，干者　黄檗半两，厚者，去粗皮　黄连去须，贰钱　山栀

---

[1] 雌雄蜈蚣：蜈蚣的雌雄区分可以通过以下几个特征来判断。头部形状：雌性蜈蚣的头部扁平且较大，呈饼状；而雄性蜈蚣的头部隆起呈椭圆形，相对较小。体型和腹部特征：雌性蜈蚣体型较大、较宽，腹部肥厚，体质较软；雄性蜈蚣体型较小、较窄，腹部较瘦，体质较硬。背板后缘形状：雌性蜈蚣的第21节背板后缘较平圆；雄性蜈蚣的第21节背板后缘稍隆起，尖形。生殖区特征：用手挤尾部生殖区，雌性蜈蚣无生殖肢外露，而雄性蜈蚣尾部生殖区有一对退化的生殖肢。通过这些特征的综合分析，可以较为准确地区分蜈蚣的雌雄。

子叁枚，去壳　郁金壹枚

右件为细末。每用药末伍钱许，即入白及末壹钱和匀，井花水调。如肿未成头，即用篦子傅药于肿处，以薄连纸[1]盖之，肿消纸落。或未消，即再用药。如已有头，以纸条子傅药，放宽围之，渐次围近，使毒气不外侵。生肉如欲溃，别用药蚀头，亦周回用药条围之。撮脓尽以真麻油调，不入白及，以鸡毛扫疮口。如大，即入白及，更别抄桃奴壹钱，正名桃枭，乃是桃实，着枝不落，经冬不凋者。正月采。用麻油调，量疮口大小，剪新熟青绢，早晚蘸药贴疮上，候疮平即止。治小儿软疖尤妙。如患臁疮，止用伍味药，新汲水调，摊连纸上，临卧时贴，两叁次见效。

拔毒散　治十种丁疮，毒气结硬如石，疼不可忍。

铅白霜　胆矾　粉霜　硇砂　朱砂别研，伍味各壹钱　蜈蚣壹条，炙

右件研为细末。先用针挑令血出，入药壹字在内，上用醋煮面糊贴之，壹日其根溃，立愈。

轻黄散　治一切风热恶疮。

龙骨贰钱　黄丹壹钱　轻粉伍筒子[2]　白矾壹分　生田螺贰枚

右先将白矾为末，入在田螺壳内，炭火煅过，白色为度，取出同龙骨、黄丹等碾为细末，次入轻粉和之。如患臁疮、恶疮，皆先用口温齑汁洗净，以软帛揾干，次用药末干贴疮上，两叁次必瘥。

白金散　治恶疮。

乌贼鱼骨不以多少，削去硬皮

右件为细末，用麻油调傅。

替针圆　治疮肿已溃而脓出不快者。已下拔毒生肌方。

雄雀粪真者贰柒枚　硇砂研，壹字匕　陈坏粳米壹字，为末　没药少许

右件同细研，用粳米饮和圆如麦粒状。每用壹粒，任入疮中。

---

[1] 连纸：即蚕连，亦即蚕蜕纸，指蚕卵孵出后布满空卵壳的纸。

[2] 伍筒子：据《汉语大辞典》，筒子，是"量词。用于筒状物装的东西"。又据宋代《小儿卫生总微论方》卷五"双金散"："用细苇筒子置药少许在中。"卷十九"定命散"也提到"腻粉五筒子"，并"每用一字，竹苇筒子吹入喉中"。故很可能宋代用细竹苇筒子来做轻粉类用量很小的有毒矿物药的量筒。故此"伍筒子"有可能是伍细苇筒子。

雄麝散 化瘜肉，辟臭气，止痛散寒邪，干脓长肉，敛疮口，及治嵌甲。

蛇蜕皮_{肆两，于熨斗内烧留性} 雄黄_{壹两，别研} 血竭_{贰钱，别研} 麝香_{贰钱，别研}

右为细末，研匀。每用少许，干掺患处。

真珠散 治一切浸淫恶疮，久不生肌，疮口不敛。

定粉_{壹两半，研} 白蔹末_{壹两} 白及末_{半两} 龙骨末_{贰钱} 黄丹_{贰钱，飞研} 乌贼鱼骨末_{壹分}

右件同研令极细，干掺疮上。如臁疮，即加乳香贰钱。疮干，以津唾润动，傅之。

敛毒散 治一切疮溃脓后，见疮口肌肉不生，四向皮紫黑，疼痛赤肿不消。

乳香_{半钱，别研} 没药_{半钱，别研} 麝香_{少许，别研} 黄丹_{壹钱，火飞} 白矾_{壹钱，别研} 干燕脂_{半两}

右件研匀。每用量疮大小，用药干掺于疮口上，用膏药傅贴，或用帛子包裹。如疮口不干，未敛，再换。

桃红散 生肌止脓水。

寒水石_{陆钱，煅粉} 五倍子_{肆钱，取末} 坯子燕脂_{壹钱，别研} 麝香_{壹钱，别研}

右件为细末。用温水洗疮净，拭干，掺疮口内。

佛手祛毒膏 治风热毒气，留滞荣卫，血气壅盛，聚结痈肿，烦疼不止，肌肉败溃，及诸疮焮赤疼痛。已下风热肿毒方。

大黄 山栀子_{贰味各贰两} 白蔹 连翘_{贰味各壹两} 升麻 葫荽_{贰味各半两}

右件咬咀，用炼成猪脂壹斤同煎，候白蔹色焦滤去滓令净，量时月[1]入黄蜡就成膏。倾于瓷罐内盛，候冷，涂傅或摊贴之。

---

[1] 量时月：指根据春夏秋冬四季的气候不同，黄蜡的溶解度也不同。故夏可能少加，冬可能多加。

如冰散 疗风邪热毒，壅滞肌肉，荣卫不宣，蕴积成肿。血涩肤腠，如丹之状，风随气行，游无定处。邪毒攻冲，燠燠热痛。

朴硝伍两，别研　蛤粉　寒水石贰味各叁两　香白芷壹两　脑子壹钱，别研

右件为细末，和匀。每用新汲水调，稀稠得所，鸡翎涂扫，不令药干。

消肿散 治风热毒气，上攻头面，或遍身赤肿疼痛。

郁金　甜葶苈　芒硝别研　大黄　黄芩已上伍味各半两　赤小豆壹合　伏龙肝贰两

右件为细末，以生鸡子肉入蜜少许调，令稀稠得所。涂之，干即再涂。

蜜陀僧散 治热毒攻注，遍身生疮，臭秽不可近者。

黄连去须　蜜陀僧火煅，别研　香白芷　白敛已上各半两　腻粉半钱

右件为细末。先以盐汤洗疮，次用油调药，以翎毛傅之。

檗皮散 治一切风热毒气，赤肿疼痛。

赤小豆　天南星生用　黄檗已上叁味各壹两　土朱壹分

右件为细末，新汲水调成膏子，摊在纸上贴之。

内托黄耆圆 治因用针砭伤其经络，白脓赤汁逗流不止。已下托里方。

黄耆捌两　当归叁两，洗，焙　肉桂去粗皮　木香　乳香别研　沉香已上肆味各壹两

右件为细末，用绿豆粉肆两，生姜自然汁煮作糊，和圆如梧桐子大。每服伍拾圆，温熟水送下，不拘时候。

内补散 治痈疽、疮疖未成者，服之则散；已结干者，服之速溃。败脓自出，恶肉自去，疼痛顿减，饮食如常，不生呕吐诸般恶候。

防风去芦头　白茯苓去皮　桔梗去芦头　远志去心　香白芷　甘草炙　人参去芦头　川芎　当归洗，焙　黄耆已上拾味各壹两半　肉桂去粗皮，半两　厚朴贰两，姜汁制　附子柒钱重，贰只，炮，去皮、脐　赤小豆半斤，酒浸壹宿，

煮令干

右件为细末。每服叁钱，温酒调下，不拘时候。气实并少壮人，去附子。

五香散 治诸热毒，肿痛结核，或似痈疖而非，使人头痛恶心，寒热气急。

木香　丁香　沉香　乳香别研　藿香叶去土。已上伍味各半两

右件㕮咀。每服叁钱，水壹盏煎至柒分，去滓温服，食后。

乳香散 治发背内溃，及毒气攻冲，呕逆恶心危证。凡患疮疖，宜日进壹贰服内托，使毒气出外，不攻脏腑。

真绿豆粉肆两，如无，只用绿豆去皮，研细如粉　乳香壹两，别研

右件再同研极细。每服壹钱，用新汲水少许调药，细细呷之，要留药在胸膈间。尝有因鼻衄初愈，不曾表汗，余毒在经络，背发大疽，自肩下连腰胁肿甚，其坚如石，色极紫黑。医以凉药傅之，中夜大呕，乃连进此药三四服，呕遂止。既而疮溃，出赤水淋漓，肆拾日而愈。又有患瘰疬者，痛过辄呕，服此药呕亦止。

金银散 治痈疽发背，一切疮肿。未结成者，服之内消；已结成者，服之易溃。兼减疼痛。

金银草一名忍冬草，一名鹭鸶藤

右件不以多少，剉碎。每服壹两，用水壹盏、酒壹盏，煎至壹盏半。去滓，分作两服，不拘时候。仍取叶烂研，傅疮上。

散毒膏 治气血凝滞，结核不消，欲作瘰疬者。已下瘰疬方。

大黄壹两　天南星壹枚，重壹两者　当归洗，焙，半两　防风去芦头，半两　麝香壹钱，别研

右件为细末。每服叁钱，以乌鸡子清调作膏子，于患处傅之。

必捷圆 治瘰疬多年不瘥[1]者。

斑猫壹分，去头、翅、足，糯米炒　薄荷叶叁分

---

[1] 瘥：原作"较"，元刊补抄本同。据南宋《仁斋直指方》卷二十二同名方改。

右件为细末，乌鸡子汁和圆如梧桐子大。空心，茶清送下贰圆，午时后服叁圆，临卧服肆圆，次日空心服伍圆。脐下痛，小便中取恶物是效。如小便涩，吃葱茶少许。

连翘散 治瘰疬结核不消。

连翘　鬼箭羽　瞿麦　甘草炙，肆味各等分

右件为细末。每服贰钱，米泔水调下，临卧。

神秘散 治瘰疬。

斑猫贰拾捌枚，麸炒，去头、翅、足　荆芥穗贰钱，微炒　黑牵牛贰钱，微炒　白僵蚕贰钱，炒去丝觜

右件为细末。每服壹钱，五更时热酒调下，至巳时当取下恶物，永瘥。如当日不下，至次日更服壹服。或又不下，至第叁日五更时，先吃糯米粥壹盏，次服药，其毒物决下。如服药后觉小便涩，急煎灯心汤调琥珀末贰钱服之，即恶核自小便出。琥珀末须预先研下，准备服。

麝粉散 治痔子破与未破，涩隐赤痛。

蓖麻子肆拾玖粒，去皮　葵菜子半两　轻粉半钱　麝香壹字，别研

右件为细末。每服壹钱，温酒调下，日午、临卧各壹服。小便如米泔色者，不可再服，只可服后解毒散解之。

解毒散 治痔子已曾宣积取毒了，尚未退者宜服。

皂角子壹百粒，麸炒黑色　连翘壹两半　薄荷叶半两，日干　甘草叁钱，半生半炙　桔梗去芦头，叁钱

右件为细末。每服壹大钱，茶、酒任意调下，食后。

三黄膏 治疮癣疥瘆，紫白癜风。已下疥癣方。

雄黄别研　雌黄别研　砒别研。叁味各半钱　白矾别研　黄丹　蛇床子取末　菌茹肆味各壹两　白胶香壹钱，别研　轻粉壹钱

右件用麻油肆两入巴豆肆枚，煎黄色，去巴豆。入众药，又入黄蜡少许，熬作膏子。先用荆芥汤洗，后用药擦之。

槐枝膏 治疥疮瘙痒。

槐枝　黄连去须　黄檗叁味各贰两　巴豆半两，去壳

右用好麻油壹斤，入诸药漂令黄色，绵子滤去滓。次入黄蜡肆两，熬作膏子。取出更入腻粉半两，搅匀擦之。

停抓散 治疥疮瘙痒。

硫黄_{别研} 芜荑仁 剪草 焰硝_{别研} 蛇床子 黄连_{去须} 吴茱萸_炒 藜芦_{已上捌味各壹分} 槟榔_{壹枚，炒} 鳅鱼_{壹条，炙熟去骨}

右件为细末，生麻油调傅之。

凌霄花散 治风湿挟热，皮肤生癣，久不愈者。

凌霄花_{壹分} 白矾_{壹分，别研} 雄黄_{半钱，别研} 天南星_{半两} 黄连_{去须，贰钱} 羊蹄根_{焙干，半两}

右件捣罗为细末。抓破，用生姜汁调药擦之。如癣不痒，只用油调擦。

麝香茼茹散 治疥癣。

麝香_{叁钱，别研} 水银_{壹分，白锡壹分，结砂子} 轻粉_{壹钱半，别研} 茼茹_{取末，壹两}

右件与茼茹末同研匀。每用叁钱，生麻油调成膏，抓破疮疥擦之，日叁两次用。

独黄散 治紫癜风。

硫黄_{研细}

右以茄蒂蘸药少许痛擦，良久以温汤洗去。

双蛇圆 治遍身疮疥，或痛或痒，久不愈者。

白花蛇_{伍两} 乌蛇_{壹条}

右贰味用水净洗、控干，去头尾并项后肉贰寸不用，其余约贰寸长截段，用无灰酒壹斗、饧壹斤作块子，并贰蛇同入酒内浸，封瓶口。得拾伍日取出，去皮、骨，焙干为细末，却以元浸药酒煮面糊和圆如梧桐子大。每服叁拾圆，温酒送下，食前。

三神散 治一切疥癣。

白僵蚕_{贰拾肆枚，炒去丝觜} 蝎梢_{伍枚，去毒微炒} 地龙_{叁条}

右件研令极细。分作贰服，小儿作伍服，温酒调下。服药了，然后澡浴。

洗风散 治大人、小儿一切风热毒气，攻注遍身，疮疥瘾疹疼痛。已下淋洗方。

荆芥_{肆两} 苦参_{肆两} 防风_{去芦头} 川芎 当归_{洗，焙} 白蒺藜 香白芷 地榆 地骨皮 黄檗_{捌味各贰两}

右件㕮咀。每用伍钱，水叁升，煎三五沸，通手淋渫患处。

浣肌散 治风热客搏皮肤，瘙痒、瘾疹、痦瘟、疮疡、疥癣，抓之水出，侵引[1]不止。或风气游走暴肿。

枫香_{别研} 荆芥穗_{贰味各叁两} 大黄 苦参 当归 升麻 白蒺藜 枳壳_{去瓤，炒。已上陆味各贰两} 射干_{壹两半}

右同焙干，碾为细末，入枫香和匀。每用伍钱，水叁升，同煎三五沸，通手淋洗。

佛手散 治风湿毒气，结搏腠理，气血壅盛，欲成痈肿，及手足诸风，痒痛妨闷，及风气结核，游走上行。或久新痔疾，疼痛不止。

汉防己 苦参_{贰味各肆两} 大黄_{生用} 白敛_{贰味各叁两} 藿香叶_{去土} 黄芩_{贰味各贰两} 凌霄花 甘草_{生用，贰味各壹两半}

右件为细末。每用叁钱，沸汤泡，通手淋洗。

三物浴汤 治遍身疮疥瘙痒。

山牡丹_{枝叶，贰斤} 鹿梨根_{贰斤} 生姜_{壹斤}

右件㕮咀，作壹次用，水伍斗，煮三五沸，浴之。久患疮疥者，不过叁伍次浴取效。初用时药，亦未知觉，浴至叁伍次，皮肤痛即愈。

何首乌散 淋渫诸疮。

何首乌 威灵仙 苦参 荷叶 艾叶_{伍味各贰两}

右件㕮咀。用水伍升煎数沸，乘热熏病处，通手即渫洗。如脚气、小肠气，去苦参，加蛇床子贰两。

椒艾汤 去风湿。治遍身生疮疥，或下部湿痒、脚气等疾。

---

[1] 引：元刊补抄本同。《普济方》卷二百八十引《杨氏家藏方》"浣肌汤"作"淫"，义长。

石菖蒲壹两，刽　川椒贰钱半　艾叶贰钱半，刽　葱白柒握

右件一处，用水叁升煎数沸，淋渫。

五叶汤　治遍身热疿及疮疡等。

五叶草不以多少

右用水煎三五沸，作浴汤洗之。

香矾散　治久患聤耳，风毒冷疮，时发痒痛。已下聤耳方。

白矾　胆矾　红花叁味各壹钱　麝香少许　蛇蜕壹条，烧留性

右件为细末。用药少许，先以新绵缠细箸头展令脓干，然后用斡耳，挑药入耳中。明日用斡耳子[1]斡去昨日药，再用前法，以差为度。

麝红散　治脓耳，定疼痛。

蝎梢柒枚，去毒，烧干取末　坯子燕脂半钱，别研　乳香壹字，别研　麝香半钱，别研

右件并研令匀。每用以斡耳子挑少许入耳中，日夜叁肆次用之。

玉粉散　治痤痱。已下痤痱方。

寒水石肆两，火煅红取出，地上去火毒　井泉石贰两，生用　脑子半钱

右件研细，新水调傅。干扑亦得。

治痤痱法　黄瓜壹枚，切作段子，擦痱子上。

百部散　治大人、小儿秃疮。秃疮方。

金毛狗脊去毛　黑狗脊　蛇床子炒　马兜铃根肆味各壹两　硫黄研　秦艽　百部各半两

右件为细末，生麻油调涂疮上。

四香散　治臁疮。已下臁疮方。

地龙粪火煅通红，新瓦盆盖覆，出火气，伍两　寒水石火煅通红，依前出火气，叁两　龙骨　木香　槟榔　黄檗去皮　降真香　枫香研，已上陆味各壹两　牡蛎叁两，烧　乳香别研　雄黄研，贰味各半两

右件为细末。先用荆芥汤洗，次将帛子挹干，干掺或麻油调傅。不

---

[1]斡耳子：音wò，义运转、回旋。斡耳子，即耳挖，可以伸入耳道进行清洁或上药的小工具。

得入腻粉。

荆芥汤 治臁疮。

地骨皮叁两　何首乌叁两　荆芥穗　苦参　海桐皮贰两　草乌头壹两

右件咬咀。生绢袋盛，用水叁升煎数沸，盛在盆内，乘热熏疮口，通手淋洗。挹干以后，四蜕散贴之。

四蜕散 傅臁疮。

乌鸡子壳已抱出鸡儿者　蛇蜕贰味各半两，烧灰　乌贼鱼骨去硬皮，壹两　龙骨壹分

右件为细末。每用入腻粉少许，湿即干掺，干即油调傅之。

密香散 治下脏风攻注，臁上生疮，浸溃不止，疮口不敛，肌肉不生。已下下诸风方。

黄连　蜜陀僧　槟榔　木香肆味等分

右件为细末。每用少许掺疮口。如脓干，以津唾调傅之。

四白散 治下脏风毒攻注，头面生疮，遍身瘙痒。

白花蛇酒浸壹宿，去皮、骨秤　白附子生用　白僵蚕炒去丝嘴　白蒺藜炒去刺，肆味各壹两

右件为细末。每服贰钱，温酒调下，空心、食前。

立应散 治下疮痔。已下下痔疮方。

麝香半钱，别研　乳香半钱，别研　黄檗末壹钱　黄丹壹钱，瓦上飞过，别研　白矾半两，瓦上飞过，别研　地龙粪壹两，瓦上焙干，别研

右件研令匀。温水洗疮口，用绵挹干，用药掺疮处，日用叁次。

敛肌散 治下痔疮。

牡蛎火炙　蜜陀僧研　橄榄核烧灰　腊茶肆味各等分

右为细末，干掺疮上。如干掺不止，即以油调傅之。

地龙散 治下痔疮。

地龙粪韭菜地内者，不以多少，火煅过

右为细末，入腻粉少许同研匀。先以甘草汤洗了，后用药干掺，或油调傅亦得。

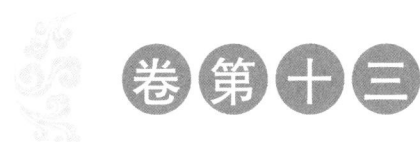

卷第十三

肠风痔漏方伍拾玖道

消毒圆 治肠风外痔结核，或痒或痛。消毒定疼，令结核自散。

黄耆壹两半，蜜涂，慢火炙　荆芥穗壹两　枳壳叁两，汤浸去瓤，切作片子，麸炒黄色　薄荷叶去土，半两　皂角子仁壹两，炒令香熟　槐花壹两，炒赤　蜗牛拾肆枚，炙，去壳、焙干

右件为细末，炼蜜为圆如梧桐子大。每服叁拾圆至伍柒拾圆，茶清送下，食后。

圣圆子 治肠风痔漏，翻花脱肛，历年不瘥者。

槲藤子叁枚，重壹两者，酥炙　猪牙皂角贰两，酥炙　白猬皮壹枚全者，不拘大小，烧灰留性，别研　没药壹两，别研　皂角刺贰两，只取木干上者烧灰，枝上者不用，仍不要尖长者　槐角半两

右件为细末，酒煮面糊圆如梧桐子大。每服叁拾圆，温酒或麝香汤下，空心、食前。如病甚者，日叁服，翻花脱肛，磨伍柒圆涂之。

聚金圆 治大便下血，发热烦躁，腹中热痛，作渴喜妄，舌涩目昏，脉来弦数。多因蓄热，或有酒毒，即见此证。

黄连肆两，壹两水浸晒干，壹两炒，壹两炭火炮，壹两生用　黄芩　防风去芦头，贰味各壹两

右件为细末，煮糊为圆如梧桐子大。每服伍拾圆，量意加减，以米泔浸枳壳水下，不拘时候。冬月入大黄壹两，叁时不须。

北亭散 治肠风痔漏，积年脓血不干。

白矾别研　乳香别研　黄连去须。已上叁味各壹两，取末　硇砂半两，别研　全蝎壹钱，取末

右件用大鲫鱼壹枚，去肠并鳞，入药末在内，湿纸裹，麻皮缠，盐泥固济，文武火煨熟，去泥纸，却用慢火炙焦，同为细末。每服贰钱，空心，粟米饮调下。

凤眼草散　治肠风下血。

凤眼草_{拣净，即椿荚也}　褐油麻_{水淘净。贰味各肆两}　枳壳_{去瓤，贰两，麸炒}　轻粉_{壹字}

右件为细末。每服贰钱，温酒调下，米饮亦得，空心、食前。

地榆散　治肠风下血不止。

地榆　诃子_{煨，去核}　赤芍药　橡斗子_{肆味各壹两}

右件为细末。每服贰钱，陈米饮调下，食前。

皂角子散　治肠风痔漏下血，经久不瘥者。

皂角子_{壹百枚，烧留性，研细}　榼藤子_{壹枚全者，去壳，研，不可捣}

右件为细末。每服贰钱，热酒调下，如人行叁伍里再饮，热酒壹盏投之。

猬皮散　治肠风下血。

白刺猬皮_{壹枚，于铫子内焯针焦，去皮只用针}　木贼_{半两，炒黄}

右件为细末。每服贰钱，热酒调下，空心、食前。

枳壳散　治肠风下血不止，仍治大便急涩。

枳壳_{去瓤，麸炒}　木馒头_{麸炒}

右件各等分，为细末。每服贰钱，温酒调下，空心、食前。

松皮散　治肠风下血过多。

松木皮_{就木上以先刮去粗浮者，口常贴木嫩皮}[1]

右剉细，焙令半干，再入铫子内慢火炒干，为细末。每服壹钱，入腊茶壹钱，白汤点服，食前。

立圣散　治年深日近肠风下血，或如鸡肝，日夜无度，全不入食，

---

[1] 就木上以先刮去粗浮者口常贴木嫩皮：凡16字，《普济方》卷三十八引《杨氏家藏方》"松皮散"作："将外层粗皮刮去，只取贴木嫩皮。"义长。

通身黄肿者。兼治尿血。

黄连去须，壹斤

右件为细末。每服壹钱，浓煎荆芥蜜汤调下，空心、食前。

橄榄散 治肠风下血，久不瘥者。

橄榄核不以多少

右件灯上烧灰为细末。每服贰钱，陈米饮调下，空心、食前。

百药散 治脏毒下血不止。

川百药煎不以多少。壹半生用，壹半炒令黄

右为细末。每服贰钱，温米饮调下，空心、食前。

槐角子圆 治风盛热实，留结成痔、鼠乳，作核疼痛。

皂角用米醋炙令紫黑色 黄耆炙 荆芥穗 槐角子 穿山甲用蛤粉炒黄色 木香 露蜂房烧留性 刺猬皮烧留性 鳖甲用醋炙 桔梗去芦头 赤芍药 大黄

右件各等分，同为细末，炼蜜为圆如梧桐子大。每服伍拾圆，温熟水送下，食前。

棕榈圆 治痔漏久不差者。

棕榈贰两 乱发贰两 雷元壹两 生芝麻壹两 苦楝根贰两半 刺猬皮肆两，全者，剉碎 麝香贰钱，研 皂角壹两半，不蚛者 黄牛角䚡叁两 乳香半两，研 猪蹄甲肆拾玖枚，用猪蹄向后小爪不着地者甲

右件除乳香、麝香外，余药入瓷罐内，用泥固济，合罐口，火上煅之留性，取出为细末。再入已研乳香等令匀，煮面糊为圆如梧桐子大。每服叁拾圆，胡桃酒送下，空心、食前。

槛藤子圆 治痔疮久不敛者。

附子壹两 草乌头 川乌头 刺猬皮 猪牙皂角 槛藤子 皂角刺 枳壳柒味各半两 白矾壹分

右件并剉碎，入砂罐内，炭火烧留性，为末，酒煮面糊为圆如梧桐子大。每服贰拾圆，温酒送下，日进贰服，不拘时候。

朱砂圆 治久痔生疮，出血不止。

硫黄壹两　　白矾半两　　雄黄半两

已上叁味入瓷合子内，水调蚌粉固口缝，外用盐泥固济，候干，炭火烧通赤，取出，放地上去火毒，后入下项药。

麝香壹钱，别研　　穿山甲壹两，新瓦上炙令黄赤色　　甘草半两，炙　　肥皂壹枚，去子，焙　　蜗牛柒枚，炙，去壳，焙干

右件为细末，煮面糊为圆如梧桐子大，朱砂为衣。每服拾圆，酒下，食前。

万灵圆　治五种痔漏。凡谷道生瘤似鼠奶，时时发动，或出血者，名曰酒痔，又曰冷痔；若生核子者，曰肠风痔；发时热，大便难下，脱肛良久不入，名曰气痔；大便或出清血，名曰血痔。此因湿地久坐，肠胃虚冷搏结得之。

硫黄贰钱，别研　　白矾枯，贰钱　　猪牙皂角半两，炙　　附子壹两，炮，去皮、脐　　皂角刺壹两，烧留性　　刺猬皮壹两，烧留性　　榼藤子壹枚，生广中圆者，色如肥皂子

右件为细末，煮稀面糊为圆如梧桐子大。每服贰拾圆，空心，温酒送下。如已有头者，用朱砂少许，同药叁伍圆一处细研，涂于头上，旬日自落。又用米醋调药叁伍圆，傅疮上即愈。如疮在里面，即将米醋和糟拌药叁两圆烧熏之。

交藤圆　治漏疮。

血竭半两，别研　　马蔺根壹斤　　川乌头炮，去皮、脐　　人参去芦头。各贰两　　黄丹贰两，火飞　　何首乌肆两　　甘草贰两，炙

右件为细末，醋煮面糊为圆如梧桐子大。每服叁拾圆，盐汤或酒送下，空心、食前。候服药了，用茵陈汤洗之。如疮干无脓血后，用三黄散贴之。

三黄散　治漏疮。

黄丹贰两，水飞　　黄檗皮去粗皮　　黄连去须，贰味各肆两　　白矾壹两，枯

右件为细末，津唾调傅。

鹤虱圆　治痔漏杀虫。

鹤虱炒　雷元　白矾枯，叁味各壹两　皂角刺烧灰，半两　硫黄半两，别研

右件为细末，醋煮面糊为圆如梧桐子大，雄黄为衣。每服贰拾圆，麝香温酒送下，空心、食前。

胜金圆　治诸般痔疾。

贯众　萆薢

右件各等分，为细末，醋煮面糊为圆如梧桐子大。每服肆拾圆，空心、食前，熟水送下。或入麝香少许作散子。每服贰钱，煎阿胶汤调下，或酒调亦得。出秽脓血，生肌为效。

万金圆　治一切痔漏久不愈者。

木贼　何首乌　荆芥穗　防风去芦头　鸡冠花焙　枳壳去瓤，麸炒　五倍子　黄耆剉，焙　槐花炒　槐角已上拾味各壹两，同为细末　猪蹄甲用猪蹄向后小爪不着地者甲　皂角子　皂角刺　麝香皮子　榼藤子　百药煎　刺猬皮已上柒味各壹两。入瓷罐子内，盐泥固济了，候干，用炭火煅至青烟出，取出，与前药末同研细，次入麝香贰钱

右件用酒煮面糊为圆如梧桐子大。每服伍拾圆，食前，米饮送下。病久者，当常服，即去根本。

茶蒻散　治诸般痔漏，下血疼痛。

黄牛角䚡贰两，捶碎　蛇蜕　猪牙皂角剉　刺猬皮剉　棕榈皮剉　黄鼠狼皮　茶蒻叶剪碎，陆味各半两　穿山甲柒拾片　贯众壹两，剉　乱发壹分

右件拌匀，入瓷瓶内，以盐泥固济了，晒干，用炭火煅通红为度，候冷取出，研为细末。每服贰钱，先嚼胡桃肉半枚，次以温酒调药同下。临卧至五更初又服壹服，至辰时更服壹服。如此服叁日，永除根本。

乌金散　治一切痔疾并漏疮。

乌金子[1]　枳壳　威灵仙去土　五倍子　紫河车用金线重楼者　黄

---

[1]乌金子：《养生类纂·后集》"乌金散"云"乌金子即大乌豆"。

牛角䚡 陆味各半两

右件入瓷罐子内，以瓦盖定，用雄白鸡粪及黄土封停，入盐少许和作泥，固济罐子，用木炭火柒斤煅，火尽为度，碾为细末。每服贰钱，入盐少许，空心，温酒调下。

五灵脂散 疗一切痔疾，疼痛肿胀，坐卧不安。

穿山甲 陆拾片，用前膊上者　五灵脂 去沙石，壹两　黄丹 壹两　白矾 壹两　轻粉 拾筒子

右件药用坩埚子壹枚，入药在内，用瓦片子盖定，瓦片子上钻窍子，盐泥固济，只留窍子，用炭火伍斤煅之，烟出尽为度，碾为细末。空心，先嚼胡桃肉壹枚，饮酒壹盏，候半时辰再嚼胡桃肉壹枚，酒壹盏调下药末壹钱。如人行叁伍里间又嚼胡桃肉壹枚，酒壹盏调药壹钱服之。

如圣散 治年深日近肠风下血，或诸般痔漏。

腊月野狸壹枚，盘在瓦罐子内，大枣半升，枳壳半升，甘草肆两寸截，猪牙皂角贰两，都入在罐子内，上用瓦子盖定，瓦片子上钻小窍子，都用盐泥固济，令干。作壹地坑，用拾字瓦支定，令罐子不着地，用炭伍秤簇烧至黑烟尽，若有青烟出，便去火，取出用湿土罨壹宿。

右件研令极细。每服贰钱，盐汤调下。一方，取野狸净肉制造作美食，次将骨烧灰研细，每服壹钱，温酒调下。并空心、食前。

穿山甲散 治肠风痔疾，疼痛难忍，或下血不止。

黄牛角䚡 判　猪牙皂角 判　穿山甲 已上叁味各半两　蝉蜕 壹分

右件药入在瓷罐子内，炭火烧留性，为细末。每服贰钱，胡桃酒调下，食前。

透肌散 治痔疾。

山慈菰 冬用根，夏用苗，焙　白矾 生　地茄儿 开紫花，结子下垂壹叁瓣，如御米相似，于春月寒食前后采，焙　白及 已上肆味各壹两

右件为细末，入飞罗面拌匀。每用少许，冷水调稀稠所得，贴患处。痈疽发背肿满，以药傅疮周围，留病处头脑，次用纸盖贴之。

侧金散 治痔漏有窍，下血疼痛。

干黄蜀葵花　黄檗去粗皮，蜜炙　黄丹飞过　韶粉已上肆味各半两　麝香壹钱，别研

右件前贰味，捣罗为细末，同后叁味研匀。每用于患处干贴之。

降真散 治痔漏有窍子者。

铜绿别研　白矾别研　蜜陀僧别研　降真香　楮叶

右件各等分，为细末。每用少许，以纸任蘸药，捻入痔漏窍中。

四效散 治外痔成疮疼痛。

蜜陀僧贰钱，别研　麝香半钱　片白脑子半钱　铜绿壹字

右件同研极细。先以温浆水浴疮，拭干，次用药少许贴之。

连蘗散 贴痔，定疼痛。

黄连去须，壹两　黄檗去粗皮，贰两　腻粉壹钱

右件为细末。先用浆水洗疮，后看疮大小，用药贴之，日叁次。

胜雪散 治垂肠翻花、鼠奶等痔，热痛不可忍，或已成疮者，并皆治之。

片白脑子　铅白霜

右件各半字，用好酒少许，研成膏子。涂之，随手辄愈。

龙脑散 治痔疮热痛。

鲫鱼壹枚，破开去肠肚，入谷精草填满，烧留性。

右件为细末，入脑子并蜜，同傅之。

胆矾散 治附骨漏疮，燃肿疼痛，侵溃脓水不绝，久不生肌。

胆矾壹两，火煅白色　龙骨半两，伍色者　白石脂半两　黄丹贰钱，火飞　蛇蜕壹条全者，烧灰，别研　麝香半钱，别研

右件除蛇蜕、麝香末外，肆味研为细末，同蛇蜕、麝香末和匀。先用葱椒汤洗净，揾干，次用药少许，干掺疮口。如疮口小，用纸捻子点药，任入疮口内，日叁次用之。

青香散 治漏疮内黑肉。

蜜陀僧别研　黄连去须取末　沥青别研，各等分

右件和匀，用纸捻子以津唾蘸药末，任入疮内，觉微痒即止。

黑神散 治漏疮。

硫黄碎　蜜陀僧碎　黄丹已上叁味各贰两

右件同炒令烟绝，细研为末。用少许掺之，壹日两次用。

二香散 治远年冷漏。

香鼠壹枚，和毛炙令焦　麝香少许，别研

右件为细末，和匀。每用少许，干掺疮口上。先以温汤洗过，拭干，次用右件药掺。如疮口深，脓出药不能入者，用纸捻蘸药，任在疮内，自然脓出少，从里生肉向外。有脚底被签破，经百日疮口不合，贴此药遂瘥。

鲫鱼散 治痔漏。

鲫鱼柒枚，长贰寸者　莨菪子叁钱

右件将鲫鱼取去肠肚，净洗了，用莨菪子均入在柒枚鱼肚内，以线系了，文武火上慢慢炙令通里黄并骨焦，研细。每服壹钱，温酒调下，空心。

一井金散 治痔疮毒气，溃作脓水久不止，或结硬赤肿，疼痛不可忍。

露蜂房肆两　蜜陀僧贰两，火煅，别研

右件将露蜂房剉碎，安壹瓷罐子内，用黄泥固济，炭火煅令通红为度。放冷，取露蜂房研末，同蜜陀僧末和匀，每用干贴疮口。如疮口小，以纸捻子点药，任入疮口内；如结硬不消，用甘草汤调傅之，日叁次用之。

千金散 治肠风，脏毒，痔漏等疾。

鼠狼壹枚，自死者，不以大小，置砂瓶内，蒻叶包定瓶口，次用盐泥固济，用硬炭壹拾斤簇瓶，火煅通红，候火柒分尽，取出药瓶，在地上出火毒壹宿。

右件研为细末。每服贰钱，入麝香少许，热酒调下，食空服。如服药拾日之后，用刺猬皮壹枚烧作灰，细研，入麝香少许，每服壹钱，温酒调下，食前。间千金散服之。

抵金膏 治诸般痔漏，久不愈者。

花蕊石火煅过，研如粉　生硫黄细研　黄丹细研　牡蛎火煅过，研如粉　蚌粉细研。已上伍味各贰两　自然铜壹两，火煅醋淬，研细

已上陆味同研匀，用清油叁拾贰两同入银锅内，用炭火熬去油拾两。次入后药：

草乌头肆两，连皮、尖生用　骨碎补去毛　汉防己　龙骨　乌药　虎骨如无，只用败龟，伍味各贰两

已上陆味并为细末，入前油锅内熬成稠膏。次入后药：

乳香　没药　血竭　白胶香　安息香伍味各贰两，为细末

右件同入前锅内，急以杖子搅匀，少时取出，以瓷合子盛之，不得盖，收叁日，候火力定。每服壹小匙，温酒调下，不拘时候。

二胆膏 治痔漏。

黄牛胆　刺猬胆各壹枚

右件用腻粉贰钱匕，麝香少许，又将猬胆汁并腻粉、麝香和匀，入于牛胆内，系挂屋檐头肆拾玖日。旋圆如大麦状，用纸捻子送入疮口内。后追出恶物是验，次用茶纸贴疮口。

立验膏 治痔漏正发，忽肠头不上有血者，贴之永除其根。

用活黄鳝鱼壹条，以刀断其首，沥热血于掌中，急以大活蜘蛛壹枚，以手指只就掌中，研蜘蛛化为度。去蜘蛛皮，刮于瓷器内收。于发时涂傅，不过叁两次瘥。

平肌散 治漏疮久不合者。

黄狗头骨烧灰　乱发烧灰　穿山甲烧灰，叁味各等分

右件同研令匀。如疮口已干，用自津唾调涂；如湿，即干傅。日叁肆次。

血竭散 治痔漏疼痛不可忍者。

血竭须真好者

右为细末。用自津唾调涂，频用为妙。

二蜕散 治痔漏久不瘥者。

蛇蜕 细研令碎　蝉蜕 细剪碎。各肆两　白矾 壹两，火煅　皂角 贰铤，为末

右件共和令匀，分为陆帖。每用时以药壹帖于瓦器内烧，坐在桶中，桶盖上作壹小窍，正坐熏之。

艾叶散 熏漏疮。

鹤虱　艾叶　榼藤子　白胶香

右件各等分，剉为散。用瓦瓶子内烧烟，熏患处。

蒜饼子 治风冷结滞成痔，疼痛难忍。

独头蒜 壹头　白胶香 叁钱

右件于砂盆内，烂捣如泥，捻作小饼子如当叁钱大。用大瓶壹只，先抄灰火在内，次将饼子置在灰火上，烧令烟出，坐在瓶上熏之。

狐骨散 治痔漏。

狐骨　皂角 不蚛者

右件各等分㕮咀。每用壹两，如香烧熏。

蜜草散 治肠胃风热，毒气结成痔肿，热痛作脓血，破后久不瘥，多变漏疮者。以此药频频淋洗，渐渐痊差。

甘草　柏枝 贰味各贰两　莲蓬　五倍子　黄檗　大黄　黄连 去须　黄芩 陆味各壹两

右件为细末。每用半两，水叁升，煎三五沸，入朴硝贰钱。候熔化，乘热熏，候通手淋洗。

朴硝汤 疗热毒结成痔疾，肿胀热痛，坐卧不安。

荆芥　薄荷　朴硝 已上叁味各壹两　白矾 贰两

右件㕮咀。每用壹两，水伍升煎数沸，熏患处，通手淋洗。

黄耆汤 淋洗痔疾。

黄耆　甘草　地骨皮　防风 肆味各等分，焙干

右件㕮咀。每用半两，水叁升煎三五沸，滤去滓，通手淋洗。

椿花散 淋洗痔疾。

臭橘　鸡冠花　椿花 叁味各等分

右件㕮咀。每用药末贰两，水叁升，煎伍柒沸，乘热淋渫。

独虎散 治一切痔疾。

五倍子_{不以多少，炒令中裂}

右件㕮咀。每用贰两，水伍碗，煎汤乘热熏，候通手淋洗，拭干。次用二白散汤，须旋旋乘热添用。一方，用五倍子雌雄各壹枚，为末，洗后用井水调傅痔上。五倍子看里面，红者为雄，赤者为雌。

二白散 治痔漏脓汁逗流，疼痛不止。

寒水石_{火烧赤，放冷，研}　白滑石_{另研}

右件各等分，同研匀。用新绵揾药扑疮口，频用。

定痛散 治五痔及内外痔疾，疼痛不可忍者。

防己_{不以多少}

右件为细末。每用半两，浓煎瓦松汤叁升调药，置桶中慢慢淋渫患处，候通手淋洗，日壹贰次。

佛桑散 洗漏疮。

木槿花

右不以多少，浓煎汤。先熏，通手淋渫。

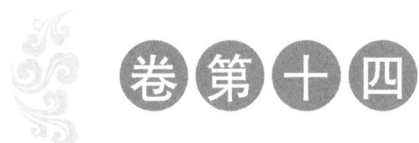

卷第十四

伤折方肆拾壹道打扑伤损拾柒　出箭头陆　金疮柒　破伤风陆　汤火伤伍

没药降圣丹　治打扑闪肭，筋断骨折，挛急疼痛，不能屈伸，及荣卫虚弱，外受游风，内伤经络，筋骨缓纵，皮肉刺痛，身体倦怠，四肢少力，肩背拘急。

没药别研　乳香别研　当归洗，焙　白芍药　骨碎补去毛　川乌头生，去皮、尖　自然铜火煅醋淬，次捣研为末，水飞过，焙干。已上柒味各壹两　生干地黄壹两半　川芎壹两半

右件并生用，为细末，以生姜自然汁与蜜等分，炼熟和圆，每壹两分作肆圆。每服壹圆，捶碎，水酒各半盏，入苏木少许，同煎至捌分。去苏木，热服，食前。

补骨脂圆　接骨止痛，生肌肉，续筋脉。

补骨脂炒香　乳香别研　自然铜烧红，酒淬柒遍　石亭脂别研　木鳖子去壳，取肉，别研　续断酒浸，焙。已上陆味各壹两　乌雄鸡壹只，去皮、毛、肠、肚、肉，皆不用，只取血并骨入药　乌龟壹枚，剜去肠胃，如无，只使龟甲代之

右件龟或龟甲和鸡血、鸡骨，就砧上烂剁令极细，烈火焙干为末称，与前药末等分，拌和令匀，酒煮面糊为圆如梧桐子大。每服伍拾圆，加至壹佰圆，温酒、盐汤任下，不拘时候。

透骨圆　治打扑伤损，闪肭筋骨，手足无力，四肢沉重。

乳香别研　没药别研　川乌头生，去皮、脐　破故纸瓦上炒香　晚蚕沙　川芎　荆芥穗　海桐皮　自然铜火煅醋淬。玖味各壹两　草乌头生，去皮、脐，贰两　赤小豆壹两半

右件为细末，酒煮面糊为圆如梧桐子大。每服壹拾伍圆至贰拾圆，煎苏木当归酒下，食后。

整骨圆 治从高坠下，筋断骨折，内外俱损，疼痛难忍，不问轻重，并皆治之。

白矾壹拾叁两，飞过　黄蜡陆两　黄丹　蜜陀僧别研　自然铜别研为末。已上叁味各肆两　乳香别研　朱砂别研　没药别研。已上叁味各壹两　猪脂壹拾贰两，腊月者

右件用银石器或新锅内，先下猪脂熬成汁，去筋膜、滓，次下黄蜡，候熔退火。候稍冷，方下蜜陀僧、黄丹、自然铜末，添慢火熬，以柳木篦子搅，候滴入水不散为度。抬下锅子于冷地上，入朱砂、乳香、没药、白矾，更以篦子搅匀，圆如梧桐子大。每服贰拾圆，热葱酒送下。葱白切如丝于酒中，以盏合少时，勿出气。如昏困不能咽药者，即用葱酒化开，灌下。仍将贰叁圆切开，于纸上以火炙之，如不化入油少许，随所伤大小摊成药靥。恐此药不黏，以云母膏涂靥周围贴之，良久麻木变成痒。若骨碎及蹉跌者，并皆平正，不成芦节，其伤破处便生肌肉。多年伤折，每遇阴晦发作疼痛者，亦可服，不拘时候。

六神圆 治打扑闪䑝，坠车落马，伤折筋骨，瘀血不出，腹胀气满，不得安卧。

当归洗，焙　川乌头炮，去皮、脐　水蛭灰炒黑焦　附子炮，去皮、脐　没药别研。已上伍味各壹两　草乌头贰枚，炮，去皮、尖

右件并为细末，酒煮面糊为圆如梧桐子大。每服叁拾圆，加至伍拾圆，温酒、盐汤任下。如伤折筋骨，酒熬膏子，调此药摊故帛上，贴之。

通神圆 治男子妇人一切撷扑，筋伤骨折，骡马踢踏，迷闷欲绝。及瘀血凝结，痛不可忍。

麻黄去根，剉细，洒酒、醋，炒黄色　桑柴煤二月二日日未出时取东枝，火烧，醋淬　乌菱角壳十一月取，火烧，醋淬　当归切片，洒酒、醋，炒黄色　晚蚕砂五月五日收，洒酒、醋，炒黄色　没药别研。已上陆味各壹两

右件除没药外为细末。先以米醋壹大碗熬至半碗，入没药同熬成膏，次入余药捣匀，壹两分作拾圆。每服壹圆，生姜、地黄自然汁各壹合，酒半升同煎伍柒沸，磨药温服，不拘时候。

五神圆　治打扑伤损，整骨续筋，生肌止痛。

自然铜半两，火煅醋淬，研细　川椒去目，贰钱半，炒出汗　当归半两，洗，焙　没药别研　乳香别研，贰味各壹钱

右件为细末，取青蒿自然汁和圆如绿豆大。每服伍拾圆，热酒送下。

紫金散　治打扑伤折，内损肝肺，呕血不止。或瘀血在内，心腹胀闷。

紫金藤皮贰两　降真香壹两　续断　骨碎补　无名异烧红，酒淬柒遍　琥珀别研　蒲黄　牛膝酒浸壹宿　当归洗，焙　桃仁去皮、尖，炒。已上捌味各壹两　大黄湿纸裹，微炒　朴硝别研，贰味各壹两半

右件为细末。每服叁钱，浓煎苏木当归酒调下，并叁服，觉微利即止。

虎骨散　治闪肭折伤，及风湿客搏，筋骨疼痛。

没药别研　血竭别研　丁香　虎胫骨酥炙。已上肆味各壹两　乳香半两，别研　骨碎补半两　桑白皮贰两　赤小豆陆两

右件为细末。每服叁钱，煎苏木当归酒调下，乘热服，空心、临卧。

正骨散　治打扑伤折，筋挛骨损。

苏木肆两，细剉　当归肆两，洗，焙　白芨苣子贰两　无名异壹两　没药半两，别研　乳香半两，别研

右件㕮咀。每用叁钱，水壹盏，煎至半盏。去滓，再入酒半盏，和匀温服，不拘时候。

圣力散　治伤折疼痛甚者。

半两字古文钱不以多少，火烧醋淬肆拾玖次

右件细末。每用叁钱，温酒调下。

五白散 治打扑闪肭，及风热攻注，一切肿毒。

白及　白芷　白僵蚕炒去丝嘴　白敛　白芍药　天南星陆味各半两　赤小豆壹分

右件为细末。以生姜汁调傅肿上，干即再傅。

抵圣太白膏 治折伤闪肭，疼痛不已。消肿熠毒，祛邪止痛。及疗痛疽初生，肿疼尤甚，疮疡肿疖，赤焮发热，毒气结搏，肌肤痛急。

白胶香拾肆两，研为细末　乳香壹两，别研　定粉贰两　白敛　白芷各陆钱，剉碎

右件以麻油肆两，渫白敛、白芷候焦黄色，漉去贰物。次下白胶香，候熔退火。次入乳香、定粉，再搅匀，倾入瓷器内，候凝，密封贮。每用慢火炙动，量患处大小，纸上摊贴。

蓖麻膏 治打扑闪肭。

蓖麻子去壳，别研　木鳖子去壳，别研，贰味各贰两　苍耳烧去烟，壹两　雄黄壹两，别研　金毛狗脊去毛，半两

右件药各自为末，和匀，用羊筒骨髓贰两，和成膏得所。每用篦子挑在手心内，醋调，量疮口大小涂遍，用薄纸盖了，上用沙木板夹定，频用醋扫。此药兼消一切痈肿。或因酒后卧湿地，或原有寒湿，臂肿冷麻，依前调药涂，用纸盖了，频用醋扫即愈。

神应膏 治闪扑伤损，消肿定疼。

牛皮胶壹斤，多年陈者，捶碎　生姜壹斤，取汁　肉桂去粗皮，壹两，为细末

右先将胶于铫内，用水煎熔。次下姜汁在内，搅熬稀稠所得，即遂旋抄肉桂末在内，慢火搅极匀，倾入瓷罐子内，密封贮。每用药摊于患处，以纸花子叁两重盖覆，其痛即止，渐渐平复。如药熬下多日硬，再于火上熔动。如大稠，即入生姜自然汁搅匀，如前用之。

木鳖膏 治打扑闪肭。

木鳖子壹百枚，去壳　大鲫鱼壹枚，去鳞并头、尾、肚肠

右件同捣成膏，涂在痛处。

接骨膏 治手脚骨折。

右取嫩细柳条，量所用长短，截数拾条，以线穿成帘，裹于损折处，缠壹遭就线头系定。又用好皮纸壹长条，量柳帘高下裁剪，即于纸上摊熔黄蜡，匀掺肉桂末在蜡上，厚半米[1]许，即于帘子上缠药纸叁肆重，上用帛子、软物缠缚扎定。其痛渐止，骨渐相接，即获平复。

刘寄奴散 治刀箭所伤。已下金疮方。

赤石脂　无名异烧红　风化石灰　寒水石　磁石烧红柒遍。已上伍味各壹两　王不留行　刘寄奴　地松　地榆　黄檗皮已上伍味各半两

右件为细末，干掺患处。如刀伤肉开者，以药掺后，更用软帛微缚敛，即时肉合，更不痛作，亦无脓血。甚妙。

定血散 治一切刀伤血出不止，收敛疮口。

天南星生用　槐花炒黄　郁金叁味各肆两　半夏贰两，生用　没药别研　乳香别研，各贰钱半

右件为细末，次入没药、乳香同研令匀。如有伤破，干贴疮口。切忌水洗。

雄矾散 治金疮血出不止。

白矾别研　雄黄别研　乳香别研　五倍子末　腻粉别研

右件各等分，研细。每用量疮口大小掺之，血立止。其疮不须封裹，即干敛不痛。

玉灰散 刀箭药。

风化石灰壹斤，细罗过用　韭菜壹斤，洗净，细切

右将韭菜于石臼内捣烂，次入石灰同捣令匀，捏作饼子，风干。端午日合。

神助散 治金疮。

天南星　防风去芦头

右件各等分，为细末。每用少许填疮口，血即止，仍不作脓。

---

[1] 厚半米：指米粒的一半厚度。

双金散 傅贴金疮。敛疮口，定疼生肌。

乳香_{半两，别研} 槟榔 黄连 黄丹_{火飞} 龙骨 诃子_{煨，去核，已上伍味各壹两}

右件为细末，干贴疮口。

天蛾散 治一切金疮，止血生肌。

晚蚕蛾_{不以多少，生用}

右为细末。用药掺匀，绢帛裹之。随手疮合血止。

救命丹 治破伤风身体沉重，或角弓反张，搐搦，不省人事。已下破伤风方[1]。

草乌头_{生，去皮、尖，叁两} 半夏_{贰两，生} 巴豆_{去皮不去油，壹两，生}

右件为细末，用枣肉为圆如樱桃大。每服半圆，甚者壹圆，温酒磨下，食后。

太白散 治破伤风垂死不救。虽患人口已噤，但心腹间暖者，灌药入口，下咽即苏。

附子_{炮，去皮、脐} 草乌头_{炮，去皮、尖} 天南星_炮 藿香叶_{去土} 人参_{去芦头} 当归_{洗，焙。已上陆味各贰两} 水银_{壹钱，用锡壹钱半，结作沙子} 麝香_{壹钱，别研}

右件为细末。每服半钱，温酒调下。惟忌冷水，如饮冷水，再发不可疗。不拘时候。

天南星散 治破伤风游入四肢，口不能语及四肢强硬。

蜈蚣_{壹条全者，去头、足，炙黄} 天南星_{生用} 防风_{去芦头，生用} 草乌头_{生，去皮、尖，叁味各贰钱半}

右件为细末。每服壹钱，热酒调下，不拘时候。

海神散 治破伤风兼治打扑伤损。

鳔胶_{木匠用者，不以多少}

右于瓦上用炭火烧成灰，研细。每服叁钱，温酒调下，食前。

---

[1] 方：原无，据目录改。

白散子 治破伤风，止疼痛，生肌肉，灭瘢痕。

牡蛎叁两，煅过研　寒水石壹两半，煅过研　天南星炮　白僵蚕炒去丝嘴　龙骨已上叁味各壹分

右件细研，掺疮上。避风将息，勿令着水。

追风散 治破伤风。

蝉蜕去土，不以多少

右件为细末。掺在疮口上，毒气自散。

铁勇丹 主金镞箭头入腹内，及在身体诸处禁穴，或着骨断折不能取者。已下出箭头方。

獭胆柒枚，如无，只用赤鲤鱼胆壹拾肆枚　磁石四边紧者　血竭别研　泽泻　赤小豆　紫葛根　苍耳子　赤芍药已上柒味各半两　樟柳根叁两

已上并生用，焙干为细末，酒煮赤小豆面糊，入胆汁同和为圆如梧桐子大。如在腹内，每服贰拾圆，浓煎赤小豆樟柳根汤，并酒各半盏送下，不拘时候，日叁服，拾服立出。如在骨节禁穴内不可取者，用后药：

硇砂别研　砒别研　巴豆霜　斑猫已上肆味各壹字　蜣螂拾枚　蝼蛄柒枚　蛴螬柒枚

右柒味研细，入前药贰拾圆一处再研，用石脑油为圆如绿豆大。每用壹圆，任疮口内，上用云母膏盖口，日壹换药，不过叁伍日，其箭即出矣。

雄黄圆 出箭头。

雄黄别研　蜣螂研　不灰木以牛粪火烧熟　威灵仙　朝生花伍味各贰钱半　鼠壹枚，去头取血

右件为细末，入鼠血并炼蜜和圆如黄米大。纳疮口，其箭头不以久新自出。

磁石圆 出箭头。

斑猫伍拾枚，全者　屎盘虫伍拾枚，去头、羽　磁石壹两，四面紧者　硇砂壹两，别研　巴豆贰拾枚，去壳，生用　川乌头贰拾枚，生用，不去尖

右件为细末，以枣肉为圆如鼠粪大。任疮口内，箭头自出。如疮口生合不见，于旧瘢上灸叁壮，以津液化药，傅在灸疮上，用湿纸贴定。

候肉痒，以物枕疮口，卧良，久箭头自出。

鼠油膏 出箭头。

鼠壹枚，熬取油　蜣螂　皂角烧灰　定粉　龙骨已上肆味各壹钱　乳香少许，别研

右件为细末，以鼠油和成膏子，贴药疮口内，其上更用磁石末盖之，箭头自出。

蜣螂膏 出箭头。

大蜣螂壹枚　巴豆半枚，去皮

右件一处研烂，瓷合盛。遇有箭疮，以针拨开疮口，边用药点之，痒即自出。浓煎黄连贯众汤洗了，用牛胆制过风化石灰傅之。

神铃散 治箭头在骨内取不出。

大雄鼠一枚

右件去皮、骨，取精肉，薄批，焙干，碾为细末。每服贰钱，热酒调下。若觉箭疮痒，不得抓，忍痒少时，箭头自出，不拘时候。

四黄散 治汤泼火烧，热疮疼痛。已下汤火伤方。

大黄　黄连　黄檗　黄芩　白及伍味各等分

右件为细末。水调成膏子，用鸡翎时时扫之，痛止为度。

凝石散 治汤火所伤，皮肉溃烂，赤焮肿疼，脓水不干。或疮痂未退，肌肤急痛，应诸恶疮，悉能收敛。

寒水石叁两，煅成粉　蛤粉壹两

右同研匀。每用鸡清[1]入生油调稀，以翎毛揾药扫伤处。

换肌散 治汤火伤，疼痛不可忍。

洗面脚叁两，炒黄色　柏叶壹两，炒黄色

右件为细末，用清麻油调稀，翎毛揾药拂伤处，疼痛立止。

无痕散 治汤火伤。

腊茶不以多少

---

[1] 鸡清：元刊补抄本同，《普济方》所引亦同。疑为鸡子清之脱"子"字。

右件为细末,用煮酒脚调傅。如无煮酒脚,只用好酒亦得。

神效散　治头面汤泼火伤,肌肉虽已平复,遂成瘢痕,鬓发不生。

江茶　生面贰味各等分

右件研匀,用生麻油调涂患处,日壹易之。

丹药方捌道

上洞小丹　治诸虚百损,真元虚惫,形体羸瘦,脏腑虚滑,脐腹久冷。及妇人子宫宿寒,赤白带下,盗汗心忪,精神憔悴,服他药不能作效者,宜服此丹。

辰砂壹斤,用绢帛包裹　黄檗捌两,剉　蜜捌两

右叁味一处,用重汤同煮柒伏时,取出辰砂,控干。后用羊蹄根、车前草贰件等分,捣细,用砂盒子壹枚,入贰味药铺底,入辰砂在内,又以贰味药盖头满筑。以盒盖子合定,铁线扎缚,赤石脂固缝,盐泥固济,令干,以炭贰秤周回簇定,发顶火煅壹伏时,火冷取出,去火毒。研令极细,用糯米粥和圆如鸡头肉大。每服壹粒,米饮送下,空心、食前。

小灵丹　治真元虚损,精髓耗惫,本气不足,面黑耳焦,腰膝沉重,膀胱疝瘕,手足麻痹,筋骨拘挛,心腹疼痛,冷积泻利,肠风痔漏,八风五痹,头目昏眩,饮食不进,精神恍惚,疲倦多睡,渐成劳疾。妇人胎脏久冷,绝孕无子,赤白带下,月经不调,风冷血气,并皆治之。常服,助养真气,补暖丹田,活血驻颜,健骨轻身。

代赭石　赤石脂　紫石英　禹余粮石

已上肆味各肆两,各火煅赤,入米醋中淬各柒遍,同碾为细末。入壹砂盒子内合了,外用盐泥固济,日中晒干,用炭贰拾斤,顶火壹煅,以炭火尽为度,取出药合,于辰地上掘坑,埋壹伏时。取出,研叁日,令极细。次入后药:

乳香别研　没药别研　五灵脂研细。已上叁味各贰两

右同前肆味一处,研令极匀,水煮糯米饼子和得所,入铁臼中捣壹

千杵，圆如鸡头肉大，阴干。每用壹粒，温酒或新汲水送下，空心。孕妇不可服。

双白丹 治脾胃积寒，阴阳虚弱，吐利无度，及利下脓血，并皆治之。

阳起石壹分，捣碎　白石脂壹分，令研　白矾半两　砒半两。贰味同研为末　胡粉半两

右件用砂盒子壹枚，先入阳起石铺遍合底，次入白矾、砒，后入白石脂盖头，用盐泥固济，候干，以炭火伍斤煅令通赤，候火尽，入地坑内埋壹宿。取出，同胡粉细研，煮糯米粉糊为圆如麻子大，每服壹粒。霍乱吐泻，倒流水下；赤白痢，冷米饮下。忌食热物壹时辰。

玉绣球丹 治男子妇人一切虚冷，气血虚损，筋骨羸瘦，渐成瘵疾。及大病方安，气血未复，饮食过伤，脏腑虚滑。或腹痛暴下，全不思食，呕逆酸水，腹胁胀满，夜多虚汗。及妇人赤白带下，久无子息，并宜服之。

砒壹两，取益母草烧灰壹两，独扫[1]烧灰壹两，同砒研匀，以米醋合成壹块，候干，于新瓦上用热炭火伍斤，煅令通赤，以扇急扇，尽去灰，其砒自成壹块如玉绣球样，研令细　牡蛎贰两，盐泥固济，候干，炭火伍斤壹煅，炭尽候冷，去泥土，净称壹两，研如粉　白矾贰两，火煅成汁，候煅枯，净称壹两，研细粉　钟乳粉壹两

右件同研令极匀，煮糯米厚糊为圆如鸡头大，阴干。每服壹粒，空心，新汲水送下。忌食猪、羊血。

久炼太素丹 治男子妇人一切虚损，夜梦纷纭，遗精失溺，大便滑泄，久利肌瘦。及妇人子宫久寒，赤白带下，并宜服之。

礜石盐泥固济，火煅拾日拾夜，放冷用　阳起石入坩埚子内，煅令通红，放冷用　寒水石入坩埚子内煅令通红，放冷用　矾石飞过成灰用

右件各等分，一处同研极细如粉，入白石脂细末少许，滴水为圆。如圆时，就口以气吹之，如鸡头肉大。候干，令坩埚子内，以瓦子盖口，再烧令通赤，取出，倾在建盏内，放冷。每服壹粒，温酒或米饮送

---

[1] 独扫：即独帚，据《本草图经》亦即地肤苗。《本草纲目》云，独帚乃地肤之别名。

下，空心。

玉霜丹 治男子虚冷，妇人带下，及一切泻痢之疾。

砒_{壹两} 焰硝_{半两}

已上贰味同研细，以浓墨汁涂纸，候干，裹作拾裹，先用熟炭火叁斤烧壹新坩埚子令红，先下壹裹药，候烟尽，再下壹裹，如此下拾裹药尽。看坩埚子内，其信砒炼如汁，即倾出碟子内，候冷研细。

寒水石_{壹两，火煅过，候冷，研细} 白石脂_{壹两，研细}

右件肆味同研匀，水和为圆如鸡头大，日中晒令极干，再入坩埚子内，上用圆瓦子盖口，以熟炭伍斤煅通红为度，倾出碟内如玉色，候冷，瓷合收之。每服壹粒或贰粒。虚冷吐泻腹痛，下痢赤白，用米饮送下；妇人宫脏久冷，赤白带下，腹胁撮痛，用冷醋汤送下。空心。

中丹 补虚损，滋荣卫。治中风瘫痪，元气不足，一切危弱之疾。

砒_{好盆唇砒肆两，分作拾块，先以出山铅捌两，坩埚子内熔成汁，用铁钳逐块钳砒捺铅汁中，候化尽，以铁杖搅极匀，取出锅子，放冷，打破，自然分胎，铅不用，砒如琥珀色} 辰砂_{肆两}

右同研匀，入砂盒子固济，灰池中，顶火四两养柒日柒夜，候冷，开盒取药。再研匀，气袋活火铍[1]成汁，直候砒烟去尽，候冷取药。细研，稀糯米粥圆如鸡头大。每服壹粒，空心，温酒、盐汤任下。临服时，将壹粒入大火烧红，放冷服。凡老人体中不佳，饮食不进，服数粒便觉气壮，食美，百病皆愈。

白丹 益阳退阴，治虚损痼冷，及吐泻暴脱，伤寒阴证，手足厥冷，脉息沉细。

钟乳粉_{壹两} 阳起石_{半两，火煅赤，放冷研如粉}

右件为细末，入白石脂末少许，同糯米粽子和圆如鸡头大。圆时，急以气吹之，则不黏手。候干，以生布袋打过。每服叁粒至伍粒，温酒或盐汤送下，空心、食前。

---

[1] 铍：原作"鈲"，同"铍"，义指溶化。

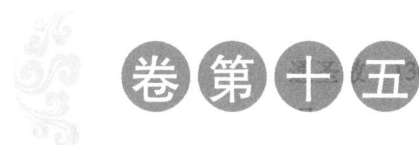

妇人方上叁拾陆道

神仙聚宝丹 治妇人血海虚寒，外乘风冷，搏结不散，积聚成块，或成坚瘕，及血气攻注，腹胁疼痛，小腹急胀，或时虚鸣，呕吐涎沫，头旋眼花，腿膝重痛，面色萎黄，肢体浮肿，经候欲行，先若重病，或多或少，带下赤白，崩漏不止，惊悸健忘，小便频数，或下白水，时发虚热，盗汗羸瘦。此药不问产前、产后、室女，并宜服之。常服安心神，去邪气，逐败血，养新血，令人有子。

木香煨令取末　琥珀别研　当归洗，焙，令取末　没药别研，肆味各壹两　滴乳壹分，别研　麝香壹钱，别研　辰砂壹钱，别研

右件研令细，和匀，滴令熟水捣为圆，每壹两作壹拾伍圆。每服壹圆，温酒磨下。胎息不顺，腹内疼痛，一切难产，温酒和童子小便磨下。产后血晕，败血奔心，口噤舌强，或恶露未尽，发渴面浮，煎乌梅汤和童子小便磨下。产后气力虚羸，诸药不能速效，用童子小便磨下。室女经候不匀，每服半圆，温酒磨下。不拘时候。

补阴丹 治妇人百疾，或经候不匀，或崩漏不止，腰腿沉重，脐腹作痛，潮热往来，虚烦自汗，中满气短，呕哕不时，肢体酸疼，不思饮食，日渐瘦弱。此药润肌体，悦颜色，调荣卫，逐风寒，进饮食。

熟干地黄洗，焙　生干地黄各柒两半　白术　苍术伍两，米泔浸壹宿　藁本去土　牡丹皮　当归洗，焙　秦艽肆味各拾两　细辛去叶、土，柒两　蚕蜕纸烧灰留性，柒两　肉桂去粗皮，捌两　甘草炙，陆两半　大豆黄卷焙干称，炒烟出，陆两半　枳壳麸炒，去瓤，陆两　陈橘皮去白，陆两　羌活去芦头　香白芷　干姜炮。叁味各伍两　糯米叁升，炒黑色，炒烟出　白茯苓去皮，贰两

右件为细末，炼蜜为圆，每壹两作壹拾圆。每服壹圆，温酒化下，醋汤亦得，空心、食前。

沉香煎圆 治妇人一切血虚羸瘦等疾。

桔梗去芦，叁两　沉香贰两　前胡　柴胡去苗　荆芥穗　麻黄去根、节　白芍药　茴香炒　陈橘皮去白　甘草炙，捌味各壹两　木香　川芎　当归洗，焙　青蒿子　肉桂去粗皮　天仙藤　香白芷　干姜炮，捌味各半两

右件为末，炼蜜为圆，每壹两作壹拾圆。每服壹圆，用水壹盏化开，入生姜叁片，乌梅壹枚，同煎至柒分，通口服。如骨蒸热极者，用酒、水各半盏，同煎至柒分服；浑身疼痛，用温酒化下；冷血气疼，炒生姜酒化下。不拘时候。

暖宫圆 治冲任脉弱，经候不调，因成带下，妊娠不牢，久无子息，日渐羸瘦，手足烦热，欲变骨蒸，并宜服之。常服，大益气血。

当归洗，焙，贰两　续断　藁本去土　吴茱萸汤洗柒遍，焙干　五味子　人参去芦头　白茯苓去皮　白术　绵黄耆蜜炙　川芎　香白芷　缩砂仁　干姜炮　萆薢酒浸壹宿，已上拾叁味各壹两　石斛叁两，去根称　牡蛎煅通红，研碎称　香附子炒　熟干地黄洗，焙　山药　菟丝子好酒煮软，焙柒分干，砂盆内研碎，焙干称　羌活去芦头　白龙骨别研。已上柒味各贰两　茴香壹两半，炒　山茱萸去核，半两　延胡索半两　川椒半两，炒出汗

右件为末，炼蜜圆如梧桐子大。每服伍拾圆，温酒或醋汤送下，空心、食前。

养血圆 补血海，疗虚弱，调经候，快三焦，进饮食。久服，令人肥盛有子。大治月事阻滞，腹胁作痛，或结坚块，面黄发落，时发寒热，身体羸瘦。

牡丹皮　白芍药　卷柏　当归洗，焙　石斛　白茯苓去皮　巴戟去心　熟干地黄洗，焙　肉苁蓉酒浸壹宿，切，焙干　杜仲去粗皮，炙　山药　柏子仁别研　白薇　枳壳去瓤，麸炒黄色　蒲黄微炒　肉桂去粗皮　京三棱煨香，切　蓬莪茂煨香，切　枸杞子　覆盆子贰拾味各壹两　附子炮，去皮、脐，半两

右件为细末，炼蜜圆如梧桐子大。每服伍拾圆，温酒或米饮送下，空心、食前。

滋补圆 补诸虚不足，调养血气，悦泽颜色，充肌肤，益饮食。

生干地黄　熟干地黄洗，焙　刘寄奴去根　泽兰叶　川芎　艾叶醋炒　当归洗　牡丹皮　五味子　紫巴戟炒，去心　白芍药　人参去芦头　赤芍药　白术　附子炮，去皮、脐　香白芷　金钗石斛去根，细剉，酒拌炒干　五加皮　茴香微炒。已上拾玖味各壹两

右件为细末，酒煮面糊为圆如梧桐子大。每服伍拾圆，温酒或盐汤下，空心、睡卧。

当归圆 治妇人脾虚血弱，冲任不和，腹胁刺痛，月事不通，赤白带下，腰脚酸疼，四肢无力，上攻头目，致多昏晕，时发寒热，多困少食。并治产前伤冷，胎气不安，产后血虚，腹胁疼痛。凡一切血气之疾，无不治疗。

苍术捌两，米泔浸壹宿，炒黄　陈橘皮去白，陆两　前胡肆两　荆芥穗叁两　高良姜叁两，炒　蓬莪茂叁两，剉碎，醋炒　当归洗，焙，叁两　熟干地黄洗，焙，叁两　白芍药贰两半　蒲黄贰两，纸上炒　干姜贰两，炮　甘草贰两，炙　刘寄奴贰两　泽兰叶贰两　木香壹两半

右件为细末，醋煮面糊圆如梧桐子大。每服伍拾圆，温酒或盐汤下，空心。

益真鹿茸圆 治冲任俱虚，血海久冷，经脉不调，肌体羸瘦，饮食减少。

石斛　牛膝酒浸壹宿，焙　肉苁蓉酒浸壹宿，切，焙　紫石英　鳖甲醋炙　续断　柏子仁　五味子　黄耆蜜炙　巴戟去心，拾味各壹两　安息香酒浸，去砂石　鹿茸酒炙　沉香叁味各半两　山药　覆盆子贰味各叁分

右件为细末，炼蜜为圆如梧桐子大。每服伍拾圆，温盐汤或糯米饮送下，空心。

人参鳖甲煎圆 治妇人一切虚损，肌肉瘦悴，盗汗心忪，咳嗽上气，经脉不调，或作寒热，可思饮食。

鳖甲壹枚，可重贰两者，醋炙黄　柴胡去苗　当归洗，焙　甘草炙　桔梗去芦头　杏仁汤浸，去皮、尖，炒　赤芍药　人参去芦头。已上各壹两　木香半两　肉桂去粗皮，半两　宣黄连去须　胡黄连　地骨皮各壹分　麝香半钱，别研

右件为细末，用青蒿壹斤，研烂，绞取汁，童子小便伍升，酒伍升，同熬至贰升以来。次入真酥叁两，白沙蜜叁两，再熬成膏。候冷，方下众药末，搜和令匀，圆如梧桐子大。每服叁拾圆，温酒送下，不拘时候。

紫桂圆　补益血海，治冲任气虚，经脉不调，或多或少，腰疼腹痛，冷带崩漏。

禹余粮火煅醋淬柒遍，叁两　龙骨　艾叶醋炒　牡蛎烧　赤石脂　地榆各贰两　厚朴生姜汁制炒　牡丹皮　阿胶蛤粉炒成珠子　当归洗，焙　吴茱萸汤洗柒遍　香白芷　肉桂去粗皮，各壹两　附子炮，去皮、脐，半两

右件为细末，面糊为圆如梧桐子大。每服叁拾圆，浓煎艾醋汤下，空心、食前。

紫石英圆　治妇人血虚，头目旋晕，足如履空，呕吐不食，经脉不匀，心悸多忧。久服，益血生发，令人有子。

紫石英叁分　熟干地黄洗，焙，肆两　鹿茸酒炙　柏子仁　阿胶剉碎，炒成珠子　当归洗，焙　川芎　赤芍药　续断　附子炮，去皮、脐，捌味各壹两　人参去芦头，半两　白术半两　肉桂去粗皮，半两

右件为细末，炼蜜圆如梧桐子大。每服叁拾圆，温酒送下，空心、食前。

吴茱萸圆　治妇人带下久虚，胞络伤败，月水不调，渐成崩漏，气血虚竭，面无颜色，腰腹急痛，肢体烦疼，心忪头晕，手足寒热，不思饮食。

禹余粮酒醋淬柒遍，贰两　白石脂贰两　鳖甲醋炙黄　当归洗，焙　白术　附子炮，去皮、脐　柏叶微炒　桑寄生　干姜炮　厚朴去粗皮，姜汁炙。已上捌味各壹两　白芍药叁分　金毛狗脊去毛，叁分　吴茱萸汤洗柒遍，焙干，

微炒，半两

右件细末，炼蜜为圆如梧桐子大。每服叁拾圆，温酒或米饮下，空心、食前。

聚功圆 温经止痛，破块散寒，调血气，进饮食。

附子陆钱者壹枚，炮，去皮、脐　当归洗，焙　人参去芦头　赤芍药　半夏汤洗柒过　木香　青橘皮去白　陈橘皮去白　白术　蓬莪茂炮　厚朴姜汁制炒。已上壹拾味各壹两　干漆叁分，炒匀[1]烟出为度

右件为细末，生姜汁煮面糊圆如梧桐子大。每服叁拾圆，橘皮汤或米饮送下，不拘时候。

温宫圆 治冲任虚损，血气亏伤，月水断续，来不应期，或多或少，腹中疼痛，脏气不实，客热烦壅，咽燥舌干，心神忪悸，头目昏运，肢体倦怠，腰背引痛，筋脉拘急，带下赤白，饮食进退，或发寒热。

生地黄　生姜贰味各壹斤。切碎，各研取汁，将生姜汁炒地黄滓，却将地黄汁炒生姜滓，令干　白芍药贰两　人参去芦头　蒲黄炒　当归洗，焙　琥珀别研　白茯苓去皮　黄耆蜜炙　延胡索炒　麦门冬去心　乌梅肉焙。玖味各壹两

右件为细末，别用白艾叶壹斤，水壹斗，煎取浓汁，熬成膏，和前药圆如梧桐子大。每服伍拾圆，温米饮送下，空心、食前。

香甲圆 治妇人血海虚冷，久积癥癖，心腹胀痛，胸膈注闷，及月候不调，产后蓐劳瘦悴，并宜服之。

鳖甲醋浸壹宿，蘸醋炙令黄色，称叁两　京三棱大者，细剉，醋浸叁日，焙干，叁两　干漆捣碎，炒烟出，取末，称叁两　没药叁分，别研　木香　肉桂去粗皮　补骨脂微炒　干姜炮　槟榔　细松烟墨陆味各半两　硇砂肆钱，别研

右件为细末，醋煮面糊为圆如梧桐子大。每服叁拾圆，淡醋汤下，不拘时候。

诜诜圆 治妇人冲任虚寒，胎孕不成，或多损堕。

---

[1]匀：原作"令"。据元刊补抄本改。

当归洗，焙　熟干地黄洗，焙。贰味各贰两　泽兰叶　白术贰味各壹两半　延胡索　川芎　石斛　白芍药　牡丹皮伍味各壹两　干姜炮　肉桂去粗皮，贰味各半两

右件为细末，醋煮面糊为圆如梧桐子大。每服伍拾圆，温酒下，空心、食前。

磨积圆　治女人三十六疾，积气内攻，经候不调，腹胁多胀，或时刺痛，不进饮食。

京三棱煨香，切　蓬莪茂炮香，切，各贰两　茴香微炒　附子炮，去皮、脐　白芍药　干姜炮，各壹两半　当归洗，焙，壹两叁分　巴戟去心，微炒，壹两　艾叶醋炒，壹两叁分　川楝子肉炒，壹两

右件为细末，酒煮面糊圆如梧桐子大。每服伍拾圆，温酒下，食前。

艾煎圆　治妇人血海虚冷，月候过多，崩漏带下，腹胁疼痛。

艾叶米醋浸壹宿，炒焦　陈橘皮去白　高良姜剉，炒　干姜炒　赤芍药　白芍药　吴茱萸汤洗柒遍，炒　蓬莪茂煨、切　龙骨　牡蛎煅。已上拾味各壹两

右件为细末，醋煮面糊为圆如梧桐子大。每服伍拾圆，煎艾叶汤下，空心、食前。

卷柏圆　治冲任本虚，血海不足，不能流通经络，致月事不调。妇人带下三十六疾，并皆治之。常服，调和经脉，补暖元脏，润泽肌肤，长发去黟，除头风，令人有子。

卷柏去根，贰两　当归洗，焙，贰两　熟干地黄洗，焙　川芎　柏子仁微炒，别研，各壹两半　香白芷　肉苁蓉酒浸壹宿，焙干　牡丹皮各壹两　川椒去目及闭口者，微炒出汗，叁分　艾叶炒，叁钱

右件为细末，炼蜜圆如梧桐子大。每服伍拾圆，温酒米饮任下，空心、食前。

补宫圆　治妇人诸虚不足，久不妊娠，骨热形羸，腹痛下利，崩漏带下。

鹿角霜　　白术　　白茯苓去皮　　香白芷　　白薇　　山药　　白芍药　　牡蛎火煅　　乌贼鱼骨各等分

右件为细末，面糊为圆如梧桐子大。每服叁拾圆，温米饮送下，空心、食前。

艾附圆　治妇人血海虚冷，月水不行，脐腹疼痛，筋脉拘挛，及积年坚瘕，积聚渐成等疾。

白艾叶　　枳壳去瓤，取净　　肉桂去粗皮　　附子炮，去皮、脐　　当归洗，焙　　赤芍药　　没药别研　　木香炮，各壹两　　沉香半两

右件为细末，将艾叶并枳壳用米醋于砂锅内煮，令枳壳烂，同艾细研为膏，搜药末为圆如梧桐子大。每服伍拾圆，温酒或米饮送下，空心。

天仙圆　治妇人一切虚冷，赤白带下，小便膏淋，变成虚损。

附子壹枚及柒钱者，炮，去皮、脐　　川乌头炮，去皮、脐、尖　　海带去土　　海藻去土　　茴香微炒　　葫芦巴炒　　天仙子汤浸，微炒　　硫黄别研　　干姜炮，捌味各壹两

右件为细末。用猠猪肚壹枚，去脂净洗，入药在内，用酒、醋、水共壹斗，慢火煮猪肚软烂。取出，细切，入铁臼内捣为圆如梧桐子大。每服伍拾圆，空心，温醋汤下。忌甘草。

育真丹　治妇人三十六疾，下脏久虚，沉寒痼冷，带下五色，变易不定，渐觉瘦弱。

代赭石　　左顾牡蛎去两头取中间者用　　紫石英　　赤石脂

已上肆味各肆两，并为细末。米醋和成剂，共匀分为陆铤，入在坩埚子内烧通赤，半时辰取出，放冷，再捣为细末。次入：

乳香贰两，别研　　茴香微炒，贰两　　五灵脂去砂石，贰两　　干姜贰两，炮

右件为细末，与前肆味末和匀，醋煮糯米糊为圆如梧桐子大。每服贰拾圆，煎茴香酒下，空心、食前。

温经胶附圆　除风冷，暖血海，治月事过多，血气诸疾。

阿胶蛤粉炒　　附子炮，去皮、脐　　熟干地黄洗，焙　　白芍药剉，各贰两

艾叶 肆两

右件伍味，用米醋贰升，一处煮令醋尽，用烈火焙燥，碾为细末，酒煮面糊为圆如梧桐子大。每服伍拾圆，温酒送下，不拘时候。

白石脂圆 治带下久虚，胞中绝伤，月水不断，积日成崩，气血虚竭，肢体黄瘦，脐腹急胀，心忪头运，不欲饮食。

白石脂　龙骨　禹余粮 火煅醋淬柒遍　黄耆 蜜炙　熟干地黄 洗，焙，已上各壹两　香白芷　肉桂 去粗皮，各半两　川芎　当归 洗，焙　附子 炮，去皮、脐，各叁分

右件为细末，炼蜜为圆如梧桐子大。每服伍拾圆，温米饮或温酒下，食前。

醋煎圆 治血海久冷，赤白带下，月候不调，脐腹刺痛。

高良姜 剉碎，入油炒黄，贰两　干姜 炮，贰两　附子 肆枚，重陆钱者，炮，去皮、脐、尖　金毛狗脊 去毛，壹两

右件为细末，别用艾叶末贰两，酽醋叁升，煎至壹升半，次入面壹两，再熬成膏，和前药末为圆如梧桐子大。每服叁拾圆，淡醋汤下，空心、食前。

固经圆 治冲任虚弱，月候不调，来多不断，淋沥不止。

艾叶 醋炒　鹿角霜　干姜 炮　伏龙肝 各等分

右件为细末，熔鹿角胶和药，乘热圆如梧桐子大。每服伍拾圆，淡醋汤下，空心、食前。

麋茸万病圆 补养气血，久服令人有子。

熟干地黄 洗，焙　当归 洗，焙　麋茸 涂酥炙，为末，勿用鹿茸

右件各等分，为细末，炼蜜为圆如梧桐子大。每服伍拾圆，米饮或温酒下，空心、食前。

金银圆 治妇人冲任不足，子脏久寒，肢体烦疼，带下冷病。

牡蛎 捌两，煅粉　硫黄 贰两，生研

右件为细末，面糊圆如梧桐子大。每服叁拾圆，米饮下，食前。

当归荆芥散 治妇人血风攻注，四肢疼痛，饮食减少，胸满恶心，

日渐羸瘦，及血海虚冷，经脉不调，夜梦多惊，瘕癖气块，并皆治之。

荆芥穗　川芎　人参去芦头　当归洗，焙　桔梗去芦头　附子炮，去皮、脐　柴胡去苗　防风去芦头　丁香　白芍药　蒲黄炒　鳖甲醋炙令黄　香白芷　牛膝酒浸壹宿，焙干　白薇　肉桂去粗皮　半夏汤洗柒遍　羌活去芦头　杏仁汤洗，去皮、尖，麸炒　木香　白茯苓去皮　续断　槟榔　没药别研　肉苁蓉　柏子仁　地骨皮已上各等分

右件为细末。每服叁钱，水壹盏半，生姜伍片，煎捌分。温服，不拘时候。

人参煮散　治妇人血风劳倦，骨热盗汗，心烦气劣，浑身疼痛。

人参去芦头，肆两　黄耆蜜炙　苍术米泔浸壹宿。贰味各叁两　当归洗，焙　麻黄去根、节　柴胡去苗　黄芩肆味各贰两　川乌头炮，去皮、脐　羌活去芦头　肉桂去粗皮。叁味各壹两半　高良姜　益智仁　干姜炮　陈橘皮去白　青橘皮去白　香白芷　枳壳去瓤，麸炒　白芍药　牛膝酒浸壹宿，焙干　独活　青蒿子　鳖甲醋炙黄　川芎　荆芥穗　甘草炙。拾伍味各壹两

右件㕮咀。每服叁钱，水壹盏半，生姜叁片，乌梅半枚，同煎至捌分。去滓温服，不拘时候。

养荣汤　治妇人血海虚弱，气不升降，心忪恍惚，时多惊悸，或发虚热，经候不调，可进饮食。

白芍药　川芎　熟干地黄洗，焙　当归酒浸壹宿，焙干　青橘皮去白　姜黄　牡丹皮　海桐皮　五加皮　香白芷已上拾味各半两　牛膝酒浸壹宿，焙干　延胡索　没药别研　五灵脂去砂石　肉桂去粗皮。已上伍味各壹分

右件㕮咀。每服伍钱，水壹盏半，生姜伍片，乌梅壹枚，煎至壹盏。去滓温服，不拘时候。

调经汤　治冲任脉虚，风寒客搏，气结凝滞，每经候将行，脐腹先作撮痛，或小腹急胀，攻注腰脚疼重。经欲行时，预前伍日及经断后伍日，并宜服之。

当归洗，焙　半夏汤洗柒次　甘草炙　麦门冬去心　五加皮　熟干地黄洗，焙　川芎　吴茱萸汤洗柒次　肉桂去粗皮　牡丹皮　赤芍药　乌药

人参去芦头　红花已上各壹两　没药半两，别研

右件吹咀。每服伍钱，水壹盏半，生姜伍片，煎至壹盏。去滓温服，食前。

紫金散　治冲任脉虚损，月水崩下，淋漓不断，腰腹重痛，及五种带病。

禹余粮火煅醋淬柒遍　赤石脂　龙骨各叁两　白芍药　甘草炙　川芎各叁分　附子炮，去皮、脐　熟干地黄洗，焙　当归洗，焙，各壹两　干姜半两，炮　肉桂去粗皮，半两

右件为细末。每服贰钱，入麝香少许，米饮调下，食前。

大油煎散　治经候不调，脐腹胀痛，腰腿无力，烦渴潮热，身体拘倦，日渐羸瘦。

海桐皮　五加皮　牡丹皮　地骨皮　桑白皮炙　乌药　白芍药　当归洗，焙　川乌头炮，去皮、尖　甘草炙　没药别研。已上各等分

右件吹咀。每服叁钱，水壹盏半，生姜叁片，枣壹枚，滴麻油数点，同煎至捌分，去滓温服。

补中芎䓖汤　治风虚冷热，劳损冲任，月水不调，崩中暴下，腰重里急，淋沥不断；及产后失血过多，虚羸腹痛。或妊娠胎动不安，下血连日，小便频数，肢体烦倦，头运目暗，不欲饮食。

当归洗，焙　干姜炮，各三两　川芎　黄耆蜜炙　吴茱萸汤洗柒次　白芍药　甘草　熟干地黄洗，焙　杜仲炒令丝断　人参去芦头。已上捌味各壹两

右件吹咀。每服叁钱，水壹盏半，煎至壹盏。去滓热服，空心、食前。

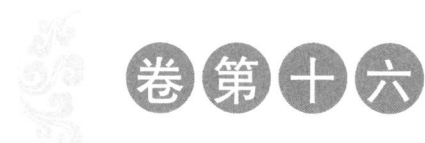

妇人方下伍拾肆道 胎前、产后、下奶、奶痛附

薰陆香圆 治妇人血气凝涩，经候不行，有时作痛。此药调经止痛，安和脏气。

乳香别研　沉香　木香各壹分　丁香贰钱　肉豆蔻面裹煨香　人参去芦头，各壹分　青橘皮去白　陈橘皮去白，各叁分　延胡索炒香　当归洗，焙，各贰钱半　蓬莪茂煨，切，壹分　硇砂壹钱，不夹石者，研细，用醋飞过　甘草微炙　没药别研　血竭别研，各贰钱

右件为细末，炼蜜为圆，每壹两作叁拾圆。每服壹圆，细嚼，炒生姜盐汤送下，或用当归酒下，不拘时候。

红花血竭圆 治妇人冲任不和，血海虚冷，经候不通，结成坚块，时作腹痛。

没药半两，别研　当归壹两，酒浸壹宿，焙干为末　滴乳香别研　血竭别研　琥珀别研，各贰钱半

右件并研令匀，以红花贰两，酒半升，熬红花色淡，滤去滓。再将红花酒熬成膏，搜和药末，圆如梧桐子大。每服壹拾伍圆，煎枇杷叶汤送下，空心、食前。

地髓煎圆 通经脉，补虚羸，强脚膝，润泽肌肤，和畅筋脉。

生地黄壹斤，取汁　牛膝去苗，酒浸壹宿，为末

右将地黄汁银石器内熬成膏子如饧，搜和牛膝末，圆如梧桐子大。每服叁拾圆，温酒送下，食前。

牡丹皮散 治妇人月候久闭，心腹胀满，身体疼痛，瘦悴食少，发热自汗。

延胡索　凌霄花　刘寄奴　当归洗,焙　牡丹皮　赤芍药　香白芷　红花　肉桂去粗皮　川芎各等分

右件㕮咀。每服叁钱，水壹盏，煎至陆分，入酒肆分，再煎数沸。去滓温服，食前。

没药琥珀散　治妇人气血虚寒，脐腹胀满，月水不通。

没药壹分,别研　凌霄花壹两　红花壹两　乌梅肉　苏木节　琥珀别研　当归洗,焙。肆味各半两　川芎壹分　甘草壹钱,生用

右件为细末。每服叁钱，水壹盏，生姜叁片，乌梅壹枚，同煎至柒分。空心、食前。

断下汤　治冲任气虚，崩中漏下，经脉不调，每遇月候将行，脐腹腰脚先痛，渐减饮食，四肢乏力，及带下三十六疾，悉能疗之。

人参去芦头　乌贼鱼骨烧灰　当归洗,焙,叁味各贰两　熟干地黄洗,焙,壹两　艾叶醋炒,壹两　川芎柒钱半　阿胶蛤粉炒成珠子,柒钱半　干姜半两,炮

右件㕮咀。每服伍钱，水壹盏半，煎至柒分。去滓温服，食前。

黑金散　治妇人血气虚损，经候不调，月水过多，崩中带下。

鲤鱼皮　黄牛角䚡　棕榈皮　破故纸　乱发已上伍味各壹两　乌贼鱼骨　熟干地黄　干姜炮　当归洗,焙　木贼已上伍味各半两

右件剉碎，拌匀，入在藏瓶内，盐泥固济，候干，以炭火伍斤，煅令通赤。烟尽，土内埋令冷，取出研细。每服叁钱，麝香米饮调下，空心、食前。

通经散　治冲任不调，经脉闭塞，久而不通，渐成坚瘕，服寻常通经药不效者，正宜服之。

斑猫去翅、足,炒　虻虫麸炒,去羽　水蛭麸炒。已上叁味各肆拾枚　杜牛膝半两　当归洗,焙,叁钱　红花叁钱　滑石壹分

右件为细末。每服壹钱，用生桃仁柒枚，细碎，入温酒同调下。如血未通，再服，以通为度，食前。

穿山甲散　治妇人血积血块，往来刺痛，经脉欲行，腹胁疼痛，或

作寒热，肌肉消瘦。

当归洗，焙　干漆米醋炒令烟出　穿山甲石灰炒如田螺　干姜炮

右件各等分，为细末。每服贰钱，温酒调下，食前。

桃仁散　治妇人室女血闭不通，五心烦热。

红花　当归洗，焙　杜牛膝　桃仁焙

右件肆味各等分，为细末。每服叁钱，温酒调下，空心、食前。

金不换散　治冲任脉虚，血海暴崩，淋沥不断。

当归洗，焙　乌龙尾灶屋上垂尘是也　飞罗面叁味各半两　朱砂贰钱，别研

右件为细末。每服贰钱，烧秤锤通红投酒中，用此酒调下，食前。

霹雳散　治经脉妄行，血崩不止。

香附子陆两，去毛　川乌头炮，去皮、尖，贰两　石灰油炒，贰两

右件为细末。每服贰钱，烧秤锤淬酒调下，食前。

芳香散　治崩漏不止。

香白芷壹两半　龙骨壹两　荆芥叶半两

右件为细末。每服贰钱，温酒调下，米饮汤调亦得，食前。

螵蛸散　治血崩漏下，脐腹疼痛，久而不止。

乌贼鱼骨不以多少，烧灰留性

右件研令极细。每服贰钱，煎木贼汤调下，不拘时候。

大圣散　治妇人经脉不止，日渐黄瘦。

槐鹅炒令黄色　赤石脂各贰两

右件为细末。每服贰钱，热酒调下，食前。

紫矿[1]**散**　治血崩。

紫矿不以多少

右为细末。每服贰钱，沸汤调下，食前。

芙蓉散　治血崩久不止。

---

[1] 紫矿：即"紫铆"。《本草纲目》卷三十九"紫铆"条，李时珍云："铆与矿同。此物色紫，状如矿石，破开乃红，故名。"

隔年干莲蓬_{不以多少，烧灰}

右件为细末。每服贰钱，温酒或米饮调下，食前。

茱萸浴汤 治下焦虚冷，脐腹疼痛，带下伍色，月水崩漏，淋沥不断。

杜仲_{炒去丝} 吴茱萸_{汤洗柒遍} 蛇床子 丁香皮 五味子_{伍味各壹两} 木香_{半两} 丁香_{半两}

右件剉如麻豆大。每用半两，以生绢袋盛之，水叁大碗，煎数沸。乘热熏下部，通手淋洗，早晚两次熏洗。

杜仲圆 治冲任脉虚，血海虚弱，寒湿邪气，客搏胞络，妊娠腰痛，小腹牵连，行步力弱，难于俯仰，小便白浊，昼夜频行。已下胎前方。

五加皮 萆薢 山茱萸_{叁味各叁两} 杜仲_{肆两，炒去丝} 阿胶_{蛤粉炒成珠子} 金毛狗脊_{炙去毛} 防风_{去芦头} 川芎 细辛_{去叶、土} 鹿角屑_{陆味各贰两} 当归_{洗，焙} 生干地黄_{贰味各壹两}

右件为细末，蜜糊和圆如梧桐子大。每服叁拾圆，温酒送下，或煎艾汤下，空心、食前。

芎𦬢圆 安胎，补冲任，止胎漏，调血脉，及疗子脏风冷，腰腹疼痛，或久无子息，或妊娠损堕。

干姜_炮 附子_{炮，去皮、脐} 山茱萸 续断 川芎 白芍药 蒲黄_{各壹两} 生干地黄_{叁分} 白术 菟丝子_{酒浸令软，别捣} 肉苁蓉_{酒浸壹宿，切，焙} 黄耆_{各贰两}

右件为细末，蜜糊为圆如梧桐子大。每服叁拾圆，煎木香热米饮下，空心、食前。

阿胶圆 治妊娠胎脏受寒，腰腹疼痛。或因损动，恶露顿下，腹痛作阵。

香附子_{去毛} 天仙子_{炒令黑} 当归_{洗，焙。各贰两} 五味子 吴茱萸_{汤洗柒遍。各壹两半} 阿胶_{蚌粉炒} 川芎 干姜_{炮。各壹两} 苍术_{叁两，米泔水浸壹宿，焙干}

右件为细末,醋煮面糊为圆如梧桐子大。每服叁拾圆,煎艾汤下,或木香醋汤下,空心、食前。

赤茯苓散 治妊娠恶阻,心胸烦闷,头运恶心,四肢昏倦,呕吐痰水,恶闻食气。

赤茯苓去皮 半夏汤洗柒遍 陈橘皮去白 桔梗去芦头 熟干地黄洗,焙,各壹两 白术 川芎 人参去芦头 赤芍药各叁分 旋覆花 甘草炙,贰味各半两

右件㕮咀。每服叁钱,水壹盏半,生姜叁片,煎至壹盏。去滓温服,不拘时候。

人参调中散 调脾肺气,治胸胁满闷,四肢烦热。及妊娠阻病,心胸注闷,呕逆,可思饮食。

人参去芦头 甘草炙,各半两 枳壳麸炒,去瓤 厚朴姜汁制 白术 白茯苓去皮,各壹两 柴胡去苗 细辛去叶、土 藿香叶去土 陈橘皮去白。各叁分

右件为㕮咀。每服叁钱,水壹盏,生姜叁片,同煎至柒分。去滓温服,食前。

六物汤 安胎和气。治胎动不安,腰腿疼重,恶露频下。

阿胶蛤粉炒成珠子 糯米炒 黄耆蜜炙 川芎 当归洗,焙 熟干地黄洗,焙,陆味各等分

右件为㕮咀。每服叁钱,水壹盏,生姜叁片,葱白壹寸,同煎至柒分。去滓温服,空心、食前。

烧枣散 治妊娠冷气攻注,心脾刺痛。

大肥枣去核,烧留性

右件为细末。每服贰钱,温酒调服,不拘时候。

灸无子法[1] 灸妇人无子,及已经生子久不再妊,并怀妊多不成者,灸之。

妇人右手中指节纹为壹寸仄指量之,用草壹条量玖寸,舒足仰卧,

---

[1] 灸无子法:四字原无。据目录补。

以所量草自脐心直垂下至草尽处，以笔点定此不是穴。却以元草平折，以折处横安前点定处，其草两头是穴，按之有动脉。各灸叁壮，艾炷如◯大，神验。

安胎散 治妊娠偶因所触，或从高坠下，致胎动不安，腹中疼痛。服此药后觉胎动处极热，即胎已安。

缩砂不以多少，熨斗内盛，慢火炒令热透后，去皮、取仁用

右件为细末。每服贰钱，热酒调下；不饮酒者，煎盐艾叶汤调下。食空。

滑胎散 催生滑胎。

冬葵子　肉桂去粗皮　泽泻　榆白皮

右件各等分，为㕮咀。每服叁钱，水壹盏，生姜叁片，煎至柒分，去滓稍热服，食前。

催生灵符 玖天大力魔军速降，威灵摄天生，急急如律令敕。

右用朱砂研令极细，以新汲水浓调匀，将新笔蘸朱砂，于侵晨装香至诚念：玖天大力魔军速降，威灵摄天生，急急如律令敕。念至"生"字，即写生字，却于"生"字下面壹划下左烧壹匝，令急急如律令敕，须是随笔壹句念，令笔咒俱终，候干剪下，折作壹团子，用黄蜡匿之，以少朱砂为衣。每服壹团，浓煎木香汤送下，痛频时服。

顺生散 治生产不正及难产者。

山茵陈叶　仙灵脾叶各等分

右件为细末。每服贰钱，童子小便并酒共半盏，温调下。

乳香圆 治难产。

乳香壹两，别研

右用猪心血和，作拾圆。每服壹圆，煎乳香汤化下。

白薇圆 治产后诸疾，四肢浮肿，呕逆心痛。或子死腹中，恶露不下，胸胁气满，小便不禁，气刺不定，虚烦冒闷，及产后中风，口噤寒热、头痛。又能安胎，临月服之，即滑胎易产。已下产后方。

人参去芦头　当归洗，焙　香白芷　赤石脂　牡丹皮　藁本去土　白

茯苓去皮　肉桂去粗皮　白薇去土　川芎　附子炮,去皮、脐　延胡索　白术　白芍药已上拾肆味各壹两　甘草炙,半两　没药半两,别研

右件为细末,炼蜜为圆,每壹两作拾圆。每服壹圆,温酒或淡醋汤化下,食前。

乌鸡煎　治产后将理乖宜,劳伤气血,脏腑不和,肢体消瘦,久无子息,月水不调,并宜服之。

鹿茸酒炙　肉苁蓉酒浸壹宿,切,焙干。各贰两　牛膝酒浸壹宿　杜仲去粗皮,生姜汁浸炙　山茱萸　川芎　覆盆子　肉桂去粗皮。已上各壹两　续断去芦头　当归洗,焙　熟干地黄洗,焙　五味子已上各贰两　白芍药　黄耆蜜炙　五加皮已上各壹两半

右件为细末,用乌鸡肉壹斤,酒煮烂,研,为圆如梧桐子大。如硬,入少酒糊和搜。每服叁拾圆,温酒或米饮送下,空心、食前。

鹿茸补肝圆　治产后劳伤血气,肝经不足,头运忪悸,四肢懈倦,翕翕气短,目视茫茫,耳鸣听重。常服,补五脏,益肝血,驻颜色。

鹿茸燎去毛,酒浸微炙,壹两　熟干地黄壹两半,洗,焙　当归洗,焙　白术　黄耆蜜炙　人参去芦头　附子炮,去皮、脐。伍味各壹两　柏子仁炒　石斛去根　枳壳去瓤,麸炒。叁味各叁分　白茯苓去皮　覆盆子　酸枣仁炒　沉香　肉桂去粗皮。伍味各半两

右件为细末,炼蜜为圆如梧桐子大。每服伍拾圆,温酒或米饮送下,空心、食前。

养气活血圆　治产后诸虚不足,劳伤血气,真元内弱,四肢倦乏,肌肉消瘦,及脾元虚损,不入饮食。或吐利自汗,或寒热往来。

大艾叶炒焦,取细末,伍两　干姜炮,取末,贰两半

已上用好醋贰升半,无灰好酒贰升,生姜自然汁壹升,将姜、艾末同调匀于银器内,慢火熬成膏。

附子炮,去皮、脐,贰两半　白芍药　白术　椒红　川芎　当归洗,焙　紫巴戟去心,糯米炒　人参去芦头　五味子捌味各贰两

右件为细末,入前膏子,并熟炒白面贰两半,同和为剂,入杵臼内

捣千下，圆如梧桐子大。每服伍拾圆，温酒或米饮下，食前。

内金鹿茸圆 治因产后劳伤血气，胞络受寒，小便白浊，昼夜无度，脐腹疼痛，腰膝少力。

鸡内金　鹿茸去毛，醋炒　黄耆蜜炙　牡蛎火煅　五味子　附子炮，去皮、脐　肉苁蓉酒浸　龙骨　远志　桑螵蛸已上各等分

右件为细末，炼蜜为圆如梧桐子大。每服伍拾圆，温酒或米饮送下，空心、食前。

乌金圆 治产后血晕，及恶露未尽，腰腹刺痛，或胞衣不下，腹胀喘满。

斑猫肆拾玖枚　血竭壹分，如无，便加没药半两代之　没药半两，别研　五灵脂半两　硇砂叁钱

右件为细末，用酒、醋各壹升半，慢火熬成膏子，搜药圆如梧桐子大。每服拾圆至拾伍圆，麝香热酒送下，不拘时候。

苦杖散 治产后血运及儿枕疼痛，恶露不行，脐腹疼痛。

牡丹皮　当归洗，焙　白芍药　延胡索　干漆炒令烟尽　羌活去芦头　独活　香附子炒　红花　苦杖一名虎杖　干姜炒　蒲黄　肉桂去粗皮　川芎　甘草炙　鬼箭已上各等分

右件为细末。每服贰钱，水、酒各半盏，煎至柒分。温服，食前。

紫桂散 治产后恶露未尽，寒热无时，脐腹刺痛。除瘀血，养新血。

牡丹皮　赤芍药贰味各壹两半　川芎　当归洗，焙　牛膝酒浸壹宿，叁味各半两　肉桂去粗皮　防风去芦头　蓬莪茂煨香，切　香白芷　大黄湿纸裹煨　陈橘皮去白　桔梗去芦头　木通　前胡　京三棱煨香，切，拾味各壹两

右件为细末。每服叁钱，水壹盏，生姜叁片，煎至柒分。微热服，空心、食前。

没药散 治一切血气脐腹撮痛，及产后恶露不快，儿枕块痛[1]。

---

[1] 儿枕块痛：又称"儿枕痛"或简称"儿枕"。指妇女产后由瘀血引起以腹部肿块伴疼痛为主要表现的病证。

血竭别研　肉桂去粗皮　当归洗,焙　蒲黄　红花　木香　没药别研　延胡索　干漆炒尽烟　赤芍药已上各等分

右件为细末。每服贰钱，热酒调下，食前。

山蕲散　治产后诸疾，血气作痛。散坚块，逐恶血。

当归洗过,微炙　没药别研　乱发用男子发,入小藏瓶烧灰　凌霄花各半两　红花子　伏龙肝　干柏木　松烟墨烧,各壹分　鲤鱼鳞壹两,烧

右件为细末。每服贰钱，热酒调下，食前。

金花散　治气虚血实，喘满烦热，脐腹疼痛，及产后血晕，恶露不快，上冲闷乱。

香白芷　赤芍药　当归洗,焙　蒲黄各壹两　红花　苏方木　姜黄各半两

右件为细末。每服贰钱，水捌分，酒叁分，入乌梅壹枚，煎至柒分。温服，不拘时候。或新产血晕，恶露不快，上冲闷乱，用童子小便半盏，水半盏，入乌梅壹枚同煎，温服。

醋煎散　治妇人血气，腹胁刺痛不可忍者，及产后败血，儿枕急痛，并宜服之。

高良姜壹两　当归洗,焙　肉桂去粗皮　白芍药　陈橘皮　乌药伍味各半两

右件为细末。每服叁钱，水半盏，醋半盏，同煎至柒分。通口服之，不拘时候。

黑虎散　治产后败血，恶露不尽，上冲喘满昏晕，脐腹胀痛，或烦渴狂妄，神识昏闷。

肥枣叁枚,每枚入巴豆叁枚　赤鲤鱼鳞干者,壹两　雄狗胆叁枚　血竭壹两,别研

右件入瓷合内盛，盐泥固济，勿令透烟，炭火烧令赤，取出放冷。研细，入没药壹两，百草霜叁两，再研令匀。每服壹钱，煎当归酒调下，或烦躁作渴，新汲水调下，不拘时候。

红蓝散　产后调顺气血，治虚烦渴躁，或乳脉欲行，头昏寒热。

川芎　当归洗，焙　蒲黄各等分

右件为细末。每服叁钱，水壹盏，入荷叶心壹片，黑豆叁拾粒，同煎至柒分。温服，不拘时候。

固脬散　治产妇临产时伤手胞破，小便不禁。

黄丝绢叁尺，以炭灰汁煮极化烂，用清水洗去灰令尽，入：

黄蜡半两　蜜壹两　白茅根末贰钱　马勃末贰钱

右用水壹升，再煮至壹盏，空心顿服。如服时，饮气服之，不得作声，如作声即无效。黄绢须是真黄丝织成者，若是染者，不中用。

黄文[1]散　治产后血渴，饮水不止。

黄芩新瓦焙干　麦门冬去心。各半两

右件㕮咀。每服叁钱，水壹盏半，煎至捌分。去滓温服，不拘时候。

独圣散　治产后一切中风，角弓反张，口噤涎潮。

独活不以多少

右件为细末。每服贰钱，豆淋酒调下。豆淋酒法：用好酒壹升，黑豆壹合炒令烟出，热投酒中，以物覆之，候冷去豆。将酒荡动调药，不拘时候。

涌泉散　治气血凝滞，奶脉不行。已下下奶方。

白药子贰两　栝楼根贰两　蛇蜕皮半两，炙黄　漏芦去苗，半两

右件为细末。每服叁钱，温酒调下，不拘时候。

胡桃散　下奶。

荛苣子　胡桃肉去涩皮。各等分

右件研细。每服叁钱，热酒调下，不拘时候。

香蛤散　治妇人奶痈，才觉作疼，毒气欲结者，便服此药，令内消。已下奶痈方。

车螯壳火煅，壹两　乳香半两，别研　甘草壹两，炙　腻粉半钱

---

[1] 文：目录同，元刊补抄本亦同。据方子组成，或疑为"芩"字误。

右件为细末。每服壹钱，用乳香温酒调下，食后，日进叁服。

内消散 治吹奶[1]肿硬，痛不可忍。

穿山甲炙焦，壹两　木通壹两　自然铜半两，生用

右件为细末。每服贰钱，温酒调下，食后。

圣枣散 治乳痈。

大枣肆拾玖枚，烧灰留性

不拘痈大小，尽用枣灰，及粪堆下土细研叁肆钱，和匀，以新汲水调傅。

皂角膏 治吹奶肿痛。

皂角不以多少

右用河水挼浓汁，去滓，熬成膏，涂上即愈。

---

[1] 吹奶：指妇人产后以乳汁郁结致乳房红肿热痛为主要表现的病证。《太平圣惠方》卷八十一："乳不时泄，蓄积在内，结成肿，壅闭乳道，致使津液不通，腐结疼痛，名曰吹奶。若不急治，肿甚成痈也。"

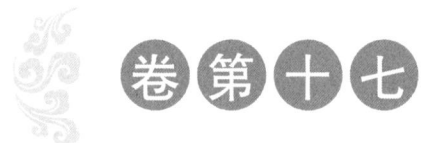

小儿上

小儿用药圆数、汤剂，虽各有约法，临时更量疾势轻重、岁数大小、禀赋虚实，加减用之。

急慢惊风方贰拾壹道

灵砂救命丹 治小儿急慢惊风，身热涎盛，目睛上视，牙关紧急，频发搐搦。或吐利生风，手足瘛疭，哽气神昏。

五灵脂壹两，米醋浸化，去砂石，慢火熬成膏　羌活去芦头，半两　曼陀罗花肆枚　天麻酒浸，焙干　乌蛇尾酒浸，取肉，焙干　滑石别研　钩藤　白附子炮　防风去芦头　零陵香　天南星炮。捌味各贰钱　白僵蚕炒去丝嘴　全蝎去毒，微炒　棘刚子[1]去壳，取虫　蝉蜕肆味各拾枚　麝香壹钱，别研　朱砂别研　血竭别研　乳香别研，叁味各半钱

右件为细末，次入研者药，和匀，用煎五灵脂膏子和圆，每壹两作肆拾粒。每服壹粒。急惊，加龙脑少许，煎薄荷汤磨化下；慢惊，加麝香少许，煎荆芥汤磨化，入酒叁两点，同调下。不拘时候。

比金圆 治小儿胎风，诸痫，手足瘛疭，目睛上视，头项强直，牙关紧急，口吐涎沫。及吐泻昏困，遂成脾风。

天南星炮　全蝎去毒，微炒　白花蛇酒浸壹宿，去皮、骨，取肉，焙干称

---

[1]　棘刚子：即雀甕。《本草衍义·序例下》卷十七"雀瓮"云："多在棘枝上，故又名棘刚子。"

草乌头烧灰留性　麝香研。各半两　蜈蚣壹条，蘸酒炙熟　乳香别研　朱砂别研。各壹分

右件为细末，酒浸蒸饼为圆如梧桐子大，微捏扁。每服壹圆，薄荷汤浸少时化下。阴㿉，生姜汤化下。周晬儿[1]，服贰圆。不拘时候。

神圣圆　治小儿急慢惊风，胸膈涎盛，口眼牵引，手足搐搦。

乌蛇头醋浸壹宿，炙黄　蛇黄火煅醋淬叁遍　白僵蚕炒去丝觜　防风去芦头　天麻已上伍味各壹两　五灵脂半两　代赭石半两，火煅醋淬叁遍　全蝎壹钱，去，微炒　麝香壹分，别研　朱砂壹钱，别研

右件为细末，糯米煮糊和圆，每壹两作肆拾圆，金箔为衣。壹岁壹圆，分叁服，薄荷汤磨下。急惊，用磨刀水磨下；慢惊，煎荆芥汤磨下。不拘时候。

至圣保命圆　治小儿胎惊内吊[2]，腹肚坚硬，眠睡不安，夜多啼哭，及治急、慢惊风，目睛上视，手足抽掣，不省人事，悉皆主之。

全蝎拾肆枚，去毒，炒　朱砂别研　天麻　白附子炮　蝉蜕已上肆味各贰钱　麝香半钱，别研　防风去芦头　白僵蚕炒去丝觜。贰味各壹钱　金箔拾片，临时研入

右件为细末，用粳米饭和圆，每壹两作肆拾圆，别用朱砂为衣。初生儿，每服半圆，乳汁化下。周岁儿，服壹圆，薄荷汤化下。不拘时候。

辰砂膏　治小儿急、慢惊风，乍静乍发，呕吐涎盛，手足抽制，口眼潮搐，昏困甚者。

附子壹枚，重柒钱已上者，去皮、脐，口开壹窍子，入粉霜、硇砂各半钱在内，却用取下附子末填满，湿纸裹贰重，于慢火内炮令黄色　天南星壹两，炮裂　蝎梢去毒，微炒，壹分　羌活去芦头，壹分　辰砂半两，细研，水飞　麝香壹钱，别研

右件为细末，同朱砂、麝香研匀，炼蜜为圆，每壹两作肆拾圆。每

---

[1] 周晬儿：晬，音 zui，古代指婴儿满一百天，或一周岁。周晬，即一周岁；百晬，即一百天。
[2] 内吊：指以腹内剧烈疼痛，伴有牵扯紧张感为主要表现的病证。《小儿卫生总微论方》卷十四："腹中撮痛，干啼无泪，腰曲背弓，上唇干，额上有汗，此名盘肠内吊之痛。"

服壹圆至贰圆,薄荷汤入酒两叁滴化下,不拘时候。

虎睛圆 治胎风潮搐,急、慢惊风,目睛上视,手足搐搦。

虎睛壹对,酒浸,炙黄　天麻　全蝎去毒,微炒　乌蛇酒浸壹宿,取肉焙干　羌活去芦头　独活去芦头　白僵蚕炒去丝嘴　麝香别研,柒味各壹分

右件为细末,煮面糊和圆,每壹两作肆拾圆。每服壹圆,薄荷汤磨化下,不拘时候。

天南星圆 治小儿急、慢惊风,涎盛搐搦,呕吐涎沫,神昏贪睡。

全蝎去毒,微炒　白附子炮　五灵脂去砂石　蝉蜕去土　天南星炮,各等分

右件为细末,煮米醋旋滴为圆,每壹两作肆拾圆,阴干。每服半圆至壹圆,煎生姜荆芥汤磨下,不拘时候。

保生圆 治小儿急、慢惊风,胎痫潮发,口眼牵引,手足搐搦,涎潮中脘,神志昏乱。素有痫疾者,常服尤妙。

天南星炮　白附子炮　朱砂别研,叁味各半两　麝香壹分,别研　蛇黄肆两,取楮木皮汁壹小盏,火煅蛇黄令赤,入楮汁内,煅淬柒遍

右件为细末,于重午日取叁家粽子尖,和圆如梧桐子大。每服壹圆,煎荆芥汤磨化,入生姜汁两叁点,同调下。常服,只用荆芥汤磨化下,不拘时候。

琥珀真珠圆 治小儿急、慢惊风,涎留心经,上逆作吐,目睛直视,手足搐搦。及治风痫瘛疭,涎潮昏塞,嚼舌摇头,作声狂叫。

巴豆柒枚,取霜　附子尖拾肆枚,半生半炮　半夏拾枚,半生半炮　白花蛇头壹枚,酒浸,焙干　白僵蚕拾肆枚,壹半生,壹半用薄荷叶裹炙焦,去薄荷不用　白附子贰枚,半生半炮　全蝎拾肆枚,壹半生,壹半用薄荷叶裹炙令黄,去薄荷　天南星叁钱,半生半炮　羌活去芦头　白鲜皮　琥珀别研　天麻　真珠末别研　朱砂别研　龙齿火煅,柒味各壹钱　雄黄半钱,别研　麝香壹字,别研

右件为细末,以猪心血、薄荷自然汁煮面糊和圆如萝卜子大。每服拾圆,煎人参汤送下,不拘时候。

白附子圆 治小儿急、慢惊风,潮热生涎,上气喘急。

白附子微炮　　天麻　　半夏汤洗柒遍　　朱砂研细，水飞，肆味各半两　　白僵蚕壹两，炒去丝觜　　全蝎贰拾壹枚，去毒，微炒　　腻粉壹分，别研　　麝香壹钱，别研　　金箔拾片，别研

右件将白附子等伍味研为细末，次入研者药，一处拌匀，煮枣肉和圆如黍米大。每服拾圆，煎荆芥汤送下，不拘时候。

化涎圆　治诸痫，胞络涎盛，宜常服此药。

半夏壹两，生姜汁浸壹宿　　干姜炮　　黄连去须　　桂心　　木香肆味各半两　　巴豆拾枚，去皮、心、膜，炒令黄，研细　　牛黄壹分，别研　　麝香壹分，别研　　朱砂壹两，研细，水飞

右件为细末，次入研者药，一处拌匀，滴水为圆如黍米大。每服叁圆至伍圆，温米饮或煎荆芥汤送下，乳食后。

蛇黄圆　治小儿急、慢惊风，涎壅惊悸，作痫疾。

人参去芦头　　朱砂别研　　蛇黄火煅令赤，醋淬柒次，别研　　半夏汤洗柒遍，去滑　　天南星炮　　茯神去木，陆味各半两　　铁粉贰钱半，别研　　麝香半钱，别研

右件为细末，次入研者药和匀，煮面糊为圆如黍米大。每服拾圆，生姜汤送下，乳食后。

利惊圆　治小儿急、慢惊风，涎壅吐咽不下，神志昏愦，目瞪搐搦。

朱砂别研　　阿魏湿纸裹，汤上熏令软　　乳香研，叁味各壹钱　　蝎梢柒枚，去毒，微炒　　蜈蚣壹条，炙黄　　巴豆陆枚，去皮，水浸叁日

右件为细末，次入阿魏、巴豆同研成膏，如未成即用重汤煮之，旋圆如黍米大。壹岁儿，每服叁圆，浓煎萝卜子汤送下，利下涎即效，不拘时候。

葱涎圆　治小儿急、慢惊风，涎潮搐搦，项背反折。

蚰蜒大者柒条　　天南星壹分，生为细末，掺在蚰蜒身上，用竹篦子刮下，不用蚰蜒　　蜈蚣壹条，涂酥，炙黄　　全蝎柒枚，去毒，用薄荷叶裹，慢火炙了，去薄荷　　巴豆伍枚，取霜

右件为细末，生葱涎为圆如黍米大，用朱砂为衣。每服伍圆，壁尘

汤送下，不拘时候。

长生圆 治小儿慢惊风。目睛斜视，项背强直，牙关紧急。

蜈蚣贰条　全蝎拾枚，去毒　天南星叁钱。已上叁味用生姜自然汁半盏，入瓷器中慢火熬，取出，焙干　棘刚子拾枚，去壳取虫，生用，同前药末研匀，如收下干者，碾为末用

右件为细末，汤浸雪糕为圆如芥子大。周晬儿，每服拾圆；两岁儿，服拾伍圆，用千金散作汤使送下。

千金散 作汤使送下前药。

白花蛇头壹枚，焙干　麻黄贰拾肆枚茎，去节，新瓦上焙黄色

右件为细末。如急惊，入研细脑子少许，温汤调药壹字送下长生圆。如慢惊，用温汤调药壹字送下。不拘时候。

蟏蟷散 治小儿急、慢惊风，身热涎盛，频发搐搦，神志昏愦。

白附子壹枚，炮裂　天麻去苗，蜜炙　全蝎去毒，炒焦　白僵蚕炒去丝嘴　天南星炮　人参去芦头　附子炮，去皮、脐、尖。已上陆味各贰钱　甘草微炙　钩藤　朱砂别研。叁味各壹钱　脑子壹字，别研　麝香壹字，别研

右件为细末，次入脑、麝研匀。半岁儿，每服壹字。周晬儿，服半钱。用薄荷荆芥汤调下，不拘时候。

醉红散 治小儿急、慢惊风，潮搐涎盛，口眼偏邪，精神昏闷。

蜈蚣壹条，炙　白僵蚕炒去丝嘴　全蝎去毒。贰味各柒枚　香白芷　朱砂别研。贰味各壹钱　天仙子壹字　曼陀罗花柒枚　天南星壹枚大者，作盒子入药在内，将天南星碎末塞之，用无灰酒浸壹宿，湿纸裹入地坑内，盖合坑口，用炭火贰斤煅，用时取开，入酒浇之，候火尽取出，焙干

右件为细末。每服壹字，病甚者服半钱。急惊，薄荷自然汁调下；慢惊，荆芥汤入酒叁伍点同调下。不拘时候。

嚏惊圆 治小儿急、慢惊风，搐搦不定，头项反折，神志昏塞。

螳螂壹枚大者，去足、翅，朱砂壹钱半同研　蜕蝉叁枚，去头、足、翅，入雄黄壹钱半同研　蜈蚣壹条大者，入朱砂壹钱半同研　石龙子壹枚，入朱砂壹钱半同研。如无，以活蝎代；更无，以蝎梢肆拾玖枚，不去毒

已上肆味逐旋收，用油纸裹，窨干，入后药：

真珠末半钱　麝香壹钱，别研　龙脑壹钱，别研　白花蛇头酒浸，焙干取末，半钱　瓜蒂柒枚，取末　细辛末半钱　蟾酥壹分

右件同研为细末，取孩儿乳汁和为圆如萝卜子大。每用壹圆，以奶汁磨化，滴鼻中，得嚏立瘥。次用薄荷汤化下伍柒圆，不拘时候。

水仙散　治小儿急、慢惊风，神昏不省。

水仙子虾蟆子是也　瓜蒂各半钱　踯躅花　鹅不食草各叁钱　蝎梢去毒，半两，微炒　蜈蚣壹条，炙焦　麝香壹字，别研　脑子半字，别研

右件为细末。每用半米粒大，吹入鼻中，得嚏为度。

通关散　治小儿急、慢惊风，搐搦潮作。

蜈蚣壹条，干者，葱汁浸壹日壹夜，焙干用　麝香壹字，别研　草乌头尖拾肆枚，薄荷、生姜自然汁浸壹日壹夜，焙干用

右件研为细末。每潮搐时，男左女右，用壹米粒大吹入鼻中。

急惊方壹拾壹道

麝香膏　治小儿壮热涎盛，恍惚不安，夜卧狂语，咬牙弄舌，急惊潮发，目睛直视，牙关紧急，手足惊掣，项背强直，精神昏乱。

天竺黄　白附子微炮　郁金　人参去芦头，肆味各壹分　真珠末　犀角屑贰味各壹钱　牛黄别研　朱砂别研，贰味各半分　麝香别研　龙脑别研，贰味各壹钱　金箔　银箔各壹拾片

右件为细末，次入朱砂、脑、麝、金银箔同研令匀，炼蜜为圆，每壹两作肆拾圆。每服壹圆，煎薄荷汤化下，食后，临卧。

金箔如锦圆　治小儿急惊壮热，手足搐搦，大便秘，小便涩，潮发无度，神精不省。

金箔柒片，别研　芦荟别研　朱砂别研，贰味各贰钱　轻粉半钱，别研　全蝎柒枚，去毒，炒焦　蜈蚣壹条，炙黄　胡黄连　天南星炮裂　半夏炮，已上叁味各贰钱

右件为细末,次入前肆味研者药,一处研匀,煮糯米粉糊和圆,每壹两作肆拾圆,日中晒干,勿用火焙。每服壹圆,煎金银、薄荷汤磨化下,不拘时候。

牛黄圆 治小儿急惊涎盛,潮搐无时,神志昏塞,项背强直。

牛黄壹分,研　朱砂半两,水飞　棘刚子贰拾壹枚,去壳,取虫子,微炒　全蝎去毒,微炒　天南星炮裂　半夏汤洗柒次,去滑。已上叁味各贰钱半　腻粉别研　麝香别研,贰味各壹钱

右件为细末,次入研者药,研匀,以粟米饭和圆如黍米大。每服伍圆,荆芥汤送下,不拘时候。

麝香青金圆 治小儿肝藏有风,呵欠顿闷,神昏不爽,口中气热,急惊搐搦,胸满气短,并皆治之。

天麻半两　白附子叁钱,炮　蝎梢去毒,微炒　青黛贰味各贰钱　乌蛇酒浸,取肉焙干,称肆钱　麝香别研　朱砂别研　天竺黄叁味各壹钱

右件为细末,次入研者麝香、朱砂,研匀,炼蜜为圆,每壹两作肆拾圆。每服壹圆,煎人参薄荷汤化下,乳食空。

梨汁饼子 治小儿急惊壮热,涎盛膈实,目睛上视,手足抽掣。一切惊热涎潮,悉皆治之。

朱砂别研　粉霜别研　马牙硝别研。已上叁味各贰钱　水银　硫黄各贰钱,与水银结砂子　牛黄别研　龙脑别研　麝香别研。叁味各半钱　铁粉半两,别研　天南星贰两,为末,牛胆汁和,却入在胆内,线系于通风处,挂干用

右件同研为细末,煮面糊和圆如梧桐子大,捏作饼子。每服壹饼子,梨汁化下。量儿大小加减,不拘时候。

青饼子 治小儿内积实热,外冒风邪,遂作急惊,遍身壮热,筋脉抽掣,涎潮壅盛,目睛上视,牙关紧急,大小便秘。

棘刚子拾肆枚,去壳取虫子,微炒　青黛别研　滑石别研　大戟好酒半盏,煮酒尽取出,焙干　天南星炮,取心用　荆芥穗已上伍味各壹分

右件为细末,水和令匀,圆如梧桐子大,捏作饼子,青黛为衣。每服壹饼子,煎薄荷汤化下,不拘时候。

至宝散 治小儿气血不和，素有实热，复因外受风邪，遂致急惊，涎盛，目睛直视，身热瘛疭，大便多秘。解潮搐，清神志。

虎睛壹对，酒浸，微炙 牛黄别研 铁粉别研 犀角屑 白附子炮 天竺黄 人参去芦头。陆味各贰钱半 青黛细研 朱砂别研 大黄叁味各半两 细松烟墨壹两，烧烟尽，地上出火毒 龙脑壹钱，别研 麝香壹分，别研

右件为细末，次入研者药，和匀。如百晬儿，每服壹字；周晬儿，半钱，煎葱白薄荷汤调下。或涎盛，咽喉肿痛，更加研细龙脑半钱，煎薄荷汤调下。不拘时候。

天竺黄散 治小儿心经蕴热，急惊搐搦，神志恍惚，睡卧不安。

天竺黄 蝉蜕去土 山栀子仁微炒 甘草微炙 郁金 白僵蚕炒去丝觜 龙齿柒味各等分

右件为细末。每服半钱，煎薄荷汤调下，不拘时候。

朱砂铁粉散 治小儿身体壮热，急惊搐搦，涎潮壅塞，闷乱不醒。

朱砂壹钱，别研 铁粉贰钱，别研 腻粉半钱，别研

右件同研令匀。半岁儿，每服壹字；壹岁儿，服半钱。煎薄荷汤调下，不拘时候。

百枝膏 治小儿禀赋怯弱，易感惊邪，心神恍惚，眠睡不安。常服，安心神，压惊悸。

人参去芦头 防风去芦头 天麻叁味各壹两 麦门冬汤浸去心，焙干称 白附子炮 白僵蚕炒去丝觜 羌活去芦头 石菖蒲伍味各半两 朱砂贰钱，别研 麝香壹钱，别研

右件为细末，次入朱砂、麝香研匀，炼蜜为圆，每壹两作肆拾圆。每服壹圆，温荆芥汤化下，食后，临卧。

酸枣仁圆 治小儿心神不安，睡眠不稳。常服，压惊邪，宁眠睡。

酸枣仁炒 人参去芦头 朱砂别研 乳香别研，肆味各贰钱 白茯苓去皮 真珠末贰味各壹钱

右件为细末，炼蜜为圆，每壹两作肆拾圆。每服壹圆，荆芥汤化下。贰岁已上儿，服贰圆，食后。

慢惊方壹拾贰道

加减定命丹 治小儿慢惊瘛疭，目睛斜视，身体强硬，昏塞如醉。及治胎风成痫，发歇不定，荏苒经时。

蟾酥酒浸壹宿　牛黄别研　朱砂别研　甘草炙黄　胡黄连　麝香别研　使君子肉　犀角屑　当归洗，焙　天麻　细松烟墨烧灰烟尽，地上出火毒　羌活去芦头。已上拾贰味各壹字　全蝎贰枚，去毒，微炒　棘刚子伍枚，去壳取虫，微炒　半夏汤浸洗柒遍　天南星牛胆制者　附子炮，去皮、脐　虎骨蘸酒醋炙　乌蛇酒浸壹宿，取肉，炙干　干姜炮　丁香　沉香　肉桂去粗皮　人参去芦头　白茯苓去皮　肉豆蔻面裹煨熟　白术已上拾叁味各壹钱

右件为细末，煮粟米粥和圆如黍米大，青黛为衣。每服壹拾圆，荆芥汤送下，不拘时候。

保安圆 治小儿诸风惊痫，潮发搐搦，口眼牵引，项背强直，精神昏困，痰涎壅塞，哽气喘急，目睛斜视。一切虚风，并皆治之。

附子半两，炮，去皮、脐　白附子炮　天麻　全蝎去毒，微炒　蔓荆子　防风去芦头　羌活去芦头　川芎　肉桂去粗皮　白僵蚕炒去丝嘴　当归洗，焙，拾味各壹两　麻黄去根、节，壹分　乌蛇酒浸，去骨取肉，焙干，称半两　乳香壹分，别研

右件为细末，次入乳香，研匀，炼蜜为圆，每壹两作肆拾圆。每服壹圆，煎荆芥汤化下，不拘时候。

麝香六神膏 治小儿慢惊潮作，口噤不语，手足瘛疭，发歇无时。

麝香壹字，别研　白花蛇头壹枚，酒浸壹宿　蜈蚣壹条，涂酥炙焦　乌蛇尾伍寸，酒浸壹宿　全蝎拾枚，去毒，炒焦　棘刚子柒枚，去壳取虫，微炒

右件为细末，炼蜜为圆，每壹两作肆拾圆。每服壹圆，煎人参麻黄汤化下，不拘时候。

麝香饼子 治小儿吐泻之后，内虚生风，已成慢惊，涎潮搐搦，头项反折，神情昏困。

全蝎贰拾壹枚，每壹枚用薄荷贰叶束定，先以生姜汁浸软麻黄，逐枚以麻黄缠定，却蘸姜汁于慢火上炙令麻黄黄色，又蘸姜汁炙，如此叁遍，焙干用　乳香别研　朱砂别研　雄黄别研　白花蛇酒浸，取肉，焙干　天南星炮制，入生姜汁内浸壹宿，切，焙干　乌蛇酒浸取肉，焙干　白僵蚕炒去丝觜　附子壹枚，去皮、脐、尖，取末。已上捌味各叁钱　麝香半钱，别研

右件为细末，次入研者药，和匀，别用天南星末壹两，调生姜汁煮糊，与前药和圆如梧桐子，捏作饼子，略见日色，阴干。每服壹饼子，煎荆芥汤化下，不拘时候。

法炼灵乌散　治小儿胎风，诸痫，目睛斜视，涎潮壅噎，吐咽不下，口睛牵引，身体强直。

乌鸦壹双，腊月者良，留毛去肠肚　朱砂　铁粉　蛇黄烧红醋淬叁次。已上各半两　黑铅半两，熔成汁，入水银半两在内，候化急倾出，待冷用　黄丹贰钱半

已上除乌鸦外，并研令细，入在乌鸦腹内，用线缝合，入瓦罐内，以盐泥固济，日中晒干，用炭火叁斤煅烟出为度。次入后药：

天南星生姜汁浸叁宿，焙干　防风去芦头　羌活去芦头　川芎肆味各壹两　荆芥穗　全蝎去毒，微炒　白僵蚕炒去丝觜，各半两

右件为细末，与前药同研匀。每服半钱，麝香汤调下，不拘时候。

五铢散　治小儿慢惊风，口噤不语，乍静乍发，昏塞如醉。

人参去芦头　白茯苓去皮　青黛别研　地龙去土，炒　白附子炮　全蝎去毒，炒。已上陆味各半两　天南星壹两，炮裂　附子炮，去皮、脐，贰两　蜈蚣壹条，炙黄　麝香别研　乳香别研，各半钱　古文钱壹钱，火炙醋淬，直候破碎，研细

右件为细末。每服半钱，用蜜和成膏子，以生姜汁并酒两叁点同调下，不拘时候。

香蚕散　治小儿慢惊，涎盛口噤，昏塞，项背强直，手足搐搦，进退不定，睡卧多惊。

白附子壹两，炮　天麻　全蝎去毒，微炒　白僵蚕炒去丝觜　天南星炮裂　人参去芦头　附子炮，去皮、脐，各贰钱　甘草炙黄　朱砂别研　钩藤各

壹钱　脑子壹字，别研　麝香壹字，别研

右件为细末。半岁儿，每服壹字；壹岁儿，服半钱。煎荆芥汤调下，不拘时候。

雀瓮散 治小儿慢惊潮搐，口眼相引，目睛上视，头项偏折，痰涎壅闭，神志昏愦。

棘刚子拾枚，取虫，微炒　全蝎叁拾枚，去毒，炒　蓖麻子贰拾枚，去皮，研　石榴壹枚，大者去却子，盛前叁味药在内，用黄泥裹作球，慢火炙干，烧赤，候闻药气透出，红熟，候冷取出，去泥细研，次入后药　白僵蚕炒去丝嘴　天南星炮　半夏汤洗柒遍，去滑　白附子炮，肆味各壹分　乳香壹钱，别研

右件后肆味为细末，次入乳香并烧者药同研匀。半岁儿，每服壹字；壹岁儿，服半钱。煎荆芥汤入酒两叁点同调下，不拘时候。

截惊散 治小儿慢惊，潮搐，目睛斜视，口眼牵引，牙关紧急。胎风胎痫，悉皆治之。

乌蛇头壹枚，酒浸，焙干　蜈蚣壹条，涂酥炙焦　全蝎壹钱，去毒，微炒　川乌头壹分，炮，去皮、脐　麻黄去根、节，称壹钱　麝香半钱，别研

右件为细末，次入麝香研匀。半岁儿，每服壹字。周晬儿，服半钱。煎荆芥汤调下，不拘时候。

蝎附散 治小儿吐泻日久，或大病后生风，时发搐搦，目睛斜视，手足瘈疭，冒闷昏塞，身体强硬，角弓反张。

天南星壹枚，重贰两者，捶碎　附子壹枚，重柒钱者，捶碎

已上贰味，用生姜肆两取汁，入好酒壹盏于银石器中，同煮令汁尽，焙干为末。

白附子柒枚，炮裂　全蝎去毒，柒枚，微炒　辰砂半两，别研　代赭石贰两，火煅，研细

右件为细末，入脑子、麝香各壹钱，研匀。每服壹字，用酸浆水半盏，入麻油两滴，冬瓜子叁粒，同煎三五沸，放冷，约壹茶脚许调服，候少时再服壹服。如无浆水并冬瓜子，只用薄荷汤调亦得，不拘时候。

透经圆 治小儿筋脉拘挛，不得舒畅，手足软弱，虚羸无力，惊搐

之后，偏废不举。常服，透经络，活血脉，及治行步迟晚者。

天麻酒浸壹宿，焙干　白附子炮　牛膝酒浸壹宿　木鳖子去壳，别研　当归酒浸壹宿，焙干　羌活去芦头，陆味各半两　地龙去土，壹分微炒　乳香贰钱，别研　朱砂壹钱，别研　没药贰钱，别研

右件为细末，次入木鳖子、乳香、朱砂、没药，研匀，炼蜜为圆，每壹两作肆拾圆。每服壹圆，煎薄荷汤化开，入温酒少许同调下，乳食空。

定痛散　治小儿因惊之后，触冒风邪，客搏经络，走注疼痛，或在手指，或攻腿足，往来刺痛，不可忍者。

天麻去苗　防风去芦头　地龙去土，微炒　白僵蚕炒去丝嘴　五灵脂去砂石　乳香别研　没药别研，柒味各等分

右件为细末，次入乳香、没药同研令匀。叁岁儿，每服半钱，温酒、白汤各壹半同调下，不拘时候。

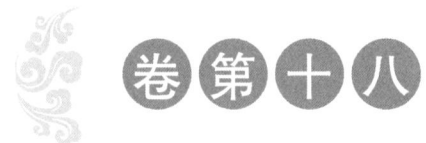

小儿中

诸疳方叁拾道_{杀虫、牙疳附}

消疳圆 治小儿诸疳，肌肉消瘦，日晡作热，引饮无度。退疳热，长肌肤，杀虫美食。

熊胆　朱砂_{别研，水飞}　胡黄连　鳖甲_{醋涂，炙黄}　柴胡_{去苗}　黄连_{去须，微炒。陆味各半两}　夜明砂_{微炒}　槟榔　木香　陈橘皮_{去白}　青橘皮_{去白。伍味各壹分}　干蟾_{贰枚，烧赤，留性}　芦荟_{别研}　麝香_{别研。贰味各壹钱}

右件为细末，研匀，软粳米饭圆如黍米大。每服贰拾圆，温熟水送下，不拘时候。

芜荑圆 治小儿五疳骨热，面黄肌瘦，饮食虽多，不长肌肤，牙齿宣露，或有盗汗，疳疮湿痒，小便白浊。

黄连_{去须，微炒}　黄檗_{去粗皮}　甘草_{微炒}　青橘皮_{去白}　龙胆草_{去芦头。伍味各半两}　干蟾_{壹枚，酥炙}　胡黄连　白芜荑仁_{炒，各壹分}　使君子_{拾肆枚，炮，去壳}　青黛_{壹钱}　麝香_{半钱，别研}

右件为细末，研匀，用猭猪胆汁和得所，分药入猪胆内各令柒分满，以线系定，于银石器中用浆水煮伍柒沸，取出。当风挂壹宿，后剥去猪胆不用，只取药再和令匀，圆如黍米大。每服贰拾圆，温米饮送下，不拘时候。

金粟圆 治小儿疳瘦腹大，好吃泥土，泄痢不时。

干蟾_{伍枚，酥炙焦黄}　黄连_{春夏壹两，秋冬贰两}　丁香　龙胆草　厚朴_去

粗皮，生姜汁浸壹宿，炒　辰砂别研，水飞　青黛别研，伍味各壹两　夜明砂微炒　蝉蜕炙　诃子煨，去核　麝香别研，肆味各半两

右件为细末，次入研者药，令匀，煮面糊为圆如黍米大。每服贰拾圆至伍拾圆，温米饮送下，不拘时候。

至圣圆　治小儿五疳黄瘦，食不生肌。常服，杀虫，长肌肉。

木香　胡黄连　黄连去须，微炒　陈橘皮去白　龙胆草去苗，焙。已上伍味各壹两　五灵脂贰两　川楝子去核，半两　芜荑仁贰钱半，炒，别研　蟾酥半钱，别研　芦荟贰钱，别研

右件为细末，煮面糊为圆如黍米大。每服贰拾圆，温米饮送下，不拘时候。

麝香圆　治诸疳挟积，肌体发热，渐致羸瘦，虫作无时。

阿魏半两，精明者，于砂石器中熬，入在羊肉内　猪牙皂角炙，去皮，叁分　雄黄半两，细研　蓬莪茂生用，半两　柴胡去苗，叁分　槟榔生用，壹两半　芜荑仁生用，壹两　当归半两，洗，焙　麝香壹分，别研　辰砂半两，别研

右件为细末，用精羊肉去筋膜壹斤，切细，以法酒煮如泥，取出细研，入阿魏并诸药同捣，圆如萝卜子大。每服叁拾圆，温米饮送下，不拘时候。

胡黄连圆　治小儿脾疳，虽能饮食，不生肌肉，或时下利，小便白浊。

使君子仁贰两　丁香　木香　厚朴去粗皮，姜汁浸壹宿，炒紫色　胡黄连　肉豆蔻面裹煨熟　没石子已上陆味各壹两　芦荟壹分，别研

右件为细末，次入研者药，和匀，煮粟米饮为圆如黍米大。每服贰拾圆，橘皮汤送下，乳食前。

麝香猪胆圆　治小儿诸疳羸瘦，齿龈溃烂，或作虫痛，乳食虽多，不长肌肤。常服，退疳黄，肥肌肉，美饮食。

胡黄连　黄连去须炒，贰味各壹两　川芎叁分　没石子半两，面裹煨黄，去面　麝香贰钱，别研　使君子仁半两，醋煮拾余沸，薄切，焙令干　川楝子肉壹两，剉，麸炒黄　芜荑仁壹两，炒，研

右件细末，次入研者药，和匀，用猳猪胆汁和蒸饼为圆如黍米大。每服叁拾圆，温米饮送下，不拘时候。

搜疳圆 治诸疳羸瘦，不生肌肉，面色萎黄。消腹胀，杀疳虫，进饮食，止盗汗，宽胸膈，磨停滞。

京三棱半两，湿纸裹煨香，剉　槟榔　木香　肉豆蔻面裹煨香　诃子煨，去核　当归汤洗，伍味各贰两半　黄连去须，微炒　川楝子肉炒。贰味各半两

右件为细末，猪胆汁煮面糊为圆如黍米大。每服叁拾圆，温米饮送下，不拘时候。

宜儿圆 治小儿诸疳瘦悴，皮肤干焦，头发作穗，下利烦渴，小便白浊。

黄连去须，微炒　芜荑仁别研　神曲炒。叁味各半两　陈橘皮去白　干姜炮　百草霜研。叁味各贰钱　麝香壹字，别炒

右件为细末，次入芜荑仁同研细，后入麝香研匀，煮面糊和圆如黍米大。每服叁拾圆，温米饮送下，食前。

祛疳消食圆 常服肥肌退疳，化饮食。

黄连去须，贰两，微炒　青橘皮去白　木香贰味各半两　大麦蘖微炒　川楝子肉炒黄　神曲炒黄　芜荑仁研。肆味各壹两

右件将前陆味为细末，次入芜荑仁，同研匀，蒸饼和猪胆汁为圆如黄米大。每服贰拾圆，温米饮送下，不拘时候。

龙胆圆 治小儿五疳潮热，面色萎黄，乳食迟化，日渐羸瘦。

龙胆草去苗　芦荟别研　肉豆蔻面裹煨香　黄连去须，微炒　木香　神曲炒黄　麦蘖炒。已上柒味各等分

右件为细末，煮面糊为圆如黍米大。每服叁拾圆，温米饮送下，不拘时候。

芦荟圆 治小儿五疳黄瘦，发立皮干，饮食不消，脏腑滑泄。常服，充肌杀虫，进食。

使君子仁　肉豆蔻面裹煨香，各贰两　胡黄连壹两　芦荟壹两半，研　丁香半两　麝香叁钱，别研

右件为细末，煮面糊为圆如黍米大。每服贰拾圆至叁拾圆，温米饮送下，不拘时候。

肥白圆 治小儿体热多汗，乳食虽多，不长肌肉。常服，杀虫，进饮食。

黄连_{去须，微炒} 芜荑仁_{微炒} 川楝子肉_{炒黄} 神曲_{微炒} 使君子仁_{已上伍味各半两} 木香_{壹分}

右件为细末，用猪胆汁和圆如黍米大。每服叁拾圆，米饮送下，不拘时候。

槟榔圆 治小儿疳气腹胀，胸膈痞闷，喘急不安。

青橘皮_{去白，巴豆肉伍枚同炒，去巴豆不用} 槟榔 萝卜子 香附子_{炒香} 木香_{已上伍味各壹分} 黑牵牛_{半两，微炒}

右件为细末，生姜自然汁煮面糊和圆如黍米大。每服拾圆，温米饮送下，不拘时候。

保孺圆 治五疳羸瘦，潮热盗汗，面色萎黄，腹大股细，虽能饮食，不生肌肉。

鳖甲_{壹枚，醋煮，剉} 柴胡_{去土净称，细剉} 青橘皮_{去白称。各贰两} 使君子_{去壳，壹两} 杏仁_{陆两，汤洗，去皮、尖，生用}

右件一处拌匀，用猪肚壹枚去脂膜，入前项药在猪肚内，以针线缝合，用童子小便煮烂，切碎焙干，碾为细末。更用黄连末叁两，麝香贰钱，同研匀，酒煮面糊为圆如黍米大。每服叁拾圆，温米饮送下，乳食空。

五蟾圆 治小儿五疳羸瘦，头发作穗，面黄烦渴，潮热往来。

干蟾_{伍枚，大者，用好酒伍升，文武火煮至贰升，去骨，砂盆内细研，以绢滤去滓，入熟蜜伍两，于重汤内煮令成膏} 胡黄连 黄连_{去须，微炒} 白芜荑仁_{炒，各贰两}

右件为细末，以蟾膏和圆如黍米大。每服叁拾圆，煎人参汤送下，乳汁下亦得，不拘时候。

梅肉圆 治小儿诸疳烦渴，饮水不休。

龙胆草去苗　定粉　乌梅肉微炒　黄连去须，微炒

右件等分，为细末，炼蜜为圆如黍米大。每服贰拾圆，温熟水送下，不拘时候。

肥肌圆　治小儿诸疳羸瘦，手足枯细，腹大筋青，食不生肌。

川芎　川楝子肉微炒，贰味等分

右件为细末，煮面糊为圆如黍米大。每服叁拾圆，温米饮送下，不拘时候。

没石子膏　治小儿甘肥过度，面黄肌瘦，脏腑不调，小便白浊。常服，和脾暖脏，美进饮食，退疳黄，长肌肉。

没石子半两，面裹煨熟，去面　川芎肆两，剉，用好酒壹升，银石器内重汤煮至酒干为度　木香贰钱　陈橘皮去白　当归洗，焙　白术叁味各贰两　青橘皮去白，壹分　使君子肉壹两，入仓米壹两，同炒令香，不用米

右件为细末，炼蜜为圆，每壹两作肆拾圆。每服壹圆，温米饮化下，空心、乳食前。

雷元散　消疳杀虫。已下杀虫方。

雷元　使君子炮，去壳　鹤虱　榧子肉　槟榔伍味等分

右件为细末。每服壹钱，温米饮调下，乳食前。

雄麝散　治小儿虫动，心腹撮痛，口吐涎沫。

干漆炒青烟尽　使君子炮，去壳，各叁钱　雄黄半两，别研　麝香壹钱，别研

右件为细末。每服半钱，煎苦楝根汤调下，不拘时候。

使君子散　治小儿饮食不调，恣食肥腻，虫作疗痛，唇面青白，呕吐痰沫，发歇往来，宜服此取虫。

使君子贰拾枚，炮，去壳　芫荑仁别研，半两　槟榔壹枚　大腹子贰枚

右件为细末，次入芫荑同研匀。每服壹钱至贰钱，煮猪肉汤调下，乳食前。

楝实散　治小儿疳黄羸瘦，好食泥土，蛔虫疗痛，发歇往来。

川楝子去核，半两，微炒　甘草半两，微炒　栝楼根壹两

右件为细末。每服贰钱，煎紫苏汤调下，乳食空。

化虫圆 治小儿因食甘肥，致使虫动，呕吐涎沫，心腹闷痛。此药止痛下虫。

五灵脂_{壹两半} 白矾_{壹两}

右件为细末，煮面糊为圆如黍米大。每服贰拾圆，温米饮送下，不拘时候。

立效散 治小儿牙疳齿烂，血出，溃臭。已下牙疳方。

芦荟_{别研} 白矾_{枯，研} 枣肉_{焙干，为末} 芜荑仁_{微炒，为末} 甘草_{炙为末，已上伍味各壹钱} 朱砂_{别研} 麝香_{别研} 乳香_{别研，各半钱}

右件研匀，每用少许，贴牙烂处。

乌神散 治小儿牙疳，牙断肿痛，及退牙后久不生者，用之自生。

鲫鱼_{壹枚，大者，去肠肚用} 大枣_{拾枚，去核} 胆矾_{壹钱，研细，入在枣内，却将枣入在鱼腹中} 龙骨_{壹钱，别研} 脑子_{别研} 麝香_{别研，贰味各半钱}

右将前鲫鱼等叁味，用纸裹叁伍重，盐泥固济，头上留壹窍子，炭火内煅，青烟出为度，取出，用土罨壹宿，去泥，入龙骨等叁味，一处研令极细。每食后用温浆水漱口，以药少许傅牙断患处，壹日叁次用之。

蟾酥散 治小儿牙疳，蚀烂齿龈，渐侵唇口。

蟾酥_{壹字} 芦荟_{壹分，别研} 黄矾_{壹分，枯过} 草乌头_{壹分，烧灰留性} 胆矾_{壹分，枯过} 五倍子_{半两，烧灰}

右件为细末，入麝香少许，再研令匀。用绵裹箸头蘸药少许，点患处。

必胜散 治一切牙疳，齿龈蚀烂，口臭血出。

蟾酥 轻粉_{别研} 定粉 人中白_{肆味各壹钱} 麝香_{壹字，别研}

右件为细末。临卧盐汤漱口了，贴药末在患处，用薄纸盖之。

青牛散 治小儿走马牙疳，齿龈溃烂。

蜗牛_{壹枚大者，烧留性} 青黛_{半钱} 麝香_{壹字，别研}

右件为细末，先以盐水洗患处，揾干，用药少许傅之。

截疳散 治小儿走马牙疳，牙龈溃烂。

蝼蛄贰枚大者，用砒少许，同蝼蛄以盐泥固济，用火烧令通赤，放冷用

右取出蝼蛄灰，入麝香少许，细研为末。先将盐汤漱口，后用鹅毛点药扫患处。

呕吐方壹拾玖道

丁香平胃圆 治小儿胃气虚寒，气逆上行，胸膈不快，大吐不定，腹胀短气，中满痞闷。

丁香　木香　藿香叶去土　沉香　附子炮，去皮、脐、尖　枇杷叶生姜擦去毛。陆味各壹分　水银　硫黄各壹分，同水银结砂子　肉豆蔻伍枚，面裹煨熟　草豆蔻仁伍枚，面裹煨熟　肉桂去粗皮，半两

右件为细末，炼蜜为圆，每壹两作肆拾圆。每服壹圆，煎生姜枣汤化下，乳食前。

救生圆 治小儿心膈伏热，停乳生涎，霍乱烦躁，身体多热，哕逆不定，大吐无时。

大戟壹两半，浆水煮，切，焙　丁香半两　龙脑壹分，别研　粉霜叁分，别研　水银壹两贰钱　黑铅壹两贰钱，同水银结砂子　黄檗壹两贰钱　轻粉壹分，别研　乳香半两，别研

右件为细末，熔黄蜡贰两，入麻油数滴熬，和圆如黄米大。每壹岁儿，服壹圆，研生麻油马齿苋水送下。吐逆，煎马齿苋丁香汤下，乳食空。

朱砂圆 治小儿干哕恶心，呕吐不定。

丁香　白术　天南星生姜汁制壹宿，炒焙　白茯苓去皮　人参去芦头，伍味各壹钱

右件为细末，蒸饼和圆如黍米大，朱砂为衣。每服贰拾圆，煎生姜汤下，乳食空。

温胃圆 治小儿胃虚，气逆干哕恶心，胸膈痞闷，呕吐乳食。

丁香贰钱　肉豆蔻贰钱，面裹煨熟　木香　人参去芦头　莲子心　薏苡仁炒黄。肆味各壹钱半

右件为细末，煮神曲糊为圆如黍米大。每服贰拾圆，温熟水送下，乳食空。

土马鬃圆　治小儿脾胃挟伤，大吐不止。

青礞石肆钱　水银　硫黄各叁钱，细研，同水银结砂子　干漆贰钱，炒青烟出　铁粉　木香各壹钱

右件为细末，熔黄蜡壹两半，入麻油少许圆如麻子大。每服伍圆，煎土马鬃[1]汤令沸，入醋两点，放温送下，乳食空。

助胃丹　治小儿霍乱吐利，或泄泻不止，手足逆冷。

附子壹枚，陆钱重者。炮，去皮、脐　硫黄别研　肉豆蔻面裹煨熟　肉桂去粗皮　干姜炮　白术已上伍味各半两

右件为细末，煮面糊为圆如黍米大。每服拾圆，温米饮送下，乳食前。

二香圆　治小儿胃冷停痰，呕吐不止。

半夏贰钱，汤洗去滑　硫黄研细　丁香　木香　滑石各壹钱

右件为细末，生姜汁煮面糊和圆如黍米大。每服贰拾圆，温米饮汤下，乳食空。

艾灰饼子　治小儿吐泻，日夜无度。

艾叶烧灰留性　白龙骨　定粉叁味各贰钱　肉豆蔻壹枚，面裹煨熟　黄丹半钱，火上飞过

右件为细末，滴水和圆，每壹两作肆拾圆，捏作饼子。每服壹饼子，先取油灯盏，水洗过，煎油灯盏汤化下，乳食空。

丁香饼子　治小儿胃气虚寒，心腹胀满，哕逆呕吐，昏困少力。及治泄泻无度。

丁香陆拾粒　龙骨壹分　附子壹枚，柒钱者，炮，去皮、脐、尖　藿香叶

---

[1] 土马鬃：据《证类本草》卷九"土马鬃"条，此乃生于垣墙之上的苔类。

去土，壹分

右件为细末，滴水为圆，每壹两作伍拾圆，捏作饼子。每服一饼子，煎杉木汤化下，不拘时候。

针头饼子 治霍乱吐泻，腹中疼痛。

巴豆贰拾枚，去壳，用水半盏煮尽水为度　阿魏壹钱　硫黄壹钱

右件研匀，煮稀面糊和圆如梧桐子大，捏作饼子。每服壹饼子，针头穿定，灯焰上烧留叁分性，淡生姜汤化下，不拘时候。

山蓟汤 治小儿胃气怯弱，干哕呕吐，精神昏困，乳食全减。

人参去芦头　白茯苓去皮　白术　甘草炙　藿香叶去土。已上伍味各贰钱半　丁香壹钱　糯米壹佰粒，炒令黄　白扁豆叁拾粒，炒

右件并为细末。每服壹钱，煎生姜枣汤调下，乳食空。

紫神汤 治小儿阴阳不和，中脘痞闷，涎盛呕逆，惊吐不定。

藿香叶去土，壹钱　水银壹钱　硫黄贰钱，同水银结砂子　滑石壹钱　丁香贰钱　红曲贰钱

右件为细末。每服半钱，乳食前，用壁土汤调下。

养胃散 养胃气，快胸膈，定哕逆，止呕吐，美进饮食。

丁香　藿香叶去土　陈橘皮去白　白豆蔻仁　缩砂仁伍味各等分

右件并为细末。每服半钱，煎生姜枣汤调下，乳食空。

三神散 治小儿痰乳停积，烦渴喜饮，呕吐不定。

干葛壹两半　甘草微炙，叁钱　半夏汤洗柒次，去滑，壹两

右件㕮咀。每服壹钱，水陆分盏，生姜贰片，青竹茹少许，同煎至贰分。去滓，放温服，乳食前。

双叶汤 治小儿霍乱吐逆。

干桑叶　藿香叶去土，各等分

右件为细末。每服壹钱，温米饮调下，不拘时候。

黄耆茯神散 治小儿荣卫气虚，精神不爽，面无颜色，唇口青白，哕逆昏睡，全不思食。

黄耆蜜炙　茯神去木　甘草炙　天南星炮　白扁豆炒黄　防风去芦头

白附子炮　肉桂去粗皮　山药　白芍药已上拾味各等分

右件咬咀。每服贰钱，水陆分盏，生姜叁片，枣壹枚，同煎至叁分。去滓温服，乳食前。

银白散　治小儿吐泻之后，脾胃虚弱，贪睡露睛，渐生虚风。

人参去芦头　白茯苓去皮　白术　山药　天麻　全蝎去毒，微炒　白扁豆炒，柒味各壹两　甘草壹分，炙

右件咬咀。每服贰钱，水陆分盏，生姜壹片，枣壹枚，同煎至叁分。去滓温服，乳食空。

醒脾散　治小儿脾困昏睡，面色青白，内生虚风，不进乳食。

人参去芦头　白术　白扁豆炒　白附子炮　天麻　酸枣仁生用。已上陆味各等分

右件为细末。每服半钱，煎生姜枣汤调下，乳食前。

观音散　治小儿胃气弱，呕吐下利，昏困不省。

人参去芦头　白术　冬瓜子叁味各半两　天南星壹两，炮裂，入地坑内去火毒用

右件咬咀。每服贰钱，淡浆水柒分，白扁豆伍粒，捶碎，同煎至叁分。去滓温服，乳食前。

泄泻方壹拾贰道

钟乳益黄圆　治小儿久利不止，及挟积作泻，疳气腹胀，全不思食。

定粉　黄丹各半两　巴豆柒粒，去壳，同定粉、黄丹叁味研匀，水和作壹块，阴干，置瓦上，熟炭火煅红，出火毒叁宿，研细　钟乳粉炼者　丁香　石榴皮炒焦　益智子仁各半两　人参去芦头　朱砂别研，各贰钱半　木香柒钱半　白豆蔻仁柒钱　诃子煨，去核，称柒钱　黄连肆钱　乌梅拾枚，取肉炒

右件为细末，煮面糊为圆如黍米大。每服拾伍圆，加至贰拾圆，煎木瓜陈橘皮汤送下，空心、乳食前。

斗门圆 治小儿肠胃虚弱，泄泻糟粕，或便白沫，昼夜无度。

附子壹枚，重陆钱，炮，去皮、脐、尖　硫黄别研　肉桂去粗皮　龙骨别研　诃子煨，去核　丁香　干姜炮，陆味各壹分

右件为细末，煮面糊为圆如黍米大。每服叁拾圆，温米饮送下，乳食空。

调脏圆 治脏腑不调，泄泻频并，精神昏困，全不入食。

木香　人参去芦头　白术　干姜　肉豆蔻面裹煨熟　白芍药陆味各等分

右件为细末，煮面糊为圆如黍米大。每服叁拾圆，温米饮送下，乳食前。

诃子圆 治脾胃不和，泄泻不止。

诃子煨，去核　干姜炮　肉豆蔻面裹煨熟　木香　赤石脂伍味各等分

右件为细末，煮面糊和圆如黍米大。每服叁拾圆，温米饮送下，乳食空。

固肠圆 治小儿脏寒泄泻，色多青白，腹痛可食。

硫黄贰两，别研　牡蛎煅，别研　龙骨煅，别研　干姜炮　木香已上肆味各壹两

右件为细末，煮面糊和圆如黍米大。每服叁拾圆，温米饮送下，乳食空。

豆蔻圆 治小儿风冷搏于肠胃，飧泄不止，不思乳食。

肉豆蔻面裹煨香　草豆蔻去壳，各壹两　草乌头叁枚，烧灰留性

右件为细末，煮面糊和圆如黍米大。每服拾圆，煎萝卜汤下，乳食空。

香朴散 治小儿下利青白，腹中作痛，面无颜色，四肢瘦悴，不思饮食。

丁香　当归洗，焙。各壹分　厚朴去粗皮，生姜汁制　草豆蔻　人参去芦头　白术　甘草炙，伍味各半两　白石脂壹两，别研

右件为细末。每服半钱，煎枣汤调下，乳食空。

温脏汤 治小儿因惊滞乳，气不宣导，冷搏肠间，下利青沫，或乳

多伤脾，奶瓣不化。常服，温脏腑，暖脾胃，化宿冷，进乳食。

人参去芦头，壹两　白附子炮　白术　陈橘皮去白，叁味各半两　丁香　神曲炒黄　麦蘖炒黄　甘草炙黄，肆味各贰两半

右件为细末。每服半钱，煎枣汤调下，空心、食前。

参苏饮子　治小儿伏热吐泻，虚烦闷乱，引饮不止。

人参去芦头　白术　白茯苓去皮　甘草炙　紫苏叶　干木瓜　香薷叶　厚朴生姜汁制，炒香　半夏曲炙　白扁豆微炒　陈橘皮去白，各等分

右件粗末。每服贰钱，水壹盏，煎至柒分。去滓温服，不拘时候。

车前子散　治小儿伏暑吐泻，烦渴引饮，小便不通。

白茯苓去皮　木猪苓去皮　车前子　人参去芦头　香薷叶各等分

右件为细末。每服壹钱，煎灯心汤调下，不拘时候。

木香散　治小儿腹胀不消，痢泻白色，乳谷不化。

木香壹钱　青橘皮去白，壹两　陈粟米壹合　巴豆去壳，叁拾粒，同粟米炒令巴豆黑色，去巴豆不用，只用粟米　肉豆蔻贰枚，壹枚生用，壹枚面裹煨熟　蜣螂贰枚，去头、足、翅，糯米炒焦，不用糯米

右件为细末。每服半钱，温米饮调下，乳食空。

硫黄圆　治小儿痢泻不止，色如米泔者。

巴豆肉贰拾粒，去壳，出尽油　硫黄别研　青黛　白芜荑仁各壹钱

右件为细末，蒸饼和圆如黍米大。每服柒圆，温米饮送下，乳食前。

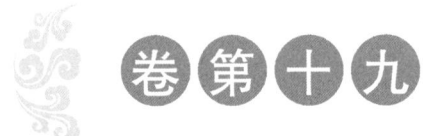

小儿下

痢疾方玖道

沉香断红圆 治小儿下利，赤多白少，或纯便血，或如豆汁。

沉香半两　当归酒浸壹宿，焙干　川芎　白芍药　熟干地黄　阿胶切碎，蛤粉炒成珠子　续断陆味各壹两

右件为细末，煮面糊为圆如黍米大。每服叁拾圆，温米饮送下，乳食前。

梅连圆 治小儿下痢赤白，脐腹撮痛，里急后重，可思饮食。

乌梅肉焙　黄连去须　黄檗去粗皮　艾叶醋浸壹宿，炒焦　干姜炮，伍味各等分

右件为细末，煮面糊为圆如黍米大。每服叁拾圆，温米饮送下，乳食空。

木鳖子圆 治小儿久痢，肠滑脱肛。

沉香贰钱　枳壳半两，麸炒去瓤　五灵脂半两，微炒　木鳖子连壳称，半两，去壳用

右件前叁味为细末，次入木鳖子同研细，醋煮面糊为圆如黍米大。叁岁儿，每服叁拾圆，醋调茶清送下，乳食前。

诃黎勒散 治小儿下痢赤白，脐腹作痛，四肢瘦弱，全不饮食。

诃子去核煨，壹两　龙骨　地榆炒　当归洗，焙　干姜炮　黄芩　白术　陈橘皮去白　甘草炙。捌味各半两

右件咬咀。每服贰钱，水壹盏，煎至伍分，去滓温服，乳食空。

龙骨散 治小儿久痢脱肛。

龙骨　赤石脂　诃子煨，去核　白术　枳壳麸炒，去瓤。伍味各等分

右件为细末。每服壹钱，温米饮调下，乳食空。

胡粉散 治小儿下痢，日夜频并。

龙骨　胡粉炒黄色　白矾飞过称　黄连去须，肆味各等分

右件为细末。每服半钱，温米饮调下，乳食前。

地榆汤 治小儿下痢赤白，脐腹撮痛，日夜频并，羸困烦渴，全不入食。

地榆半两，微炙，剉　厚朴参分，生姜汁制炒　诃子半两，煨，去核

右件为细末。每服半钱，煎木瓜枣汤调下，乳食空。

灵妙散 治小儿冷热不调，腹痛泄泻，下痢赤白，肠滑无度，多困嗜卧，全不入食。

人参去芦头，壹两　甘草壹钱，炙黄　罂粟壳贰两，切碎，用黑豆半合同炒油出，去黑豆不用

右件为细末，每服壹钱。泄泻，煎枣汤调下；赤白痢，煎生姜乌梅汤调下；白多赤少，用温酒、白汤各壹半调下；赤多白少，蜜汤调下。并乳食前。

归肠散 治小儿肠虚脱肛。

橡斗子半两，蜜炙黄　木贼半两，烧灰留性

右件为细末。每服壹钱，陈米饮调下，乳食前。

积聚方壹拾道

透关圆 治小儿脾胃挟伤，中满哽气，及治伏热生涎，霍乱呕吐。或作食痫，手足搐搦，不省人事，并宜服之。

大蒜端午[1]日，取去皮膜，净用壹佰瓣，细切，捣烂　朱砂壹分，细研，水

---

[1] 午：原作"小"。据元刊补抄本改。

飞　蝎梢叁拾伍枚，去毒微炒，为末　细松烟墨壹两，火煅过，研为末　巴豆壹佰粒，去壳不出油，研

右件同入瓷罐子内，密封挂通风处，百日取出，圆如黍米大。每服贰圆至伍圆，新汲水送下，不拘时候。

青礞石圆　治小儿脏腑积聚，胁肋胀硬，肌肉消瘦，不能饮食，应奶癖食积，悉能治之。

青礞石　木香　干姜叁味各壹两　京三棱煨，切　枳壳麸炒，去瓤　皂角去皮，酥炙黄，去子　丁香肆味各半两　巴豆贰钱半，去壳，出尽油，取霜

右件为细末，煮神曲糊为圆如黍米大。周晬儿，每服拾圆，温生姜汤送下，乳食后。

木香圆　治小儿宿滞不消，心下坚满，腹胁胀痛，下痢少食。

丁香叁钱　肉豆蔻叁枚，面裹煨香　五灵脂壹钱　木香壹钱半　巴豆贰枚，浆水煮，去皮膜，出油，取霜

右件为细末，次入巴豆霜研匀，煮面糊和圆如黍米大。每服贰拾圆，陈橘皮汤送下，食后、临卧。

香橘圆　治小儿脾胃挟伤，心腹胀满，胸膈不快，哽气喘粗，小便不利。常服，宽中快膈，消化乳食。食[1]后、临卧。

青橘皮去白　肉豆蔻各贰两　黑牵牛　木香剉，各半两

右将青橘炒黄，次下肉豆蔻、牵牛、木香，略同炒转色，并为细末，煮面糊为圆如黍米大。周晬儿，每服拾圆，生姜汤下，乳食后。

丁香曲蘖圆　治小儿脾胃怯弱，乳食迟化，胸满腹胀，胃冷虫作。常服，开胃口，化宿冷，消停滞，美饮食。

丁香贰钱半　神曲半两，炒黄　麦蘖半两，炒黄　乌梅去核，壹两　槟榔贰枚　干姜半两，炮　陈橘皮去白，半两

右件为细末，煮面糊和圆如黍米大。每服叁拾圆，温米饮送下，不拘时候。

---

[1] 食：原脱。元刊补抄本同。据《普济方》卷三百九十三"香橘丸"补。

三棱圆 治停积不散，腹胁胀满，干哕恶心，全不入食。

京三棱煨香，切　木香　神曲炒黄　半夏入生姜肆两同捣成膏，炒令黄　陈橘皮去白。伍味各壹两　丁香半两　肉桂去粗皮，半两

右件为细末，煮面糊为圆如黍米大。每服贰拾圆，温生姜汤送下，乳食后。

香蜜散 治小儿奶癖不消，心腹胀硬。

石燕子壹枚　丁香　腻粉别研　蜜陀僧叁味各半两　木鳖子去壳，壹两

右件为细末。每服壹钱，温米饮调下，乳食空。

塌气散 治小儿饮食不调，腹胀紧急，上气喘粗，体肿面浮。

陈米壹合，炒黄　青橘皮去白，半两。巴豆去壳贰拾壹粒同炒黄色，去巴豆不用　甘草壹两，微炙　黑牵牛壹分。半生，半炒　肉豆蔻贰枚，面裹煨香

右件为细末。每服半钱，温米饮汤调下。伍岁已上壹钱，不拘时候。

白术散 治小儿脾肺不调，饮食无度，腹胀喘粗，头面手足虚浮。

木香壹分　白术　青橘皮去白　黑牵牛半生，半炒　桑白皮生，各半两

右件为细末。每服半钱，温米饮调下，不拘时候。

槟榔散 治小儿脾胃不和，心腹胀满，不进乳食。

槟榔　厚朴生姜汁制，炒，各半两　丁香壹分

右件咬咀。每服壹钱，水壹小盏，煎至伍分。去滓温服，不拘时候。

痰嗽方壹拾道

五香半夏圆 治小儿膈脘痞闷，气不升降，咳嗽喘满，呕吐恶心，可思饮食。

沉香　檀香　丁香　木香　白豆蔻面裹煨香　陈橘皮去白。陆味各贰钱半　藿香叶去土，半两　人参去芦头，半两　半夏生姜汁浸壹宿，炒黄，叁两

右件为细末，生姜汁煮面糊为圆如黍米大。每服贰拾圆，温生姜汤送下，乳食后、临卧。

定嗽化痰圆 治小儿风壅涎盛，咳嗽不止，呀呷有声，睡卧不稳。

猪牙皂角去皮、弦，酥炙赤色称　白附子炮　天南星炮　天麻　朱砂别研，伍味各半两　白矾枯，叁钱

右件为细末，入朱砂研匀，生姜自然汁煮面糊为圆如黄米大，别用朱砂为衣。每服贰拾圆，生姜汤送下，乳食后服。

辰砂破涎圆 治小儿痰涎停积，结聚不散，咽膈不利，呀呷有声，咳嗽气粗，胸膈痞闷，一切风涎，悉皆治之。

辰砂贰钱，研　真珠末贰钱　半夏贰两，汤洗去滑　人参去芦头，贰两　青橘皮去白，壹两　天南星半两，炮

右件为细末，生姜自然汁煮面糊为圆如黍米大，别用朱砂为衣。每服叁拾圆，温生姜汤送下，乳食后、临卧。

杏灵圆 治小儿咳嗽涎盛，上气喘急，神志昏愦。

朱砂贰钱，别研　半夏半两，汤洗去滑　五灵脂壹两，微炒，贰味取末　甜葶苈半两，隔纸炒　杏仁半两，汤浸，去皮、尖，蛤粉炒

右将葶苈、杏仁各杵成膏，同研令匀，生姜自然汁煮面糊为圆如黍米大。每服拾圆，温生姜汤送下，不拘时候。

衮涎圆 治小儿风涎壅盛，咳嗽喘急。

天南星炮　半夏慢火炮裂，生姜贰两，取汁浸壹宿，焙干　白僵蚕炒去丝觜，叁味各壹两　猪牙皂角壹分，去皮、弦，炙黄色

右件为细末，炼蜜和圆如黍米大。每服壹拾圆，茶清送下，乳食后服。

铁液散 治小儿肺经积热，涎盛咳嗽，睡卧不安。

铁粉叁钱　马牙硝肆钱　蛤粉壹两

右件为细末。每服壹字，温齑汁调下，乳食后、临卧。

温肺汤 治小儿当风脱着，挟寒伤冷，内外合邪，客于肺脏，痰嗽气促，睡卧不安。

人参去芦头　白茯苓去皮　白术叁味各壹两　杏仁汤浸，去皮、尖，蛤粉炒　陈橘皮去白　甘草炙　五味子肆味各半两

右件哎咀。每服贰钱，用水半盏，煎至叁分。去滓放温，乳食后服。

紫苏饮子 治小儿咳嗽涎盛，胸膈不利，上气喘急，及疮疹后余热蓄于肺经，久咳不已。

紫苏叶　人参去芦头　防风去芦头　桑白皮炙黄，剉细　麦门冬去心　紫菀焙干。陆味各半两

右件哎咀。每服贰钱，水壹小盏，生姜壹片，煎至伍分。去滓温服，乳食后。

贝母散 治小儿肺感寒邪，咳嗽喘急，睡卧不安。

贝母炮　甘草炙　紫菀草叁味各半两　麦门冬壹两，去心　杏仁壹两，汤浸，去皮、尖，蛤粉炒

右件哎咀。每服贰钱，水半盏，煎至叁分。去滓温服，食后。

香铃散 治小儿咳嗽喘急，腹胁胀硬，全不思食。

黑牵牛微炒　木香　马兜铃各等分

右件哎咀。每服壹钱，水壹小盏，煎至伍分。去滓温服，不拘时候。

诸热方捌道

犀角散 治五疳骨热，肢体瘦悴，日晡作热，烦渴倦怠，虽能饮食，不生肌肉。及伤寒后余热不解，盗汗不止。

犀角屑　地骨皮　秦艽　麦门冬去心　人参去芦头　枳壳麸炒，去瓤　柴胡去苗　白茯苓去皮　鳖甲醋浸炙　赤芍药　桑白皮　黄耆已上拾贰味各等分

右件哎咀。每服贰钱，水壹小盏，煎至陆分。去滓温服，乳食前。

银枣汤 治小儿潮热往来，睡多盗汗，肌体羸瘦，久不差者。

麦门冬去心　地骨皮　远志去心　人参去芦头　白茯苓去皮　甘草微炙　防风去芦头。已上柒味各叁钱　紫石英　石膏　羚羊角叁味，各壹钱　龙齿贰钱

右件㕮咀。每服贰钱,水陆分盏,煎肆分。去滓温服,乳食后、临卧。

地骨皮散 治小儿寒热更作,肌体羸瘦,烦渴引饮,不思饮食。

人参去芦头　白术　白茯苓去皮,叁味各壹两　前胡　地骨皮　当归洗,焙　陈橘皮去白　甘草炙　半夏曲炙　桔梗去芦头。柒味各半两

右件㕮咀。每服贰钱,水陆分盏,生姜壹片,枣壹枚,同煎至肆分。去滓温服,不拘时候。

芍药汤 治小儿身体壮热,心腹胀满,不思乳食,渐渐羸瘦。

人参去芦头　赤芍药　桔梗　地骨皮　杏仁汤浸,去皮、尖,蛤粉炒。伍味各半两　木香　槟榔　甘草微炙。叁味各贰两半

右件㕮咀,每服贰钱,水半盏,煎至叁分。去滓温服,不拘时候。

山葛汤 治小儿身上有赤处。按《圣惠方》云:口旁赤点若燕脂,向上皮微皱者是也。若不急治,必作壮热喘急,危殆之疾。

黑参　黄芩　枳壳麸炒,去瓤　葛根肆味各贰钱半　麻黄半两,去节　山栀子仁炒　甘草炙,叁味各壹钱半

右件㕮咀。每服贰钱,水半盏,煎至叁分。去滓温服,不拘时候。

克效散 治小儿潮热往来,久而不解,烦渴昏倦,肌瘦减食。

地骨皮贰两　防风去芦头,壹两半　人参去芦头　黄芩　甘草炙　葛根已上肆味各半两

右件㕮咀。每服贰钱,水半盏,煎至叁分。去滓温服,不拘时候。

升麻饮子 治小儿脏腑积热,面赤烦渴,痰实不利,肠胃燥涩,一切风壅,并皆治之。

山栀子仁　防风去芦头　甘草炙　大黄　连翘　升麻陆味各等分

右件㕮咀。每服贰钱,水陆分,煎至肆分。去滓温服,乳食后。如大便尚未通,加芒硝半钱,再略煎,热服。

地黄煎圆 治小儿血热风壅。大人亦宜服之。

生干地黄洗切,焙干　熟干地黄洗切,焙干,各贰两　薄荷叶贰两半,洗去土　甘草壹两半,切,微炒　山栀子仁壹两半　片白脑子壹钱,别研

右件为细末，后入脑子同研匀，炼蜜为圆，每壹两作肆拾圆。每服壹贰圆，温熟水化下，乳食后、临卧。大人每服伍圆至拾圆。

斑疹方壹拾叁道

蝉蜕膏 御风邪，辟恶气，透肌表，快疮疹。

蝉蜕去土　当归汤洗，焙　防风去芦头　甘草炙　川芎　荆芥穗　升麻柒味各等分

右件为细末，炼蜜为圆，每壹两作肆拾圆。每服壹圆，煎荆芥汤化下，不拘时候。

快斑散 治小儿疮疱欲出，未能全快。

紫草茸　蝉蜕去土　人参去芦头　白芍药肆味各壹两　木通　甘草贰味各壹分，炙

右件咬咀。每服贰钱，水壹小盏，煎至伍分。去滓温服，不拘时候。

紫草散 治疮疱已出，色不红润，身热喘急，神志昏困。

红花子如无，红花代之　紫草茸各壹两　麻黄去根、节　升麻各半两

右件为细末。每服半钱，煎薄荷汤入酒少许同调下，不拘时候。

再生散 治小儿疮疱正出，忽变紫色，或作黑陷，喘急神昏。

人齿伍枚，烧灰　蜥蜴尾伍条，烧灰

右件研令匀。每服半钱，温酒或煎葱白汤调下，不拘时候。

独圣散 治小儿疮疱黑陷或变紫色。

穿山甲不以多少，烧灰

右件为细末。每服半钱，煎葱白汤调下，不拘时候。

活血散 治疮疹已出不快。

赤芍药不以多少

右件为细末。每服壹钱，煎葡萄酒调下，不拘时候。

如圣麦门冬散 治小儿疮疹毒气上攻咽嗌，口舌生疮，不能吮乳。

桔梗去芦头　牛蒡子各壹两，微炒　麦门冬去心　甘草生用，各半两

右件咬咀。每服贰钱，水半盏，煎至叁分。去滓放温，时时令呷，或顿灌之，乳食后。

大和散 治小儿疮疱，及伤寒时气病后余邪不解，翕翕发热，潮热往来者，并皆治之。

熟干地黄洗　当归洗，焙　人参去芦头　地骨皮　赤芍药　甘草炙，陆味各等分

右件咬咀。每服壹钱，水半盏，煎至叁分。去滓温服，不拘时候。

解毒散 治小儿疮疱出足，壅盛喘急，浸淫成片，宜服此药解之。

赤芍药贰钱　生干地黄壹两半　犀角屑壹分　牡丹皮壹分

右件咬咀。每服贰钱，水半盏，煎至叁分。去滓温服，不拘时候。

参黄散 解利小儿疮疹后一切余毒。

大黄湿纸裹煨　黄芩　黑参叁味各半两

右件咬咀。每服壹钱，水半盏，煎至叁分。去滓温服，乳食后临卧。

决明散 治小儿斑疮，热毒攻肝，上冲眼目，遂生障翳。

寒水石火煅通红取出，地上去火毒　甘草生用，贰味各壹两　坯子燕脂壹钱

右件为细末。每服半钱，用生米泔水调下，乳食后。

消翳圆 治小儿斑疮，眼生障翳。

朱砂研　指甲末不拘男子妇人，先以水净洗指甲，拭干，用木贼草打取细末

右件等分，再同研令极细，以露水搜为圆如芥子大。每用壹粒，于夜卧时以新笔蘸水点在眼内，至中夜更点壹粒。

蒲黄散 治小儿肝热上攻，眼生翳膜。

蒲黄壹分　黄连　白及各半两　黄檗去粗皮，贰两　赤小豆壹两

右件同为细末。每用壹钱，井花水调作膏子，封贴囟上，日壹易之。

疮疡方柒道

伏龙肝散 治小儿头疮不瘥。

鲫鱼壹枚，如手大者，腹下开少许，去肠，不去鳞用　头发约实壹弹子大　伏

龙肝_{壹钱} 巴豆_{壹枚，去壳}

右将头发等叁味入在鱼腹中，用甘草壹寸塞鱼口内，盛在瓦器中，固济，炭火烧红，无烟取出，研细，油调涂之。

神妙散 治小儿头疮，痦肥秃疮。

豆豉_{壹合，炒焦} 白矾_{半两，枯过} 腻粉_{壹钱}

右件研令极细。先净洗疮，剃去发。以小便壹盏，烧秤锤通红，淬入小便中，热洗去疮皮令净，血出无妨，用软帛子拭干，生油涂药傅之。

香粉散 治小儿一切疮疡久不瘥者。

白胶香_{半两，别研} 腻粉_{贰钱，别研}

右件同研匀，用猪脂调傅。

前甲散 治小儿眉丛内生疮，名曰炼银癣。

穿山甲_{前膊上鳞，不以多少，火炙焦}

右件为细末，用生麻油调傅。

圣灰散 治小儿月蚀疮，耳后耳下或鼻内生疮是也。

地龙粪_{韭菜地中者}

右用炭火烧令通赤，放冷地上，用碗覆之。候冷取出，研细，以猪脂调傅。

锦鳞膏 治小儿软疖不差。

鲫鱼去鳞取皮，贴软疖上，极妙。

苦参汤 小儿遍体生疮，宜用此汤洗浴。

大黄　苦参　赤芍药_{叁味各壹两}　黄檗_{贰两}　蛇床子_{贰两}　菝葜_{肆两}

右件㕮咀。每用壹两，水叁升，煎拾余沸。去滓，通手洗之。

阴肿方肆道

石燕子圆 治小儿啼哭，躯气不正，动击于阴，偏坠肿胀，小腹作痛。

木香　槟榔各贰钱　石燕子贰枚，火炙醋淬柒遍　使君子肉壹钱　郁李仁壹分，汤浸去皮，别研如膏

右将前肆味为细末，次入郁李仁同研匀，煮面糊为圆如黍米大。每服拾圆，煎紫苏陈橘皮汤送下，乳食前。

金铃散　治小儿阴核偏肿，疼痛往来。

金铃子壹两，取肉微炒　马蔺花炒黄　茴香炒黄　莳萝叁味各半两

右件为细末。每服壹钱，煎木瓜汤调下，乳食空。

茴香散　治小儿外肾肿大，胀闷作痛。

香附子用去壳巴豆贰柒粒，同炒焦，去巴豆不用　茴香炒，各壹两

右件为细末。每服半钱，煎紫苏汤调下。如是叁岁已上，服壹钱，乳食空。

立消散　治小儿阴肿胀痛。

赤芍药　赤小豆　枳壳麸炒，去瓤

右件等分，为细末。浓煎柏枝汤，调药傅肿处，干即以柏枝汤润之。

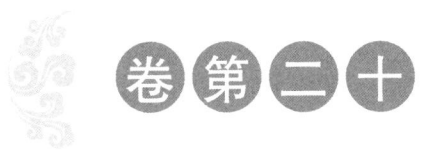

杂方伍拾捌道杂病壹 乌髭陆 生发叁 面脂壹 面药陆
出靥子贰 耳聋陆 鼻塞壹 鼻衄贰 吐血贰 骨鲠贰 盗汗叁
腋气贰 解毒陆 下虫肆 尿血贰 脱肛贰 嵌甲贰 蛇蝎伤肆 辟谷壹

神仙如意圆 治男子妇人一切风劳气冷，心腹积滞，脾寒疟疾，脓血泻痢，咳嗽，目疾，小儿诸疾。杂病方。

砒贰两，别研　黄丹伍钱，研炒　草乌头伍钱，生，去皮、尖，为末　朱砂壹分，别研，半入药，半为衣　巴豆壹拾贰枚，去皮不去油　木鳖子陆枚，去壳，别研，生用　雄黄伍钱，别研　黄蜡贰两　沥青贰两，别研

右件前柒味研匀，次溶黄蜡、沥青贰味，滤过，与前药末搜和圆如鸡头实大，以朱砂为衣。每服壹圆，随病证用汤使送下。如心痛及脾寒疟疾，烧铁淬醋汤下。久痢脱肛及休息痢，脾虚泄泻，并以陈艾心柒枚、枣叁枚、干姜壹块皂子大，水壹盏，煎至半盏送下，愈后壹月只可食淡粥。寒热气块，嚼干柿，用白汤送下。一切酒食伤，生姜汤下。赤白痢，烧干姜灰半钱，温米饮调送下。眼多冷泪不止，煎椒盐汤下。暑气并热嗽，乳糖生姜汤下。小便冷淋，茴香木通酒调海金沙末壹钱下。男子小肠气，炒茴香盐酒下。妇人赤白带下，烧秤锤淬醋下。血崩及血瘕，烧秤锤淬酒下。月事不匀，当归红花汤下。小儿急慢惊风，圆如黄米大，壹周晬儿急惊，金银薄荷汤下；慢惊，金银汤下，各叁圆。小儿泻痢，圆如绿豆大，以艾心叁枚、枣壹枚、干姜壹豆大，水壹盏，煎至叁分，下壹圆。

枸杞子圆 滋补真元，通流血脉，润泽颜色。久服乌髭须，延年耐老。一名老鸦丹。已下乌髭方。

枸杞子　莒胜子　菟丝子酒浸软，别捣　覆盆子　当归洗，焙　熟干地黄洗，焙　干山药　白茯苓去皮　白芍药　白术　白蒺藜炒去刺　牛膝酒浸壹宿　香白芷　延胡索　荜澄茄已上壹拾伍味各壹两　破故纸贰两，炒

右件为细末，用无灰酒煮面糊和圆如梧桐子大，候干，以苍耳叶罨壹宿。每服叁拾圆至伍拾圆，温酒或盐汤送下，空心。

五圣还童散　一能明目，二去头风，三补水脏，四固济牢牙，五乌髭鬓。

白盐半斤　青盐　黑牵牛　酸石榴皮叁味各贰两　硇砂壹两半　地龙去土　川楝子去核　百药煎　香白芷　威灵仙　藿香叶去土　细辛去土、叶　当归洗，焙　仙灵脾　乌贼鱼骨　熟干地黄洗，焙，拾壹味各壹两　胡桃壹拾枚　蛇蜕贰条　蝉蜕半两　不蛀皂角叁拾条

右件除皂角不剉外，其余药碎剉，以醋壹斗，同浸柒日取出，不用诸药，只用皂角并醋。将皂角蘸醋，用桑柴灰火炙，候干再蘸炙，以醋尽为度，焙干，为细末。又入没食子柒对，同为细末，每药壹两入麝香半钱。每日壹贰次揩牙，遇寅日摘白髭伍柒根，过数日再看，其摘去处必生黑髭。

乌金散　牢牙，乌髭鬓。

浆石榴皮　生干地黄　槐白皮　青盐　何首乌　猪牙皂角陆味各壹两　升麻末，半两　细辛末，半两　麝香肆钱，别研

右件先以前石榴皮等陆件剉碎，用藏瓶壹枚，入药在内，盐泥固济，留壹窍子出烟火，火煅令赤，候烟尽为度。研细，次入升麻、细辛、麝香，研和令匀。每日早晚常用揩牙，盥漱。

神仙紫金膏　乌髭鬓。

生姜斤半，和皮细剉　皂角肆两不蛀者，细剉　细辛去叶、土，壹两　香白芷壹两，剉

右件捣烂为膏，用河水调和得所。用铁铫子先将猪脂擦铫子内方入药，以碗盖定，用湿纸条塞碗缝，然后用纸筋泥固缝，不令出气，慢火养壹伏时。以手按碗足上，常以通手为度，取出研细，入瓷器收。每用

杖子挑药少许，于白髭处熟擦令热，即摘去白髭，用药再擦，肉热即止。后生黑者，永不变白。

再黑膏 乌髭。

胡桃壹枚，捶碎，去壳取全肉，于新瓦中心安顿，四边着慢火逼，渐渐簇火令近，时时拨转胡桃，令焦黑，地上放令冷用　定粉壹钱重

右件一处研如膏，用小瓷合收之。每用少许，先涂在白髭根上，方用镊子摘髭，急用手擦药入白髭窍内，后次即出黄髭。若叁数次用，终身不白。每摘壹髭，如此用壹遍。

还春膏 每用针砂，不拘多少，用水淘洗净，入好米醋内长浸之。如要用时，将针砂于无油铁铫内炒令焦，研极细。每用针砂末伍钱，荞面少许，以重汤熬成稀糊。涂髭须，用汤浸软，荷叶包裹，至叁更以热汤洗净，拭干，次用后药：

诃子贰两，将壹两用法醋浸，去核；将壹两，粟壳炒黑色，去核

右为细末，各令贴起。如用时，各用贰钱，入荞面少许，以水调，用重汤打成糊，稀稠得所。先将热汤洗净髭须，然后涂药匀，用汤浸荷叶包裹，帛子系至天明，汤洗，每日用胡桃油润之。针砂须是好者，若无好者，髭不黑。

紫金油 治妇人发落稀黄。已下生发方。

鲫鱼胆贰拾枚　铁鉎[1]伍钱大壹片　诃子伍枚，煨，去核　郁金贰枚，剉　黄芩半两，剉　黑豆壹大合　紫草半两　零陵香半两　生姜汁壹大合

右件药，用生绢袋子盛，取竹沥油肆两，麻油拾贰两，入药袋子，于有油瓷合内浸，密封于凉处。半月取出，逐日搽头，百日内光黑，永不退落。

香芎油 治头风发落不生。

秦椒　香白芷　川芎叁味各壹两　蔓荆子　附子　零陵香叁味各半两

右件细剉，用绵裹，以生麻油壹斤，于瓷器内浸叁柒日。涂发稀少

---

[1] 鉎：音 shēng，铁锈。

处，不可滴在面上。

柏枝油　去风生发。

柏枝干者　椒红　半夏各叁两

右件㕮咀。用水两碗，煎至半碗，入蜜少许，再煎壹两沸。每用时，入生姜汁少许，调匀，擦无发处，每日两次用。

摩风黄耆膏　嫩容去风。面脂方。

黄耆　当归洗，焙　防风去芦头　檀香　栝楼去皮　香白芷陆味各半两　甘松去土　零陵香　川芎　甘草　生干地黄　木香　藁本　白蔹捌味各壹分　杏仁肆拾玖枚，去皮、尖　赤芍药壹钱　麻油壹斤，如水清者

右件药，除油外拾陆味皆剉碎，焙干，入油内慢火熬壹伏时，去诸药不用。再称熬者油，每壹两入黄明蜡肆钱，再于火上化开蜡，熬少时，用新绵子滤去滓，盛于瓷器内。熬时，不得用铜铁器，须是银石器内熬。

七香嫩容散　去风刺、䵟䵴。已下面药风刺、䵟䵴方。

黑牵牛拾贰两，生用　香白芷　零陵香　甘松去土　栝楼根肆味各贰两　茶子去黑皮，肆两，炒　皂角末去皮、尖，肆两

右件为细末，如常用之。

藁本散　治面多䵟䵴、风刺。

藁本肆两　黑牵牛贰两　黑豆壹小盏　皂角壹拾铤，不蛀者

右件为末，如澡豆常洗之。

石菖蒲散　治面上䵟䵴、风刺，疮𪖌。

石菖蒲玖节者　甘草　白茯苓　淡豉　皂角肥实不蛀者，去皮、弦、子

右件各等分，为末。临卧先以皂角洗面，拭揩令极干，用鸡子清涂面上。至来早，将此药如澡豆用之。

玉容散　治面黑䵟䵴及皱皴皵[1]。

白附子生用　蜜陀僧　牡蛎煅为粉　白茯苓去皮　川芎

---

[1] 皵：音 què，粗糙坼裂。

右件各等分，为细末，以羖羊乳调如膏。夜以涂面，旦以浆水洗之。

五倍子膏 治面上风刺。

漏芦去芦头，贰两，生用　五倍子半两，微炒　黄檗去粗皮，壹两，蜜涂炙伍柒次

右件为细末，临卧蜜调涂。如微赤疮，即以面油调傅。

矾石散 治面上黑䵣。

矾石烧研　硫黄研　白附子

右件各等分，为细末，以醋浸壹宿，涂之。

如圣膏 出魘子。已下出魘子方。

荞麦梗灰　茄梗灰　桑柴灰　矿灰[1]　炭灰　黑豆梗灰

右件各等分，为末，水叁碗淋取汁，将淋下汁再淋两次，慢火熬成膏。每用少许，针刺破魘子，傅之。

糯米膏 出魘子。

石灰陆钱，须矿灰，以少水化开　木炭灰叁钱，须旋于烧熟火上轻抄取白者

右件拌匀，以水少许调令稀稠得所，瓷盏内盛，以竹篦子摊平。然后拣好糯米贰叁拾粒，每粒种之如莲蓬样，每粒插壹半在灰内，以好纸遮盖盏口，毋令透气。候肆伍日取壹贰粒，看在灰内者，若化作粥浆，可用矣。如未化，更候壹贰日。如取魘子，先净洗过，以竹削作针，灯上燎过，其尖梢利，先轻手于魘周围略拨动，即以竹针轻挑糯米浆汁，匀布拨动处，魘上不用。须臾微赤，不痛，不作脓，叁数日即作痂，勿剥，任其自落，不作瘢痕，其魘自落。

木通圆 治耳聋。已下耳聋方。

磁石叁两，煅赤醋淬玖次　石菖蒲　远志去心　破故纸炒。叁味各壹两　木通半两　麝香壹钱，别研

右件为细末，用葱白汁煮面糊为圆如梧桐子大。每服叁拾圆至肆拾

---

[1] 矿灰：即纯石灰。宋代李诫《营造法式》卷二十六云："用纯石灰，谓'矿灰'。"

圆，煎通草汤送下，食前。

磁石酒 治风邪之气入于脑，或入于耳，久而不散，经络痞塞，不能宣利，使人耳中悾悾然，或作旋运。

磁石伍两，捣碎，水淘去赤汁　山茱萸叁两　熟干地黄洗，焙，叁两　菖蒲贰两　木通　防风去芦头　山药　远志去心　天雄炮，去皮、脐　蔓荆子　甘菊花　川芎　细辛去叶、土　肉桂去粗皮　干姜炮　白茯苓去皮。已上拾贰味各壹两

右件细剉，拌匀，用生绢袋盛，以酒贰斗浸。柒日后，每食前饮之，常令有酒气。

菖蒲酒 治耳聋、耳鸣。

石菖蒲　木通　防风去芦头　肉桂去粗皮，肆味各叁分　磁石贰两，捣碎，水淘去赤汁

右件细剉，以新棉裹，系定，以无灰法酒壹斗浸柒日。每日空心饮壹盏，晚再饮之。

大通膏 治耳聋。

蓖麻子去皮　巴豆去皮、膜、油、心　杏仁去皮、尖　乳香别研　松脂别研，伍味各半两　青盐壹分

右件同研和，捻作枣核样如小拇指大，用黄蜡薄裹之，大针扎两叁眼子，两头透。用塞耳，经宿当闻钟声，黄水出即愈。

蝎梢膏 治远年日近耳聋。

蝎梢柒枚，焙　淡豉贰拾壹粒，拣大者，焙　巴豆柒粒，去心、膜，又去油

右先研蝎梢、淡豉贰味令细，别研巴豆成膏，入前贰味同研匀，捏如小枣核状，用葱白小头取孔，以药壹粒在内，用薄棉裹定。临卧时置在耳中，来早取出。未通再用，以通为度。

椒目膏 治耳内如风雨声、如钟声，及暴聋者。

椒目壹分　石菖蒲壹分　巴豆连皮研，壹枚

右为细末，以蜡搜为铤子。塞耳内，壹日壹易。

辛夷膏 治脑户受塞，浓涕结聚，关窍壅闭。鼻塞方。

辛夷　川芎　香白芷　茴[1]草　通草伍味各壹钱　当归洗，焙　细辛去叶、土　肉桂去粗皮，叁味各半钱

右件细剉，以酒浸壹宿，酒不须多。次日以猪、羊髓及猪脂少许煎成油，入前件酒浸药，同煎令变色，却用绵滤去滓，盛瓷器内。每用壹米许，滴入鼻内。

神白散　治鼻衄不止。已下鼻衄方。

蛤粉壹两，研极细，罗伍柒遍　槐花半两，炒令焦，碾为末

右件令极匀细。每服壹钱，新汲水调下。如小，可只用半钱。兼治便血不止，不拘时候。

莱菔饮　治鼻衄不止。

萝卜，捣取自然汁壹盏，入盐壹钱调匀，顿服。

四味圆　治吐血。已下吐血方。

荷叶　艾叶　柏叶　生地黄

右件各等分，捣烂，团成鸡子大。每服壹圆，水叁盏，煎至壹盏。去滓温服，不拘时候。

补肺散　治暴吐损肺，吐血不止。

成炼钟乳粉

右件每服贰钱，煎糯米汤调下，立止。如无糯米，只用粳米，不拘时候。

神效膏　治诸般骨鲠。已下骨鲠方。

马鞭草　地松一名皱面草

右件各壹小握，不用根，入陈白梅肉壹枚，白矾壹大拇指面许，研令极细。取壹弹子大，以绵裹作壹球子，缀钗头上。其余药即将无灰酒壹碗，绞取药汁，细细呷之令尽。如不能饮，亦强呷数口。然后纳绵球子于喉间，旋旋咽其药汁，其骨鲠渐软，当自下去，不然即吐出。

白龙散　治鱼骨鲠。

---

[1]茴：原作"苬"，同"茴"。

柑子皮　白梅　象牙屑

右各等分，同为细末。每服壹钱，绵裹含化。

异功散　治盗汗不止。已下盗汗方。

浮小麦不以多少，拣净，炒令焦，薄纸衬于地上放冷

右件为细末。每服叁钱，用煮软猪嘴薄切数片，临睡捏药吃。不食荤者，用白汤点服。

粉汗散　止汗出过多。

麻黄根壹两　牡蛎壹两，烧赤　龙骨半两　赤石脂半两

右件为细末。盛以绢袋，如扑粉粉之。

椒目散　治盗汗日久不止。

麻黄根　椒目各等分

右件为细末。每服壹钱，无灰酒调，乘热服，食后。

蜜陀僧散　治腋气。已下腋气方。

开通钱拾文，米醋壹碗，用炭火将铁线子串钱炼赤，淬醋尽为度，去铁线不用　蜜陀僧半两　麝香壹字，别研　轻粉壹字

右件为末。每用先令浴了，剃去腋毛，以生姜壹块，切作两片，蘸药，左手托右，右手托左。

石胆散　治腋气。

胆矾　蜜陀僧　轻粉各等分

右件为细末。津唾调擦之，数次除根。

麝香圆　治饮酒过多及伤瓜果，虚热在脾，饮水无度，状似消渴。大抵消中之疾，往往脾气既衰，元气耗散，土不制水，故水溢不收。今脾有热而元气不衰者，非消渴也，此药主之。已下解毒方。

麝香当门子，不以多少

右件细研，以好酒濡之为圆如绿豆大。每服壹拾圆，煎枳椇子汤送下，明日再服，以不渴为度。枳椇子亦谓之癞汉指头，盖取其似也。小儿喜食之。

犀角饮子　解丹石药毒。

犀角镑　知母　防风去芦头　甘草肆味各半两　山栀子　杏仁去皮、尖　蔓荆子　地骨皮　白茯苓去皮,伍味各壹两　黄芩壹两半　柴胡去苗,壹两

右件㕮咀。每服伍钱，水壹盏，煎至柒分，去滓温服。

解毒圆　解一切饮食毒及诸药毒，并疗溺死、缢死、磕死；或汤烫、火烧，气已绝，但心头微热者，皆可治。

五倍子叁两　大戟壹两　山慈菰半两　板蓝根半两　续随子去皮,壹两　麝香壹钱,别研

右件为细末，研匀，水煮糯米糊为圆，每壹两作拾圆，阴干，用雄鸭头血为衣，候经宿，布袋挂当风处。每服壹圆，热酒磨下。

化毒散　治中药毒，吐血或心痛，或舌尖微黑，口唇裂，嚼豆不腥者。

巴豆壹枚,去心、膜,研如泥　黄丹半钱　雄黄壹字,同研细

右用乌鸡子壹枚，煎盘内煎成饼，掺药在上，卷为筒子。临睡壹服，烂嚼，茶清送下，当夜取下毒。

备急散　解中药毒，烦躁吐血，口内如针刺。

白矾壹两　草茶壹两

右件为细末。每服叁钱，新汲水调下。此药入口味甘而不觉苦者，是中毒也。

甘粉散　解一切药毒。

甘草贰两,生,剉碎

用水叁碗，煎至壹碗，去滓，入绿豆粉壹合，打匀，再煎数沸，入蜜半两，温服。

雷元散　取寸白虫。已下下虫方。

槟榔鸡心者,壹两　雷元圆净内白者,研,壹两,忌火　雄黄别研　黄丹　韶粉已上叁味各半两

右件为细末。每服壹大钱，油饼泡汤调服，贰更时服，至五更时却服后方双粉散催之。

双粉散　下寸白虫，兼取蛔虫。

石灰壹两，水化去火毒　黄丹半两　韶粉半两　轻粉壹钱

右件为细末。每服壹大钱，煎使君子汤调下，五更时服。如患蛔虫，贰更时只服此药，不须前药方雷元散。

槟榔散　治虫动心痛。

槟榔鸡心者　干漆炒令烟出，各壹两　石灰火煅放冷，叁两

右件为细末。每服壹钱，用热酒调，放温，连贰服，不拘时候。

必效散　治久下寸白虫，日渐羸瘦。

槟榔鸡心者，不以多少

右为细末。每服贰钱，用东引石榴根煎汤调下，于平旦盥漱讫，先食炙肥肉数片，然后服药。忌食牛肉、白酒。若于上旬服药尤佳，盖虫头向上故也。

归血散　治男子、妇人、老幼小便溺血。已下尿血方。

荆芥剉碎，壹合　大麦壹合，生　黑豆壹合，生　甘草贰钱，生

右件拌匀。用水壹盏半，煎至壹盏，去滓。作两次温服，食后、临卧。

桃胶散　治血淋。

石膏　木通　桃胶炒作末，各半两

右件为细末。每服贰钱，水壹盏，煎至柒分，通口服，食前。

磁石散　治脱肛。已下脱肛方。

磁石肆两，用米醋煎沸，将磁石蘸柒次

右为细末。每服壹钱，空心，麝香米饮调下。次用铁片烧红，放冷，同葱根煎汤，洗净，托上。

收肛散　治脱肛。

鳖头壹枚，烧灰

右件令极细。候肠头出，以药干掺在上，用纸衬手，轻轻揉入。

诃子散　治嵌甲溃脓，经久不瘥。已下嵌甲方。

诃子贰枚，烧留性　降真香壹钱　青黛壹钱，别研　五倍子半两，炒黑色

右件并为细末，次入青黛，一处研匀。先用葱盐汤洗净，剪去指甲或挑起指甲，用药干贴缝内，或用麻油调傅之。

胆矾散 治嵌甲。

胆矾壹两，入坩埚子内，烈火煅令白色，出火毒壹宿　麝香壹字，别研

右件同研细。先用葱盐汤洗患处，挹干，傅药少许。

除毒散 治蛇伤。已下蛇蝎伤方。

香白芷不以多少

右为细末。每服叁钱，用麦门冬煎汤调下。

立应散 治诸毒蛇虫咬伤。

右鹅粪壹味，新水调涂之。

治蝎螫 莴苣子，入盐同嚼，贴痛处，少时其痛便止。

禁蝎螫法 掐左手第叁指第壹节纹，问被螫人，云：则甚。才得语即吸气壹口，急拾砖瓦或木，吹气于其下压之，并放手诀。自螫着即倒搐气壹口，更不压。

辟谷方

大豆伍斗，淘净，入甑熟炊叁次　大麻子叁斗，汤浸壹宿，漉出，亦蒸叁次，晒干后焙过，便以轻圆木杖擀破，筛取仁用之

右件先将大豆为末，次下麻仁，捣令匀，团如拳大，再入甑内，从初更着火，蒸至半夜子时住火，寅时出甑，午时晒干，杵为末。服之，以饱为度，不得食一切物。第壹顿柒日不饥，第贰顿肆拾玖日不饥，第叁顿壹百日不饥，第肆顿贰仟肆百日不饥。不问贵贱老少，依法服食，令人耳目聪明，气体强壮，容貌日增，永不憔悴。如渴，即研大麻子浆饮之，转滋脏腑。若要开食，用葵菜子叁合，杵末煎之，冷服，取下原药如金色。任餐诸物，并无所损。

汤方壹拾柒道

丁香半夏汤 平胃益气，宽膈化痰。治呕逆恶心，全不美食。

半夏曲炒黄　白术　人参去芦头，各贰两　甘草微炙　白檀香　生姜去皮，切片焙干秤，各壹两　姜黄半两　丁香半两

右件为末。每服贰钱，沸汤点服。

姜曲汤 温脾益胃，消酒化食。治胸膈痞满，呕吐恶心。

神曲炒　大麦蘖炒　甘草炙，叁味各伍两　白盐炒，贰两半　生姜柒两，切作片子，焙干　丁香壹分　胡椒壹分　草果子伍[1]枚

右件为细末。每服壹钱，沸汤点服。

沉香汤 温中快膈，进饮食，除呕逆。

沉香半两　甘草半两，炙　檀香叁分　白豆蔻仁叁两　缩砂仁陆钱半　木香半两　麝香半字，别研

右件为细末，入麝香研匀。每服壹钱，盐少许，沸汤点服。

杏蜜汤 治停饮咳嗽，开胃思食，大醒酒快膈。

半夏叁两，汤洗净，再用汤壹碗，入白矾末壹钱，同半夏浸壹宿，焙干　杏仁陆两，汤浸，去皮、尖，炒令黄　甘草肆两，炙　白盐陆两，炒　诃子捌枚，煨，去核　生姜壹斤肆两，煨，去皮，切作片子，焙干

右件为细末，入盐和匀。每服贰钱，入蜜半匙，沸汤点服。

清中汤 清气快膈，治腹痛恶心。

菖蒲家生者，刮去皮须，切作片，米泔浸叁伏时，压去苦水，称壹斤　生姜伍两，不去皮，细切　白盐肆两，与菖蒲同淹壹宿，焙干　白术贰两　甘草贰两，炙

右件为细末。每服壹钱，沸汤点服。

须问汤 治中酒痰逆。

白豆蔻仁　缩砂仁各肆两　丁香贰两　甘草叁两，炙　白盐叁两，炒

右除丁香外，同炒熟，以壹瓷合子入药壹半铺底，下丁香，又以壹半盖头，淹壹宿取出，为细末。每服壹钱，沸汤点服。

冲和汤 醒酒快膈，消痰助胃。

生姜肆两，切，焙　草果仁去皮，柒钱半　甘草柒钱半，炙　半夏曲贰钱半，炙　白盐壹两，炒

右件为细末，入盐和匀。每服贰钱，沸汤点服。

---

[1] 伍：底本此字漫漶不清。据元刊补抄本补。

青金汤 治酒食所伤及呕逆恶心，头目昏运，神志不爽。

缩砂仁壹两　白豆蔻仁壹两　薄荷叶去土,贰两　甘草半两,微炙

右件为细末。每服壹钱，沸汤点服。

无尘汤 清气消壅。

糖霜贰两　脑子壹字

右先将糖霜研细，次入脑子，研匀。每服壹钱，沸汤点服。

凤髓汤 润肺，疗咳嗽。

松子仁肆两　胡桃肉汤浸去皮。各壹两　蜜半两,炼

右件研烂，次入蜜和匀。每服壹钱，沸汤点服。

香橙汤 宽中，快气，消酒。

橙子大者叁斤,破,去核,切作片子,连皮用　生姜伍两,去皮切片,焙干

右件于净砂盆内，烂研如泥，次入炙甘草末贰两，檀香末半两，并搜和捏作饼子，焙干，为细末。每服壹钱，入盐少许，沸汤点服。

韵姜饼子 温中降气，破饮逐痰。疗酒食过伤，肢体急堕，除口气，爽心神。如病酒，尤宜服之。

半夏肆两,为末,生姜汁搜和作饼子,焙干,为细末,再用姜汁和,焙,如此叁遍为度　生姜壹斤,切作片子,以青盐贰两细研,同淹壹宿,于日中曝干,如无青盐,只用食盐　草豆蔻去皮,微炒,贰两　杏仁汤浸,去皮、尖,研如膏,贰两　甘草肆两,炙黄　檀香壹两半

右件为细末，用白面贰两，蜜水煮糊，入杏仁在内搜和，以印子脱诸花样如钱大。每服壹贰饼，细嚼，沸汤送下。

解渴百杯圆 木瓜壹拾枚,烂蒸去皮,细研　乌梅去核,壹斤　甘草柒两半,炙　干葛贰两　川芎　馀甘子　紫苏叶叁味各半两　百药煎壹两,研　白盐壹拾两,炒

右件为细末，同研匀，将木瓜搜和为圆如鸡头大。每服壹圆，含化。

麝香圆 消瓜果水毒。

肉桂去粗皮,半两　人参去芦头,半两　丁香壹两　白茯苓去皮,壹两　甘草炙,贰两　青盐贰两　麝香壹钱半,别研　干木瓜肆两

右件为细末,次入麝香、白盐同研匀,炼蜜为圆,每壹两作拾伍圆。每服壹圆,细嚼,新水下。伤冷呕吐,生姜汤下。

梅肉圆 生津液,止燥渴,凉咽喉。

百药煎壹斤　乌梅肉贰两　朴硝贰两　缩砂仁半两　香白芷半两　薄荷叶去土,叁两　绿豆粉伍两

右件为细末,熬甘草膏为圆,每两作拾伍圆。每服壹圆,含化。

橄榄圆 生津液,压壅热。

百药煎壹两　白梅肉贰钱　檀香末贰钱　蒲黄贰钱　脑子壹分,研　麝香壹分,研

右件研匀,甘草膏子和圆如绿豆大。每服叁伍圆,含化。

酴醾圆 顺气宽膈,美进饮食。

木香半两　甘草半两,炙　丁香枝杖壹两　姜黄壹两

右件为细末,炼蜜为圆,每两作肆拾圆。每服壹圆,细嚼,温熟水下。

跋[1]

枢密洪[2]、杨二公，给事胡公[3]，前后守当涂。各有方书锓木于郡中，亦遗爱之一端也。其名曰《洪氏集验》《杨氏家藏》《胡氏经效》。今江、淮、浙间，士大夫与夫医家多用。此三书，对证以治疾，无不取效。闽中相去差远，犹未之有。今刊宪司将以惠众，抑亦副三公欲广其传之意云。

淳熙乙巳夏四月望日东密[4]延玺书

---

[1] 跋：原无此字，校释者加。从此下文字看，此跋非为《杨氏家藏方》一书而作，乃为《洪氏集验》《杨氏家藏》《胡氏经效》三书共言。
[2] 洪：洪遵，鄱阳人，曾守当涂，其余生平不详。著《洪氏集验方》，现存清代黄丕烈据宋刻本翻刻，五卷。
[3] 胡公：名佚，生平不详。据《宋史·艺文志》记载有与《杨氏家藏方》同时代有《胡氏经验方》，不知是否即此方。据《医籍考》卷四十八云："《胡氏总效方》，《宋史》十卷，佚……此胡氏方，似元质所著。而《宋志》'总'字，恐是'经'讹。"《吴郡志》卷二十七载"胡元质，字长文，长洲人"，绍兴十八年（1148）进士，曾出守当涂。据此，可以肯定此《总效方》即《胡氏经效》。
[4] 东密：南宋地名。或指今山东省高密县。

方剂索引

A

阿魏理中圆　49
艾附圆　183
艾灰饼子　217
艾煎圆　182
艾硫圆　110
艾叶散　164
安胎散　192

B

八风丹　19
八解散　28
八味汤　75
八味香苏散　96
八仙圆　105
拔毒散　146
白丹　176
白豆蔻散　54
白附子化痰圆　88
白附子圆　21, 200
白金散　146

白龙散　239
白散子　172
白石脂圆　184
白薇圆　192
白玉膏　142
白泽圆　108
白术半夏汤　90
白术茯苓圆　70
白术散　225
白术圆　78
百倍圆　41
百部散　153
百花散　145
百嚼圆　18
百药散　157
百枝膏　205
柏枝油　236
半夏圆　93
保安圆　206
保命龙虎圆　8
保命延龄圆　100
保孺圆　213

保生圆 200
保真圆 100
北亭散 155
贝母散 227
备急散 241
比金圆 198
必捷圆 149
必胜散 24，215
必效散 242
必效圆 123
荜拨散 25
荜拨圆 78
荜澄茄大圆 49
荜澄茄圆 65
萆薢分清散 108
蓖麻膏 169
蓖麻子膏 25
辟谷方 243
辟邪丹 31
碧玉丹 15
鳖甲白术散 33
槟榔散 225，242
槟榔圆 42，213
檗皮散 148
补肺散 239
补宫圆 182
补骨脂散 45
补骨脂圆 166
补脾圆 63
补青圆 132
补阴丹 177

补中芎劳汤 186
不换金散 54

C

草果饮子 33，75
草灵宝丹 2
草圣圆 43
侧金散 161
茶蒻散 159
柴胡鳖甲圆 112
蝉花散 132
蝉蜕膏 229
蟾酥散 215
菖蒲大圆 134
菖蒲酒 238
长生圆 202
常山剉散 33
车前散 48
车前子散 221
车前子圆 131
辰砂膏 199
辰砂破涎圆 226
沉香大圆 60
沉香断红圆 222
沉香煎圆 178
沉香鹿茸圆 107
沉香磨脾散 73
沉香散 52
沉香汤 244
沉香天麻煎圆 9
沉香养脾圆 64

沉香圆　67

陈橘皮散　75

趁痛散　44

赤茯苓散　191

赤虎圆　43

赤金圆　9

赤龙散　25

冲和汤　244

除毒散　243

除风圆　8

除热饮子　36

除湿圆　44

除痛圆　61

川芎圆　134

穿山甲散　160，188

吹喉散　135

春雪膏　129

椿花散　164

磁石酒　238

磁石散　242

磁石圆　172

赐方鹿茸圆　99

赐方膃肭脐圆　99

赐方五香汤　58

葱涎圆　201

醋煎散　195

醋煎圆　184

D

大阿胶圆　3

大丁香煮散　74

大断下圆　78

大防风圆　18

大和散　230

大建脾圆　63

大降气汤　90

大金箔圆　14

大橘皮圆　50

大圣散　189

大通膏　238

大通圆　5

大温脾圆　68

大五味子圆　91

大养脾圆　63

大油煎散　186

胆矾散　161，243

当归荆芥散　184

当归圆　179

导气圆　50

导水圆　119

的奇丹　66

等凉圆　35

滴金膏　129

涤烦圆　29

抵金膏　163

抵圣散　80

抵圣太白膏　169

地骨皮散　37，228

地黄煎圆　228

地龙散　154

地髓煎圆　187

地榆散　83，156

地榆汤　223
丁沉圆　51
丁附圆　66
丁红圆　55
丁香半夏汤　243
丁香饼子　217
丁香大圆子　64
丁香茯苓汤　90
丁香平气圆　49
丁香平胃散　75
丁香平胃圆　216
丁香曲蘗圆　224
丁香五辛圆　51
丁香养气汤　54
定神圆　117
定嗽化痰圆　226
定痛散　137，165，209
定痛圆　43
定血散　170
定志圆　116
冬瓜圆　121
斗门圆　220
豆蔻橘红散　73
豆蔻圆　220
豆蔻煮散　74
窦侍御仙酒　12
独虎散　165
独黄散　151
独活散　24
独连圆　118
独圣膏　140

独圣散　196，229
独效散　59
杜仲圆　190
断疟法　34
断下散　83
断下汤　188
夺命丹　133
夺命散　10

E

阿胶圆　92，190
二白散　165
二胆膏　163
二气散　76
二蜕散　164
二香散　162
二香养胃圆　64
二香圆　82，217
二宜丹　108
二至圆　104

F

法炼灵乌散　207
法煮蓖麻子　17
矾石散　48，237
芳香散　189
防风荆芥散　133
防风散　24
防风雄黄圆　6
防风浴汤　45
防己汤　31

肥白圆　213
肥肌圆　214
分气汤　54
分水散　122
粉汗散　240
凤髓汤　245
凤眼草散　156
佛桑散　165
佛手祛毒膏　147
佛手散　152
芙蕖散　189
茯苓散　108
茯苓汤　121
茯苓圆　106
茯神丹　107
茯神琥珀圆　120
茯神圆　117
附香散　11
附子赤石脂圆　80
附子酒　12
附子鹿角霜圆　106
附子木瓜圆　41
赴筵散　138
复明散　133
缚虎圆　82

G

甘粉散　241
甘菊圆　21
橄榄散　157
橄榄圆　246

高良姜圆　65
藁本散　236
蛤蚧圆　91
更生散　23
攻毒散　131
枸杞子圆　233
谷神圆　71
固本丹　110
固肠圆　220
固经圆　184
固脬散　196
固真圆　103
瓜蒂散　34
栝楼根散　118
栝楼圆　92
观音散　219
贯众散　84
光明散　130
广顺散　30
归肠散　223
归血散　242
鬼哭散　33
衮涎圆　226

H

海蛤汤　121
海神散　171
诃黎勒散　222
诃黎勒圆　79
诃子散　242
诃子圆　220

何首乌散　152
鹤虱圆　158
黑虎散　195
黑金散　188
黑龙圆　18
黑神丹　18
黑神散　162
黑锡丹　109
黑圆子　51
红花血竭圆　187
红蓝散　195
红玉散　140
厚肠圆　77
厚朴煎圆　72
厚朴圆　69
狐骨散　164
胡粉散　223
胡黄连圆　211
胡椒青盐圆　103
胡桃散　125，196
葫芦巴圆　43，104
虎骨酒　11
虎骨散　168
虎骨圆　8
虎睛圆　16，200
琥珀金丝膏　128
琥珀圆　115
琥珀真珠圆　200
滑胎散　192
化虫圆　215
化毒散　241

化风圆　20
化涎圆　201
槐角煎　21
槐角子圆　157
槐枝膏　150
还春膏　235
还少圆　103
换肌散　12，173
浣肌散　152
黄连散　130
黄连乌梅圆　77
黄耆茯神散　218
黄耆汤　164
黄石散　17
黄文散　196
回生散　28
茴香散　124，232
活血散　13，229
火府圆　35

J

鸡舌香散　59
鸡苏圆　35
䪼汁圆　93
鲫鱼散　162
冀州郭家明上膏　128
加减定命丹　206
坚肠圆　82
建脾散　76
建胃圆　70
建中圆　69

健步圆　40
姜附圆　72
姜合圆　65
姜黄散　60
姜曲汤　244
姜魏圆　65
姜枣圆　73
姜汁圆　93
降气丹　29
降真散　161
绛雪散　135
交泰丹　27
交藤圆　158
椒艾汤　152
椒目膏　238
椒目散　240
椒朴建脾散　73
接骨膏　170
截疳散　216
截惊散　208
解毒散　150，230
解毒圆　241
解渴百杯圆　245
解劳散　114
解铃圆　124
金宝神丹　58
金箔如锦圆　203
金不换散　189
金谷散　127
金花散　195
金铃散　232

金铃子散　125
金铃子圆　123
金粟圆　210
金银散　149
金银圆　184
锦鳞膏　231
荆黄散　24
荆芥散　25，137
荆芥汤　154
荆芥圆　20
九宝散　136
九珍散　96
久炼太素丹　175
灸无子法　191
韭子圆　105
酒积圆　57
救命丹　171
救生圆　216
菊精圆　132
橘核散　124
拒风圆　22
聚功圆　181
聚金圆　155
蠲痹汤　39
蠲毒圆　62
蠲痛乳香圆　42
蠲饮枳实圆　89
卷柏散　45
卷柏圆　182
卷帘散　129
决明散　230

K

开明饼子　133
榅藤子圆　157
克效散　60，228
苦参大圆　13
苦参汤　231
苦杖散　194
快斑散　229
快脾饮子　74
款冬花膏　91
款冬花散　94

L

蜡煎散　95
来复丹　109
莱菔饮　239
雷元散　214，241
冷香饮子　31
梨汁饼子　204
立安散　59，96
立圣散　156
立消散　232
立效散　215
立效圆　22
立验膏　163
立应散　138，154，243
利惊圆　201
连蘖散　161
连翘散　150
敛毒散　147

敛红圆　82
敛肌散　154
楝实散　214
良姜散　59
灵宝膏　145
灵妙散　223
灵砂丹　87
灵砂救命丹　198
灵砂宁神圆　116
灵应膏　142
灵脂圆　62
凌霄花散　151
羚犀汤　36
刘寄奴散　170
流气饮子　51
硫黄圆　221
硫黄熨法　111
六君子汤　75
六神圆　167
六物汤　191
龙齿丹　14
龙胆汤　29
龙胆圆　212
龙骨散　223
龙骨圆　106
龙脑散　161
龙麝蛣蜋圆　19
龙珠丹　4
芦荟圆　212
鹿角胶圆　101
鹿茸补肝圆　193

鹭鹚藤散 46

露蜂房散 137

绿云散 139

绿云一醉散 145

萝卜子圆 122

M

麻黄散 97

麻仁圆 47

马兜铃圆 93

麦门冬散 22

茅根散 31

梅膏圆 92

梅连圆 222

梅肉圆 213, 246

麋角既济圆 101

麋茸万病圆 184

密香散 154

蜜草散 164

蜜陀僧散 148, 240

妙应圆 72

摩风黄耆膏 236

磨积圆 182

没石子膏 214

没药膏 144

没药琥珀散 188

没药降圣丹 166

没药散 194

牡丹皮散 187

木鳖膏 169

木鳖子圆 222

木瓜圆 43

木乳圆 88

木通散 121

木通圆 237

木香槟榔煎 57

木香橘皮圆 69

木香没药圆 42

木香散 80, 221

木香顺气圆 50

木香圆 125, 224

木香煮散 52

N

硇附饼子 66

内补散 112, 148

内金鹿茸圆 194

内托黄耆圆 148

内消散 197

内消圆 123

内炙圆 81

拈痛圆 60

宁肺汤 94

凝石散 173

牛黄圆 204

牛膝圆 38

暖宫圆 178

糯米膏 237

O

藕汁膏 36

P

霹雳煎　48
霹雳散　189
螵蛸散　189
平肺汤　95
平肌散　163
平气圆　68
泼火散　30
蒲黄散　230
朴硝汤　164

Q

七宝散　32，46
七疝汤　125
七圣散　141
七香嫩容散　236
七星散　94
气宝圆　124
起废丹　1
千金散　162，202
牵牛圆　45
牵正散　11
铅丹散　117
铅霜散　135
前胡散　114
前甲散　231
羌活大圆　15
羌活饮子　22
蜣螂膏　173
秦艽扶羸汤　114

青饼子　204
青蒿散　114
青金丹　89
青金散　30
青金汤　245
青龙丹　6
青礞石圆　224
青牛散　215
青香散　161
青盐椒附圆　105
青玉散　130
轻黄散　146
轻脚圆　40
清凉丹　17
清气散　36
清神汤　37
清暑散　31
清香散　23
清中汤　244
曲蘖圆　81
祛毒散　28
祛风保安丹　4
祛风散　130
祛痔消食圆　212
祛寒汤　29
祛疟饼子　32
祛痛散　136
祛涎圆　87
全蝎散　24
却痛散　58，145
雀瓮散　208

R

人参鳖甲煎圆　179

人参冲和圆　64

人参调中散　191

人参蛤蚧散　113

人参散　74

人参煮散　185

人参紫菀煎　91

人参紫菀散　113

仁寿圆　102

肉豆蔻散　81

如冰散　148

如神散　138

如胜散　131

如圣膏　237

如圣麦门冬散　229

如圣散　160

如圣水　129

如圣饮子　97

乳香散　149

乳香宣经圆　40

乳香圆　192

软红圆　85

软犀圆　55

润肠汤　47

S

三才圆　21

三黄膏　150

三黄散　158

三棱圆　225

三仁五子圆　102

三神散　151，218

三神圆　85

三物浴汤　152

三香正气散　53

三茱圆　123

散毒膏　149

桑螵蛸圆　107

山葛汤　228

山蓟汤　218

山蕲散　195

善应白膏　144

商陆散　122

上洞小丹　174

烧枣散　191

芍药汤　228

蛇黄圆　201

麝粉散　150

麝红散　153

麝香菖蒲散　151

麝香饼子　206

麝香矾雄散　136

麝香膏　203

麝香宽中圆　50

麝香六神膏　206

麝香青金圆　204

麝香三棱圆　69

麝香散　9

麝香上清圆　34

麝香乌龙圆　8

麝香圆　62，141，211，240，245
麝香猪胆圆　211
诜诜圆　181
参黄散　230
参连圆　77
参苏饮子　221
参香散　84
神白散　239
神柏散　11
神草汤　94
神化丹　5
神捷圆　61
神力圆　38
神铃散　173
神秘散　150
神妙散　231
神明膏　144
神曲补中圆　72
神曲圆　68
神圣圆　199
神授圆　118
神术散　28
神仙保真圆　122
神仙导气散　126
神仙夺命丹　115
神仙聚宝丹　177
神仙秘宝丹　1
神仙如意圆　233
神仙一井金圆　100
神仙紫金膏　234
神效膏　239

神效散　174
神效血竭膏　143
神应膏　169
神助散　170
渗肠圆　82
渗湿汤　39
升麻散　136
升麻饮子　228
生肌散　142
生姜橘皮圆　89
生熟饮子　33
生犀半夏圆　89
生犀葡萄酒　45
生犀散　37
胜金散　59
胜金圆　159
胜雪散　161
圣饼子　32，48
圣蟾散　137
圣灰散　231
圣金圆　89
圣力散　168
圣效散　142
圣圆子　155
圣枣散　197
圣枣子　84
失笑散　138
十补圆　104
十膈汤　53
十水圆　120
十味和解散　28

十枣散　33
十珍圆　19
石菖蒲散　236
石菖蒲圆　60
石胆散　240
石斛圆　38
石楠汤　46
石燕子圆　231
实肠圆　79
使君子散　214
世宝圆　102
收肛散　242
寿星圆　16
殊圣散　29
舒筋圆　41
鼠油膏　173
双白丹　175
双粉散　241
双金散　171
双蛇圆　151
双叶汤　218
双黄散　46
双枣汤　55
水沉散　30
水仙丹　107
水仙散　203
水玉汤　91
顺气散　53
顺生散　192
四白散　154
四倍圆　72

四黄散　173
四神圆　79
四圣散　16
四蜕散　154
四味补心圆　117
四味圆　239
四香散　153
四效散　161
松皮散　156
搜痔圆　212
粟煎散　84
酸枣仁圆　205
蒜饼子　164
缩脾饮子　30
缩砂圆　72
缩水圆　118

T

塌气散　225
塌胀圆　120
太白散　10，171
太一丹　27
糖煎散　132
桃红散　147
桃胶散　242
桃奴圆　14
桃仁散　97，121，189
替灸膏　110
替针圆　146
嚏惊圆　202
天蛾散　171

天浆散　84

天麻白术圆　88

天麻除风圆　19

天麻除湿汤　39

天麻圆　11，21

天门冬煎　92

天门冬圆　35

天南星膏　11

天南星散　171

天南星圆　200

天王补心圆　115

天仙膏　11

天仙散　46

天仙圆　183

天雄散　39

天竺黄散　205

调经汤　185

调脏圆　220

贴脐散　135

铁弹圆　6

铁脚圆　44

铁液散　226

铁勇丹　172

停抓散　151

葶苈散　98

通顶散　131

通关散　23，203

通经散　188

通灵黄金膏　142

通秘散　48

通气圆　50

通神圆　167

通声圆　134

通圣散　130

铜青圆　131

透顶散　26

透骨圆　166

透关散　47，138

透关圆　223

透红圆　61

透肌散　160

透经圆　208

酴醾圆　246

土马鬃圆　217

菟丝子圆　106

团参太一丹　34

团参圆　97

推气圆　51

W

外灸膏　111

顽荆散　131

万金膏　140

万金圆　7，159

万灵圆　44，158

万应圆　82

忘忧散　48

威灵仙圆　41

煨肝散　81

猬皮散　156

温肠圆　78

温肺汤　226

温肺圆　89
温宫圆　181
温经胶附圆　183
温胃圆　216
温脏汤　220
温中降气圆　67
乌鸡煎　193
乌金饼子　58
乌金散　159
乌金圆　13，194
乌龙膏　135
乌神散　215
乌犀天麻圆　20
乌犀圆　35
乌香散　24
无尘汤　245
无痕散　173
芜荑圆　210
吴茱萸汤　44
吴茱萸圆　180
五白散　169
五倍子膏　237
五蟾圆　213
五胆圆　16
五虎汤　10
五积圆　56
五斤圆　42
五灵脂散　160
五奇汤　83
五神圆　168
五生圆　88

五圣还童散　234
五圣汤　30
五仙浴汤　12
五痫圆　15
五香半夏圆　225
五香如圣圆　60
五香散　149
五辛宽膈汤　54
五叶汤　153
五珍丹　7
五枝散　113
五铢散　207

X

西硼散　137
犀角散　227
犀角饮子　240
洗风散　152
细辛散　24
细辛五味子汤　97
仙茅圆　107
仙桃散　137
香蚕散　207
香橙汤　245
香肚圆　112
香矾散　153
香粉散　231
香蛤散　196
香荚散　136
香甲圆　181
香椒散　137

香橘散 125
香橘圆 224
香壳散 125
香连饮子 31
香灵圆 66
香铃散 227
香蜜散 225
香朴散 220
香茸圆 105
香术散 74
香粟散 84
香芎油 235
香芎圆 20
香银圆 65
削坚圆 56
消毒圆 135，155
消痔圆 210
消谷圆 71
消积三棱煎 57
消疝圆 123
消食圆 57
消瞖圆 230
消胀圆 51，122
消肿散 148
消肿圆 120
小沉香圆 56
小理中圆 70
小灵丹 174
小七香圆 71
蝎附散 136，208
蝎梢膏 238

泻白散 95
渫白圆 88
辛夷膏 238
惺神散 17
醒脾散 219
杏灵圆 226
杏蜜汤 244
杏仁煎 92
杏苏饮子 95
芎䓖散 44
芎黄圆 36
芎耆圆 190
芎仙圆 43
芎辛煎 20
雄矾散 170
雄黄定疼膏 138
雄黄散 23
雄黄圆 172
雄麝散 147，214
雄仙丹 3
熊胆膏 129
须问汤 244
血竭散 163
薰陆香圆 187
寻气圆 126
循络圆 7

Y

盐煎散 59
羊肉补真圆 68
羊肉汤 108

阳起石圆　110
养气活血圆　193
养荣汤　185
养胃散　218
养心圆　116
养血圆　178
养脏圆　79
一井金散　162
一捻金散　59，96
一字散　25，135
一醉膏　141
蚜螂散　202
宜儿圆　212
异方红圆子　56
异功散　240
益真鹿茸圆　179
益中圆　70
银白散　219
银枣汤　227
应痛圆　126
涌泉散　196
禹余粮圆　119
玉蝉散　97
玉粉丹　79
玉粉散　153
玉华散　94
玉灰散　170
玉容散　236
玉霜丹　176
玉锁丹　107
玉绣球丹　175

育肠汤　83
育真丹　183
育真圆　106
御米饮子　83
愈风圆　21
愈痛圆　61
远志圆　116
越桃散　25
芸薹散　45
韵姜饼子　245
熨痛膏　47

Z

再黑膏　235
再生散　229
枣附圆　80
枣合圆　66
皂角膏　197
皂角子散　156
泽泻散　125
曾青散　131
增明膏　129
针头饼子　218
针头圆　85
真珠散　147
真珠圆　117
整骨圆　167
正骨散　168
正脾散　76
知母散　113
止红散　98

止痛散　137
止痛圆　126
枳壳散　156
枳实半夏汤　90
枳实圆　71
至宝散　205
至圣保命圆　199
至圣圆　211
中丹　176
中行圆　39
钟乳石圆　109
钟乳养肺圆　93
钟乳益黄圆　219
众仙圆　27
朱粉散　17
朱附圆　6
朱砂铁粉散　205
朱砂圆　85，157，216
茱连圆　85
茱萸汤　81
茱萸已寒圆　78
茱萸浴汤　190
猪胞圆　126
猪胆膏　32
猪肚圆　118
竹茹散　36

逐寒散　126
煮肝散　133
煮朴圆　71
煮猪肚散　76
助胃丹　217
壮脾圆　67
追毒散　141
追风散　172
啄木散　16
滋补圆　179
滋肠五仁圆　47
紫草散　229
紫桂散　194
紫桂圆　180
紫金散　168，186
紫金油　235
紫金圆　93
紫矿散　189
紫神汤　218
紫石英圆　180
紫苏饮子　227
紫菀散　96
紫葳散　25
自然铜散　26
棕榈圆　157
醉红散　202